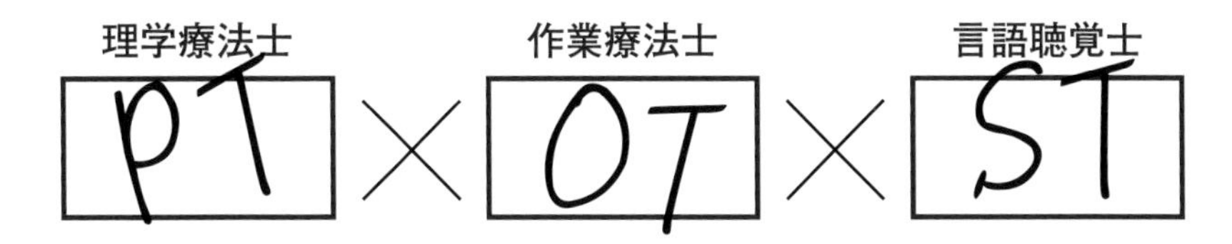

クリニカル・クラークシップ

かんたんな解説とQ&Aでお悩み解決！

＼きっとうまくいく／

診療参加型臨床実習

【編集】
中川 法一

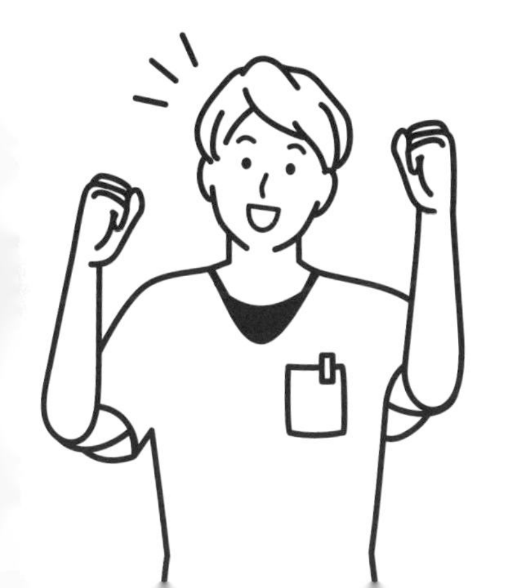

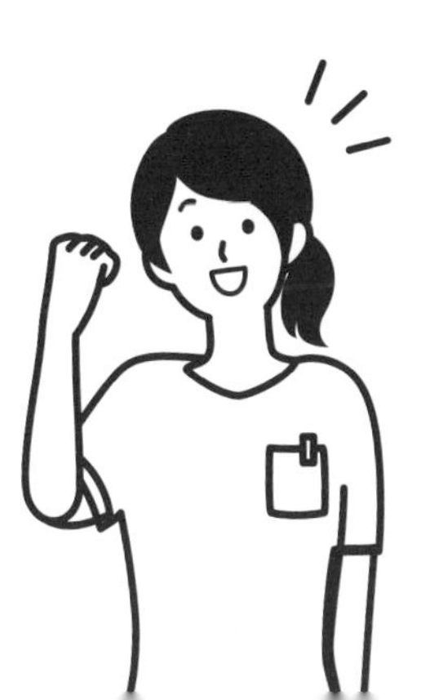

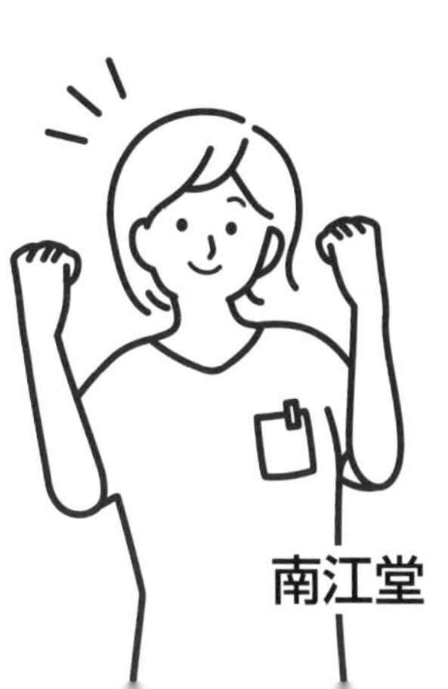

南江堂

執筆者一覧

編集

中川　法一　増原クリニック副院長／株式会社フルーション代表／日本リハビリテーション臨床教育研究会会長

執筆（執筆順）

中川　法一　増原クリニック副院長／株式会社フルーション代表／日本リハビリテーション臨床教育研究会会長

井口　　茂　長崎大学医学部保健学科理学療法学専攻教授

大塚　裕一　熊本保健科学大学保健科学部リハビリテーション学科言語聴覚学専攻教授

花房　謙一　目白大学保健医療学部作業療法学科教授

日髙　正巳　兵庫医科大学リハビリテーション学部理学療法学科教授

小林　隆司　岡山医療専門職大学健康科学部作業療法学科教授

柴田　美雅　日本リハビリテーション専門学校作業療法学科

池嵜　寛人　熊本保健科学大学保健科学部リハビリテーション学科言語聴覚学専攻准教授

光内　梨佐　高知リハビリテーション専門職大学リハビリテーション学部リハビリテーション学科言語聴覚学専攻講師

酒井　吉仁　富山医療福祉専門学校学校長補佐

飯塚　菜央　西武学園医学技術専門学校言語聴覚学科

内山千鶴子　目白大学保健医療学部言語聴覚学科教授

吉村　亜樹　札幌医学技術福祉歯科専門学校リハビリテーション部言語聴覚士科学科長

橋村　康二　島根リハビリテーション学院理学療法学科主任

工藤絵梨果　札幌医学技術福祉歯科専門学校リハビリテーション部言語聴覚士科主任

竹井　和人　医療福祉専門学校緑生館理学療法学科学科長

岡　　大樹　久留米リハビリテーション学院作業療法学科学科長

務台　　均　信州大学医学部保健学科作業療法学専攻准教授

長福　佑佳　元医療法人相生会にしくまもと病院セラピスト課係長

内藤　佐季　新座志木中央総合病院リハビリテーション科

小岩　伸之　八雲総合病院リハビリテーション室長

田篭　慶一　増原クリニックリハビリテーション科科長

都留　貴志　地方独立行政法人市立吹田市民病院リハビリテーション科技師長

山口　裕之　医療法人藤田会フジタ病院リハビリテーション科科長

渡邊　基子　介護老人保健施設ゆうゆうリハビリテーション科科長

矢野　智恵　医療法人横田会向陽台病院デイケアセンター

長福　武志　社会医療法人潤心会熊本セントラル病院リハビリテーション科主任

濱田　浩樹　社会医療法人玄州会光武内科循環器科病院リハビリテーション課課長
舟川　和孝　新札幌おおの整形外科リハビリテーション部部長
加納　一則　地方独立行政法人市立吹田市民病院リハビリテーション科参事
山下　昌彦　倉敷平成病院リハビリテーション部理学療法科課長
山田　隆介　戸田中央メディカルケアグループ本部リハビリテーション部科長
神谷　喜一　社会医療法人友愛会友愛医療センターリハビリテーション科科長
田原　真悟　小平中央リハビリテーション病院
佐藤　佑治　医療法人横田会向陽台病院デイケアセンター主任
小堀　牧子　医療法人横田会向陽台病院デイケアセンター副主任
髙木　達郎　株式会社弘プランデイサービスセンターだんだん管理者
尊田英二朗　医療法人尚仁会高田病院作業療法科
山城有一郎　特定医療法人佐藤会弓削病院デイナイトケアマネージャー
浦田健太郎　医療法人横田会メンタルクリニック保田窪事務長
半田央梨緒　社会医療法人財団仁医会牧田総合病院リハビリテーション部言語聴覚課課長
竹谷　剛生　社会医療法人寿量会熊本機能病院総合リハビリテーション部主任

序　文

わが国の理学・作業・言語聴覚士（POS）の臨床教育にクリニカル・クラークシップの導入を，との提唱は30年前に遡る．活動当初は痛烈な批判を受けたが，その殆どが「レポートを書かせない」，「患者を担当させない」，「低能力学生への救済」などと末節だけを取り上げた酷いものばかりで閉口してしまった．臨床教育なのにレポート指導が中心，患者の尊厳を無視したコンプライアンス違反などの諸々の問題は平然と見過ごす独自の臨床実習観が形成され，体系化されていない経験則で断片的に語り継がれてきた私たちの臨床実習は，卒業前の通過儀礼と化していたのである．

そこでクリニカル・クラークシップを臨床教育の体系として提唱することの必要性を痛感し，語尾にSystemを加え略称をCCSとすることとした．すでに導入を始めていた医学教育では本国どおりのCCとしていたが，POS教育に適合した体系づくりをめざし差別化するために，あえてCCSとしたのである．医学教育界が国民の理解を得るために診療参加型臨床実習を造語したのと同様に，POS教育のためにCCSの語を使ったのであり，クリニカル・クラークシップの提唱者とされるWilliam Osler氏の「臨床教育をデスクワークからクリニカルワークへ転換する」という根底に流れる理念は全く同じである．

臨床教育体系という限りは，その骨幹となる教育学習理論が必要である．認知的徒弟制と正統的周辺参加は本書で頻繁に登場するので，是非とも理解を深めていただきたい．この世界的にオーソライズされた理論を基盤にして，見学―模倣―実施という段階的学習を原則とする指導方法論を確立してきた．また，活動早期から1名の臨床教育者による複数の実習生への指導体制も，正しい教育効果という側面から強く推奨してきた．

これらの理論的部分の解説は『セラピスト教育のためのクリニカル・クラークシップのすすめ（第3版）』（三輪書店，2019）に委ね，本書は初学者でもすぐに実践できるハウツー本として企画した．特に力を入れたのはPOSの共通場面と各々の特徴的な場面を可能な限り想定したQ&Aであり，実践上の疑問と解決戦略を簡潔にまとめた．質問が多かった段階的学習の留意点や教育ツールに関する詳細な説明も加え，さらにCCSの必須ツールであるチェックリストはダウンロード可能としたので，実習の進行に応じタイムリーに活用いただけると確信している．

臥薪嘗胆とは大げさであるが，本書が正しくパラダイムシフトを伴う臨床教育の改革の一助になれば，30年あまりの時間は色あせた過去ではない．2020年の指定規則改正で示された内容はCCSを追認するような形となり，やっと時代が追いついてきたと活動をともにしてきたメンバーと讃えあったことが歩みに彩りを与えてくれた．おそらく最後の大仕事になるであろう本書の上梓までを温かく見守ってくれた南江堂の野村真希子氏に心から感謝を申し上げ序文とする．

2023年3月　　　　中川法一

目　次

1. クリニカル・クラークシップとは　1

A　クリニカル・クラークシップとは ………… 1

1 患者担当制実習とクリニカル・クラークシップに基づく臨床実習の違い ………… 中川法一，井口　茂　1
2 CCS による症例理解と実践 ………… 中川法一，井口　茂　3
3 CCS における教育学習理論とリスクヘッジ体制 ………… 中川法一　4

B　クリニカル・クラークシップによる指導展開 ………… 7

1 指導の段階 ………… 大塚裕一，井口　茂　7
2 臨床スキル項目の細分化の必要性 ………… 花房謙一　8

2. クリニカル・クラークシップによる段階的教育　11

A　見学 ………… 日高正巳，小林隆司，柴田美雅，池嵜寛人，光内梨佐　11

1 意図的な見学を ………… 11
2 見学対象と学び ………… 12
3 見学実習の到達目標 ………… 13
4 効果的な見学での誘導 ………… 14

B　模倣 ………… 日高正巳，小林隆司，柴田美雅，池嵜寛人，光内梨佐　17

1 見学から模倣へ ………… 17
2 模倣の段階的指導 ………… 18
3 模倣段階でのフィードバック ………… 19

C　実施 ………… 日高正巳，小林隆司，柴田美雅，池嵜寛人，光内梨佐　22

1 模倣から実施への移行 ………… 22
2 実施に至る能力確認 ………… 25

D　水準 ………… 日高正巳，小林隆司，柴田美雅，池嵜寛人，光内梨佐　27

1 水準の考えかた ………… 27
2 水準に応じた指導法 ………… 28

E　CCS だから可能となり拡大した臨床実習場面 ………… 中川法一　35

3. クリニカル・クラークシップによる指導 37

A 運動スキル……37

1 指導方法と細分化……酒井吉仁 37
2 指導順の考えかた……酒井吉仁 38
3 サブスキルへの細分化例……
柴田美雅（1），2)OT，3)OT），酒井吉仁（2)PT，3)PT），
飯塚菜央（2)ST，3)ST）内山千鶴子（2)ST，3)ST） 40

B 認知スキル……44

1 実習生に伝えるべき認知スキルにはどのようなものがあるか……柴田美雅 44
2 認知スキル指導の概念……内山千鶴子 45
3 認知スキルの段階的指導……内山千鶴子 47
4 臨床思考図……柴田美雅 50

4. CCS をより効果的に行うための指導ツール 53

A 指導に必要なツールとは……吉村亜樹 53

1 CCS でなぜ指導ツールが必要なのか（利便性，有効性について）……53
2 CCS で活用できる指導ツール……53
3 指導ツールを用いることでの各立場における有効性……54
4 対象者，実習生の保護としての有効性について……55
5 ツールを作成することが目的化しないために……56

B チェックリスト……橋村康二 57

1 チェックリストとは……57
2 チェックリストの使いかた……58
3 チェックのタイミングとフィードバック……59
4 臨床教育を促進するためのツール……60

C 多様な指導ツール……工藤絵梨果 61

1 指導ツールの有効活用……61
2 さまざまな指導ツールの例……61

D 臨床教育計画・学生指導ノート（経過記録）……竹井和人 66

1 臨床教育計画・学生指導ノート（経過記録）を残す意義……66
2 学生指導ノートの記載項目……67

E ポートフォリオ……岡 大樹 70

1 CCS におけるポートフォリオ教育とは……70
2 ポートフォリオの構成……71
3 ポートフォリオの活用方法……71
4 ポートフォリオによる形成的評価……73

5 シームレスな卒後教育へ…… 74

5. 脳卒中片麻痺患者を実習モデルとしたPT･OT･STの指導法概論 75

A 脳梗塞左片麻痺（右中大脳動脈）を呈した症例
……竹井和人，橋村康二，岡　大樹，工藤絵梨果，吉村亜樹 75

1 基本情報…… 75
2 社会的情報…… 75
3 医学的情報…… 75
4 評価結果…… 75
5 各職種のアプローチ内容…… 78

B 理学療法・作業療法・言語聴覚療法での指導法概論…… 80

1 理学療法・作業療法・言語聴覚療法
……務台　均，花房謙一，柴田美雅，岡　大樹，井口　茂 80
2 理学療法……井口　茂，日高正巳，酒井吉仁，竹井和人，橋村康二 81
3 作業療法……務台　均，花房謙一，柴田美雅，岡　大樹 82
4 言語聴覚療法……池嵜寛人，大塚裕一，長福佑佳，光内梨佐，工藤絵梨果，吉村亜樹 84

6. クリニカル・クラークシップによる臨床実習教育実践 87

①各職種に共通のQ&A…… 89

②理学療法のQ&A…… 123

A 急性期のQ&A…… 125
B 回復期のQ&A…… 135
C 生活期のQ&A…… 144
D その他のQ&A…… 149

③作業療法のQ&A…… 157

A 身障① 急性期のQ&A…… 159
A 身障② 回復期のQ&A…… 162
A 身障③ 生活期のQ&A…… 177
B 精神① 急性期のQ&A…… 185
B 精神② 回復期のQ&A…… 187
B 精神③ 生活期のQ&A…… 189
B 精神④ 病期分けできないQ&A…… 191
C その他のQ&A…… 197

④言語聴覚療法のQ&A…… 199

A 成人① 急性期のQ&A…… 201
A 成人② 回復期のQ&A…… 213
A 成人③ 生活期のQ&A…… 224

B 小児① 維持期・生活期の Q&A …… 226
B 小児② その他の Q&A …… 229

参考文献 …… 231

索引 …… 233

1.

A クリニカル・クラークシップとは

1 患者担当制実習とクリニカル・クラークシップに基づく臨床実習の違い

1）臨床実習の変遷

- わが国のセラピスト教育は，即戦力としてリハビリテーション医療を担うことから始まった．
- 1966（昭和 41）年当初の理学療法士・作業療法士学校養成施設指定規則（以下，指定規則）では，3 年間の総時間数 3, 300 時間のうち臨床実習は 1, 680 時間と総時間の半分以上を占めていた．
- 1972（昭和 47）年および 1989（平成元）年の臨床実習の時間数は短縮され，1999（平成 11）年には単位制が導入されて臨床実習は 18 単位，810 時間とさらに減少した．
- 指定規則改定に伴って科目の専門性は拡大したものの，臨床実習は効果ある教育形態には至っていない．
- 実習生が評価から治療までを独力で行う，いわゆる「患者担当制実習」の定着過程は不明だが，その背景には養成校（学生数）の増加に伴う臨床実習教育体制の未整備がある．

2）患者担当制実習の課題

- 全国的に標準として展開されてきた「患者担当制実習」には種々の問題が露呈してきており，その課題を**表 1-1** にまとめる．

3）クリニカル・クラークシップによる診療参加の利点

- クリニカル・クラークシップ clinical clerkship（CC）は，19 世紀末にウィリアム・オスラー教授（ジョンズ・ホプキンス大学）により提唱された臨床教育の理念であり，わが国のセラピスト教育に適応させるために CC を発展させた**臨床教育体系が CCS（clinical clerkship system）**である．
- 国民（対象者やその家族など）の理解を得やすくするために，わが国の医学教育においてクリニカル・クラークシップは「診療参加型臨床実習」と呼称されている．

表 1-1 患者担当制の課題

実習生	・不要なストレスにさらされる可能性がある ・本来の実習目的と実際の実習内容とが乖離する場合がある ・レポート指導が中心のため実践能力が未修得となりやすい
患者（対象者）	・実習生と臨床教育者（CE）の重複診療により心身的負担が生ずることがある ・対象者の権利意識高揚により実習（生）を拒否する
実習施設および臨床教育者（CE）	・無資格者診療および医療事故の発生の懸念がある ・対象者や家族からのクレームがある ・業務多忙のため勤務時間外の指導となりやすい ・入院期間の短縮により実習生が担当可能な対象者の減少がみられる
養成校	・実習施設が不足し，遠方への実習施設依頼に伴う経済的負担が生じる ・CE の不足と指導の質の格差が生じる ・臨床実習施設や CE の基準（考え方）による実習生の成績評定の発生

表 1-2 CCS のメリット

実習生	・ストレスの軽減 ・レポート作成を主とする課題消化型でないため十分な自己学習時間が割ける ・主体的学習形態となりやすい ・実習生同士の共同学習となり教育効果が期待できる
患者（対象者）	・実習生の共同参加により効率化がはかられる ・実習生の共同参加によりリスクの減少がはかられる ・重複診療による不要な対象者負担が消失する
実習施設および臨床教育者（CE）	・医学教育ガイドラインに沿った無資格者問題への対処となる ・対象者や家族からのクレームの減少 ・OJT 教育による時間的ストレスの解消 ・臨床実習対応の特別な対象者が不要
養成校	・複数の実習生配置により実施施設の確保が比較的容易となり，遠方実習施設確保の軽減による経費の合理化 ・学生評価における実習施設との役割の明確化

- CCS は実習生が臨床教育者 clinical educator（CE）のもとで実際の診療の基本を体験学習する方法であり，学生がチームの一員として診療に携わる形で実習し，医療現場で求められる多様なスキルと professionalism を体得することを目的とする．
- 実習生にとって臨床現場での経験が学びであり，CE が実践する理学療法，作業療法，言語聴覚療法そのものが生きた教材である．
- CCS の実践は，臨床実習教育の特殊性である医療行為における**違法性の阻却**につながる．
- そのためには侵襲性のない内容を経験させること，CE の指導監督下にあること，実習前に養成校による適切な学生評価を行うこと，対象者の同意を得ることなどが必要であり，CCSの実践においては実習生が実施する水準と臨床スキルの細分化が重要となる．

- 本書ではクリニカル・クラークシップをCCSと表記する．

2 CCSによる症例理解と実践

1) CCSにおける症例理解の必要性

- CCSにおける指導のポイントは，①実習生をチームの一員として診療に参加させること，②実習生ができることから行い，チームが立案した診療計画に基づくこと，③常にCEの指導監督のもとで診療に参加させることである．
- 実習生をCEの診療チームの正当なメンバーに加えることから始まる．
- 実習生には診療チームとしてかかわる症例すべての情報を開示した上で，臨床での実践を展開させる．
- CEは，疾患の病態や障害の情報収集，評価結果，問題点と目標設定，プログラム立案と効果検証のプロセスを実習生に開示し理解させることから始め，徐々に実践へと進めていく．
- 将来のセラピストとしての実習生の臨床推論の思考過程を培っていくことが目標となる．

2) 症例理解と実践のプロセス

- CCSでは，症例の理解に関してCEと実習生との情報共有が基本となる．
- CEは症例の個人情報，病態および障害，治療経過，既往歴，家族状況などを実習生に開示し，ていねいに説明していく．
- 症例の障害像を把握するポイントとなる事項については，詳細に説明することが重要である．
- 実習生には，障害像の把握につながるよう，理解できた事項・理解できなかった事項を整理させ，適宜CEに相談や確認をするように指導する．
- 実習生の理解が進むよう，CEは環境（実習生との関係）づくりに傾注する必要があり，臨床実習においてはCE自らが学習教材（参考書）だという自覚をもつ必要がある．
- CEは，実習生に対象者との面接を模倣・実践する機会をもたせる．
- 診療チームでの実践（評価，問題点抽出，目標設定，プログラム立案など）を理解し経験していくことは，実習生が役割を見出す上で重要である．
- 実習生に，評価結果と問題点および目標設定との関連性について学習を促し，プログラムは目標に即しているか，エビデンスに基づいているか，なども一緒に確認していく．

- 実習生はCCSによる症例理解と実践により，コミュニケーション能力，情報収集能力，検査・測定の実施可能な技術，臨床推論能力を身につけていく．
- チーム医療における正統的周辺参加により体験させ，認知的徒弟制に基づく「見学—模倣—実施」を通したフィードバックを繰り返し行っていくことで，学びは強化される．

3 CCSにおける教育学習理論とリスクヘッジ体制

- セラピスト教育に適した指導方法を構築するため，正統的周辺参加と認知的徒弟制という世界的に認知された教育学習理論をCCSの基盤にしている．
- CCSでの指導は正統的周辺参加をもとにして行い，実習生でも実施可能な周辺業務から始め，徐々に中心的業務である評価や治療に参加させる．
- 診療中の指導では，認知的徒弟制での学習過程を経るように**段階的学習**を促しながら，CEと実習生が常に一緒に行動することでリスクヘッジを行うこと（バディシステム）も必要である．

1）正統的周辺参加とは

- 学習は実習生の「頭の中」で起こる，とする認知論的学習論に対し，**正統的周辺参加**では，学習は実践共同体（臨床現場）への「参加」の度合の増加に伴う「アイデンティティ」の変化であるとしている．
- 周辺から徐々に中心的な役割を果たす過程で常にCEの業務の見学や模倣を繰り返すことで，セラピストとしての責任感や理想像が涵養される（アイデンティティの確立）とする考えである．したがって，実習生の学習成果（成長）は必然的に実習施設の質に左右される．
- 実習生の行う周辺業務は実習用として設定されたものではなく通常にある業務であり，実習生は正規スタッフの役割を担うことが，「正統的」といわれる所以である．

2）認知的徒弟制とは

- 現在でも，芸能や職人など古典的な徒弟制で修行を積む世界があるが，非常に時間を要し挫折者が多いという問題があり，これは学習者に主体性と着眼点を委ねているがゆえである．
- このような古典的な徒弟制に着目し，認知的観点からその学習過程（CE側からみれば指導過程）を理論化したものが**認知的徒弟制**である．
- 徒弟制には前述した問題が指摘されているが，理論化し意図的に行うことで優れた教育手法となり，CCSでは理論基盤の柱に据えている．
- 教育効果を高めて合理的に知識や技術を学ぶには正しい順序があるということ

表 1-3　認知的徒弟制における学習プロセス

1. modeling	実習生にデモンストレーション（手本）をみせる
2. coaching	実習生に実際にその技能を模倣させ，その様子を観察しながらフィードバックをする
3. scaffolding	その作業の難易度にあわせて助言や手助けをする（足場づくり）
4. fading	成長に伴って徐々に支援を減らす
5. articulation	実習生の学びを確実にするため，知識や思考過程を言語化させる
6. reflection	実習生自身のパフォーマンスについて振り返りを促し，教育者との違いに気づかせる
7. exploration	Reflectionでの課題を（ほかの対象者で）探索するよう学習者に促す（fadingと同義）

〔Collins A：Cognitive apprenticeship：The Cambridge Handbook of the Learning Sciences, R. Keith Sawyer（Ed.), pp. 47-60, Cambridge University Press, 2006より引用して改変〕

が，認知的徒弟制で提唱されている学習過程であり，着実にステップを踏むことが必要である．

- 状況的に手本を示しヒントを漸減していく教育パラダイムが認知的徒弟制であり，そこで提唱されている学習過程を表に示す（**表 1-3**）．学習が停滞する場合は前段階へ戻ることもあるが，開始当初から逆行したり段階を飛ばしたりしてはいけない．
- Modelingからfadingまでが運動スキルの指導過程に該当し，articulation以降は認知スキルの指導過程であると概ね考えてよい．

3）CCSでのバディシステムとは

- レジャーで行われるスキューバダイビングでは，必ず2名（以上）で潜水を行うというルールがある．初心者ダイバーへ指導を行うインストラクター有資格者でも例外ではない．
- これは互いに安全を確認しあい，もしものときは互いに援助するリスクヘッジのためのルールであり，たとえ初心者であってもインストラクターの命を救うことがあることを意味する．この最低2名以上で実施するというルールを**バディシステム**と呼ぶ．
- 臨床実習場面で考えると，経験豊富なセラピストでもあるCEでも，実習生が傍らにいることでミスや事故を未然に防げるという恩恵を受けることができる．
- リスクの回避だけでなく，1人で行う行為を2人で行えば，効率も安全性も向上させながら実施可能となる．実習生は基礎教育を受けポテンシャルを秘めた助手であり協力者であると考えれば，CEに求められる能力は，実習生をいかに助手として機能させられるかである.

- 有益な助手として機能させ，さらに CE のスキルを学ばせるためには，常に直接的な相互支援が可能な距離感で臨床での行動をともにする必要があり，これが CCS での最小ユニットとなる.
- 「あの対象者は安定しているから」，「実習生だけで大丈夫だから」といって実習生に任せっきりの環境をつくってはいけない．バディシステムの意味を理解し，**原則的に CE と実習生は行動をともにすべき**である.

B クリニカル・クラークシップによる指導展開

1 指導の段階

1) CCS による臨床実習指導

- 実習生を診療チームの一員として位置づけ，見学—模倣—実施という段階づけられた流れで経験値をあげ，臨床スキルの向上をめざす．
- 実習生には，診療チームの実践を通して，実用的スキルを修得させるための経験を提供する．
- 実習生を診療チームの一員として受け入れ，臨床活動の流れの中で指導内容を段階的に進めていく．
- 修得すべき技術項目それぞれに対して，見学—模倣—実施という各段階で判断を行い，見学から実施に移行したり，いきなり実施を試みたりしない．
- 臨床実習中は，チェックリストを用いた形成的評価により実習生の変化を振り返り，共有する．

2) 臨床実習の前半における指導

- 実習開始は実習生に対するオリエンテーションから実施する．オリエンテーションでは個人情報に留意させ，実習施設の特徴や診療中の質問の可否，カルテの閲覧方法，メモの使用など，病院特有のルールも含めて説明する．
- 実習指導は CE に帯同しての見学が主体となり，徐々に周辺参加から模倣へと移行する．
- CE は実習生に対して，事前の説明とともに可能なかぎり臨床場面での説明を加える．
- 具体的には，対象者の疾患名，状態，リスクなどを説明し，CE が行っている

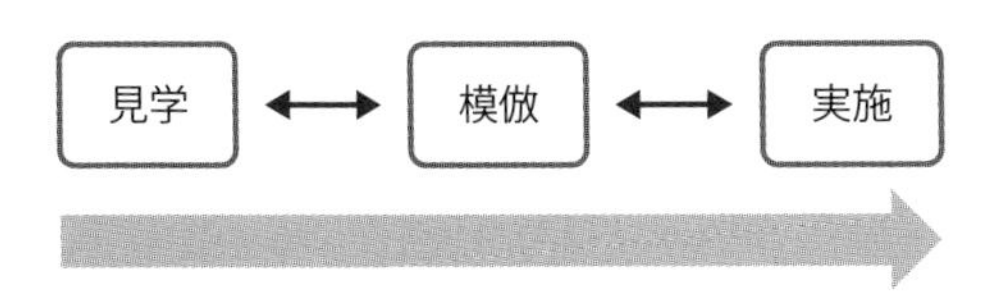

図 1-1　CCS による指導の流れ
見学—模倣—実施の流れを原則とする．

表 1-4　CE と実習生が行うポイント

時期	CE	実習生
前期	・臨床の特徴，ローカルルールなどをオリエンテーションで説明 ・対象者の主要な問題点，治療計画の内容を説明 ・見学—模倣という手順で指導・誘導	・指導内容を理解し，CE の実践内容を観察，学習 ・CE が実施する検査や臨床への同行，見学 ・CE のもと周辺参加から診療チーム内での役割担い
後期	・できることから網羅的に誘導，指導 ・実習生の提案内容が適切な場合は採用し，適切でない場合は補足，誘導，指導	・CE の誘導，指導のもと模倣—実施の実践 ・疾患に対するエビデンス確認 ・CE の評価・プログラムの批判的吟味 ・実習生が考える臨床推論の提示

治療の目的，手順，対象者の反応などについて見学を通して理解を促していく．その際，実習生が漫然と傍観するだけとならないよう見学のポイントを絞って解説する．

- 模倣では，周辺参加から実習生の行動を促し，水準を考慮しつつ，実習生ができる内容を段階的に取り入れていく．
- 実習後半に向けて，チェックリストを用いて実習生が経験できたことやできなかったことを整理し，形成的評価を行う．

3）臨床実習の後半における指導

- 後半は周辺参加や模倣から実施への移行を促す段階であり，診療チームの中での実習生の役割を明確にすることが重要である．
- 技術的水準を考慮しながら見学—模倣を繰り返し，CE の監視下にて実習生の主体的な実施へと移行する．

2 臨床スキル項目の細分化の必要性

1）臨床スキル項目の細分化

- CCS を実践する上で，臨床スキルは運動スキル motor skill と認知スキル cognitive skill に分類できる．
- 各スキルは，細分化することでその成り立ちを理解しやすくなる．
- 運動スキルの 1 つである関節可動域測定の細分化例を**表 1-5** に示す．
- 大項目が遂行できるようになるための中項目，中項目が遂行できるようになるための小項目といったように，細分化したスキルでは学習すべきポイントが明確になる．

表 1-5　スキル項目の細分化例

スキル名	大項目	中項目	小項目
関節可動域測定	正確な角度が測定できる	ゴニオメーターを正確にあてることができる	ランドマークが触診できる
			基本軸と移動軸を正確に投影できる
		代償動作を防ぐことができる	運動が生じる面を理解できる
			検者の立ち位置が理解できる

*これはスキルの細分化の方法（考えかた）を図示したものである．チェックリストは，この考えかたをもとにすべての施設で使いやすいよう簡略化したものである．

2）細分化によるメリット

- 細分化によるメリットは以下の 2 つである．
  - ・CE が実習生のスキルの獲得状況を詳細に把握できること．
  - ・スキルの獲得に向けて，実習生への指導内容が明確になること．
- 臨床スキルを細分化しない場合，ADL 評価における Barthel Index のように，実習生の大まかなスキルの獲得状況の把握にとどまる．
- 臨床スキルを細分化した場合， ADL 評価における機能的自立度評価表 functional independence measure（FIM）のように，実習生の詳細なスキルの獲得状況が把握可能になる．
- CE が実習生の詳細なスキルの獲得状況を把握することは，実習生の課題が明確になる（形成的評価）ことであり，チェックリストを確認することで指導内容も明確になる．
- CE と実習生が明確な目標や学習項目を共有した上で，細分化したチェックリストを実習生が保持することに意味がある．

3）形式知と暗黙知

- 形式知とは，環境や条件，臨床スキルを用いる場面が比較的一様で言語化された知識のため，CE が実習生に伝えやすい知識である．
- 暗黙知とは，同じ疾患（障害）名，同じ年齢や性別などの諸条件が似通っていても，対象者の体調や条件の変化などにより刻々と判断が異なること，CE が

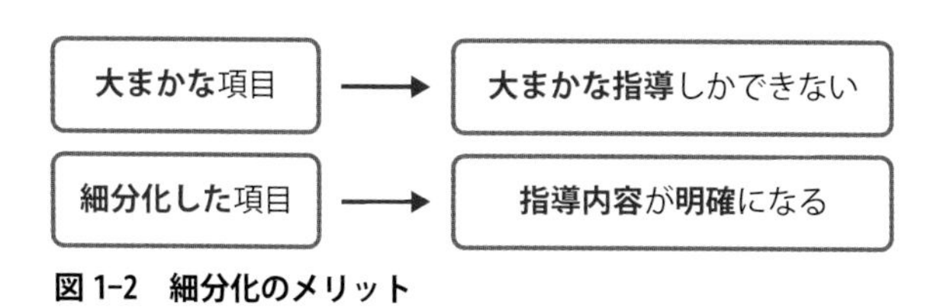

図 1-2　細分化のメリット

経験してきた感性（経験知）に基づくものが大きいため言語化できないことにより，実習生に伝えにくい知識である．

- 経験の浅いセラピストが暗黙知だと考える知識でも，経験が豊富なセラピストによれば形式知に置き換えられる場合がある．
- 形式知に置き換えられる知識は，チェックリストの作成・細分化が可能になるので，実習生への指導内容が明確になる．

4）CE 側の気づき

- スキルを細分化していくことで，暗黙知だと考えていたことが実は形式知であることに気づく場面がある．
- たとえば自転車に乗るスキルを子どもに教える場合，ふらつかないようにバランスをとるスキルは暗黙知のようである．
- しかし，ふらつかないためにはある程度のスピードを出すことが必要で，その推進力が安定性に寄与することを経験的に学習している．
- 自転車のこぎ初めにしっかりとスピードを意識させることは，ふらつかないようにバランスをとらせる形式知として伝えることができる．
- すべてのスキルを形式知にすることはできないが，CE は経験を言語化する作業を怠らずにスキルを細分化していくことが必要である．スキルを伝達する手段が増えれば，指導力は格段に向上する．

怖がらずに勢いをつけて
こぎはじめてごらん.
ふらつかなくなるからね.

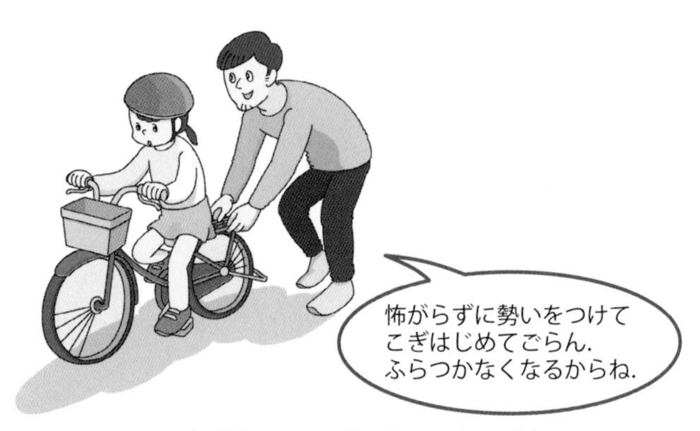

図 1-3　スキルを細分化して，言葉で伝える努力が必要

2. クリニカル・クラークシップによる段階的教育

A 見　学

1 意図的な見学を

1）クリニカル・クラークシップによる臨床実習指導段階

- **見学—模倣—実施**の段階で構成される．
- 実践場面をみたことがない臨床スキル項目を実習生がいきなり実施することは危険でもあり，見学を最初のステップとして重視する．
- 臨床教育者 clinical educator（CE）が実際に「やってみせ」，実習生に実施時のイメージをもたせた上で，模倣—実施へと取り組ませていくことが必要である．

2）見学する意図を明確に

- 実習生が見学に集中し，CE が説明に集中してしまうと，肝心の診療参加ができず見学型臨床実習となってしまうため，「何を見学するのか」を事前に明確にすることが必要である．

3）見学のレベル感

- 見学する姿勢として，傍観者として参加するのではなく，観察眼をもち，省察につながる観察をしていくことが大切である．
- **傍観**；「実習生が CE の傍で観ているレベル」である．実習生はみることにとどまってしまい，学びへの展開はないか乏しい状態であり，眺めているだけになることもある．
- **見学**；「実習生が CE の傍で見て学ぶレベル」である．実習生はみて何かを得るように学習をしているが，何をどのようにみたのか，どのように学んだのかについては個人差がみられる．
- **観察**；「実習生が CE の傍で観て察するレベル」である．CE の傍でみているだけではなく，実習生自身が何かを察することができているレベルである．
- **省察**；実習生が観察を通して感じ取ったことから自己の学習行動と関連づけて内省し，自らを成長させるレベルである．

2 見学対象と学び

1) 見学対象を設定する

- 「CE」を見学対象とすることが抜けがちとなるため，見学対象が「対象者」と「CE」の両者であることを伝えることがポイントである．

2) 対象者を見学対象とする学び

- 対象者の状態を理解することが主目的となるが，臨床症状の多様性を学ぶことに意識が集中し，対象者理解に終始してしまえば，臨床医学の延長としての見学実習にほかならない．
- 同じ障害度でも1人ひとり状態が異なる**個別性を理解**するためには，みているだけではなく，主観的感覚を通して実際の体験が必要となることも多い．

3) CEを見学対象とする学び

- セラピストとして育つために，実習生には「次は自分がセラピストとして対象者に接するんだ」という意識をもたせ，CEの**一挙手一投足**を実習生の見本（model）として見学する実習が必要である．
- 対象者に対してどのような話しかたで接しているのか，どのようなポジションで向き合い，どのようなハンドリングをしているのかなど，CEの所作の1つひとつをみていくことが大切である．

4) CEと対象者をバランスよく見学

- CEの言動は対象者の状態によって規定されることから，見学対象をいずれか一方に限定するのではなく，両者の言動をバランスよく見学するように指導する（**図2-1**）．

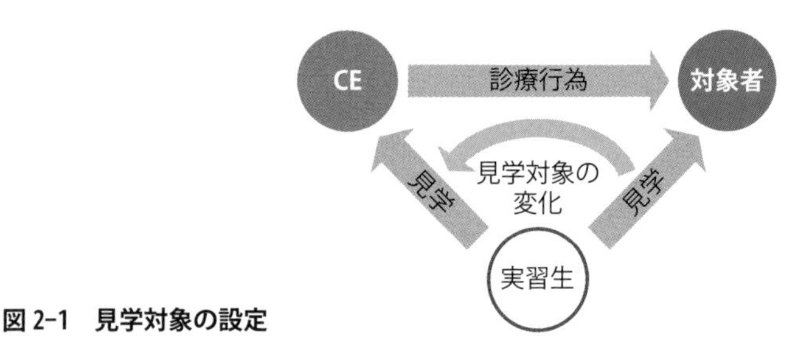

図2-1 見学対象の設定

3 見学実習の到達目標

1）見学レベルと到達目標

- 見学実習の時期は養成校によって異なるが，「その見学を通してセラピストになる」ことにつながるように，**見学のレベル感**に応じて到達目標を設定する（**図 2-2**）．
- 「傍観」；学びは乏しく，臨床の場にいて単に眺めているだけとなるものであり，感想文を書く程度の実習レベルとなる．このレベルの実習は入学直後のみにとどめるか，避ける必要がある．
- 「見学」；みたことを叙述するだけでなく，見学を通して何をみて何を学んだのかを明確に表現することを目標とする．
- 「観察」；みたことを叙述するとともに，CE の言動の意味について考察し，診療内容の意味づけができるようになることを目標とする．
- 「省察」；観察した内容を受けて自らの学習内容や行動について振り返り，今後の行動目標が設定できることを目標とする．

2）学習段階に応じた目標設定と指導

入学初期の早期臨床体験実習

- 「自分たちがめざそうとしている職種がどのような臨床活動を行っているのか」を知ることを目的とする．
- 医療従事者として対象者との接しかたなどを学び，基本的な挨拶などのコミュニケーションがとれるように促す．

低学年での見学の留意点

- 「これからの学習活動の中でどのような知識や技術を修得しなければならないのか」に気づき，動機づけにつなげる．
- CE は，自らの診療行為について，その基礎となっている基礎医学，臨床医学などとの関連性について説明する．
- 介入による変化をみせ，魅力のある職業であることを示すとともに，実習生が今後の学習での**目標とするモデル像**を示す．

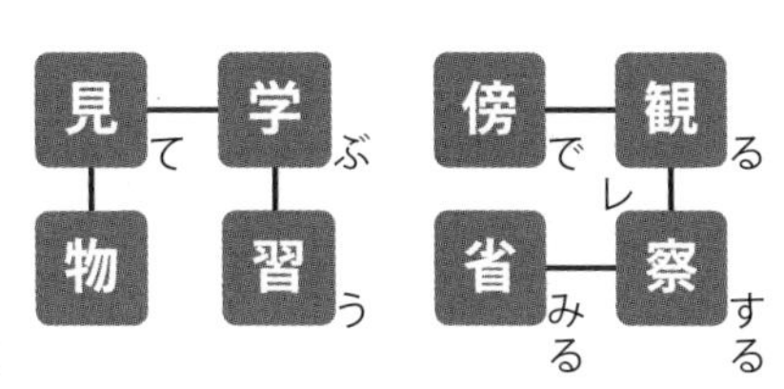

図 2-2　見学のレベル感

中学年での見学の留意点

- 検査姿勢に制約があるなど，教科書的な検査方法ではなく**臨床現場での変法**などの工夫に着眼させ，臨床現場ならではの工夫を学ばせる．
- みてほしいポイントがみえる位置は限られていることから，実習生に対し，どの位置からみるとよいか位置どりについて指示する必要がある．
- 実習生が見学していることで対象者が気になって治療に支障が出そうな場合には，対象者の視野に入らないところから見学するように指示することも大切である．
- 包括的な見学に慣れていくために，「部分（局所）」に集中して見学させ，それから「全体（全身）」をみていくなど，焦点を定めて見学させるとよい．

高学年での見学の留意点

- 臨床医学で学習した疾患や障害の特徴と実症例の状態を結びつけ，症状のバリエーションをとらえながら，CE の対応方法を見学させる．
- 参加の準備段階として，CE の代わりに動けるように，常に意識させて見学に取り組ませる．
- 他職種とのかかわりなど，多職種連携協業 inter-professional work（IPW）についても見学する機会を設ける．

4 効果的な見学での誘導

1）見学するポイントを明確に示す

- 何をみればよいのかわからない実習生は「眺める」ことになりがちであり，目立つ現象には気づけたとしても，その現象を引き起こしている要因との結びつきを考えながらみることはできない．
- 最初から見学ポイントを理解し効果的な見学が展開できる実習生ばかりではないことを理解しておく．
- 見学実習の時期をふまえた上で，見学を通して「どうなってほしいのか」という見学後の状態像を明確にしておくことも大切である．
- 後で「何をみていたのか」と確認すると，みてもらいたいポイントとのずれが発生することから，事前に「**見学ポイントを明確にする**」ことが効率的な指導につながる．
- 見学ポイントについて最初は「どのタイミングの，どの場所（部位）の，どのような現象や CE の言動」をみるのか具体的に提示し（**図 2–3**），実習生の成長に応じて段階的に提示のしかたを変化させる．
- 実習生の成長にあわせて段階的に見学ポイントの提示を減らし，指示がなくてもポイントを押さえて見学できるようになることが最終段階である．

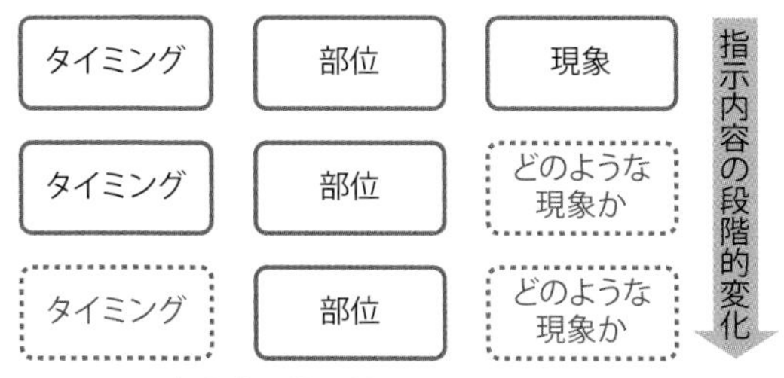

図 2-3 見学内容の複層性

- 常に実習生には，CE の動きそのものをコピー（**シャドーイング**）するかのごとく見学させることが重要である．
- 即時効果として対象者の動きが変わることもあるので，「どのようにすると，どう変わるのか」を常に結びつけて理解させるように誘導することが必要である．

> 【シャドーイング】実習生が CE の影のように同じ動きをすることであり，模倣の基本となる．物事を修得し上達していくためには，型から入るといわれるように，CE の言動をコピーすることである．

2）運動スキルの見学

- ハンドリングなどを見学する場合には，「こういう向きに手を動かすんだよ」というように具体的な行為のポイントを説明する．
- たとえば絵カードなどの提示においては，単にカードを置くことだけでなく，対象者との相対的な位置関係などの工夫についても目印（目安）とともに示すことで理解しやすくする．
- 目でみるだけではなく手を使って感じ取り，感じた手ごたえについても学べるよう，何を考えながら，何を感じながら対象者の体を操作しているのかという主観的感覚を伝える．

3）認知スキルの見学

- CE の頭の中で展開されており実体がないことから，実習生が直接見学することが困難であり，CE の頭の中を**言語化**して「みえる化」していくことが求められる（**図 2-4**）．
- 「対象者の問題点の抽出および課題の構造化を行い，目標設定，プログラムの構築という臨床推論の内容を説明すること」が見学となる．

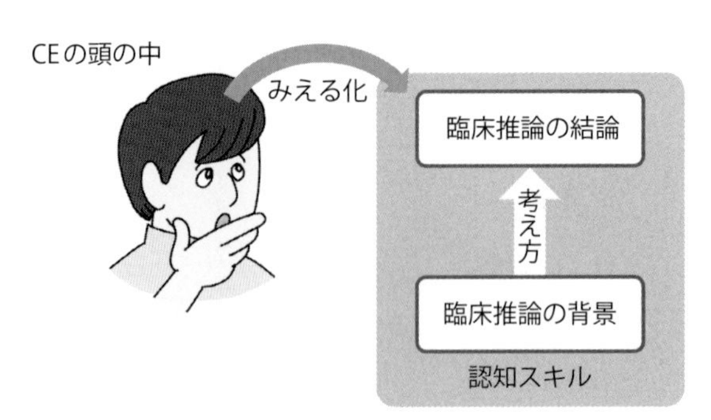

図 2-4　認知スキルの見学

- 考えた結果だけを説明するのではなく,「なぜそう考えたのか」という考えかた（過程）を説明することが，応用力の修得につながる.
- どこに着眼したことによってその臨床推論を展開するに至ったのか，着眼点についても示すことが有益である.

4）実習生の感じたことを確認する

- CE がていねいに説明し見学させると，実習生は説明を聞いたことで理解した気になることがあるが，わかったつもりでとどめることは教育上望ましいことではない.
- 実習生が**感じ取ったことを表現**させ（articulation），みてもらいたいポイントとのずれを確認し，ずれがある場合には追加説明を行う.
- 運動スキルについては，CE が実施時にどのような点に注意し，どのような反応に着眼して実施しているととらえたかなどを説明させることで，理解の程度を確認する.
- 認知スキルについては，臨床推論の結果が説明できるかどうかではなく，とらえた現象と臨床推論の基盤にある根拠とをどのように結びつけていくかという臨床推論の展開プロセスについて表現してもらう.

B 模 倣

1 見学から模倣へ

1）模倣と技術練習

- 模倣とは，実習生がCEの言動をまねながら学ぶ重要な学習プロセスである．
- 「頭ではわかっていても動けない」にとどまることがないように，実際に実習生が行動する「参加による学び」の中心をなすプロセスである．
- 模倣は模擬的な技術練習とは異なり，**対象者にとって必要な診療行為**について，CEの言動をまねて実際に行動することである．
- 説明ができなければ模倣させないということではなく，模倣させた上で，模倣時の動きや注意したポイントなどを説明させるという指導も有効である．

2）運動スキルの模倣

- 「運動スキル」はセラピストとして身体を動かすスキルであり，模倣では実習生がCEの言動をまね，できるだけ同じように動くこと（シャドーイング）が基本となる．
- 診療行為を行う場合のポジショニング，ハンドリング，そして視点などの要素を模倣させる．
- スキル修得の過程では，提供者がCEか実習生かという二者択一的な考えかたではなく，CEと実習生が同時にかかわりながら，その**比率を変えていく**ことがポイントである．
- CEによる診療が100％の段階は「見学」であり，「模倣」は実習生が提供者になる割合が少しずつ増加していく段階である．
- 実習生の手が加わり診療行為が提供されることが，対象者にとってのメリットとなる展開もある．
- かかわりかたの詳細な部分や効果の面でみられる拙劣さを少しでも解消していくように助言・指導していくことが，実習指導の柱となる．
- 実習生ができるかどうかの実技試験を行うことを目的とするのではなく，なぜ模倣できないのかを分析する目（形成的評価）をもち，指導のポイントをみつけるようにかかわることが重要である．

3）認知スキルの模倣

- 「認知スキル」の多くは頭の中で展開される臨床推論であり，目にみえないスキルであることから，言語化していくことが必要である．
- 「オウム返し」のように復唱することは臨床推論の結果を復唱しているにすぎず，臨床推論の模倣まで到達しているとはいえない．
- CE が実習生に対して説明した内容を実習生が自分の言葉で説明してみることが，認知スキルの模倣の第 1 段階である．
- 一部であったとしても臨床推論の過程を模倣することができて初めて，認知スキルの模倣ができたと判断する．
- **実習生の言葉で説明することと実習生独自の考えを説明することとは違う**ので，注意が必要である．

2 模倣の段階的指導

1）運動スキルの段階的模倣

- 診療行為にはいくつかの臨床スキルが組み合わさり，さらに 1 つの臨床スキルもいくつかの構成要素（サブスキル）によって成立することから，可能な要素から模倣を進める．
- 見学した内容を「全か無か」でいきなり模倣させるのではなく，実習生がかかわり直接手を動かす程度を段階的に増やしていくようにする．
- 見学者の視点で全体像としてみていた状態から**セラピストの視点に移し**，CE と状態を共有していくことが最初の段階となる．
- 模倣が適切にできるようになるためには，実習生が同じ感触を感じながら手を動かすことができるように指導する「手取り足取りの指導」がポイントである．
- 対象者に触れないと伝えきれない感触（手ごたえ）について，CE がもっている部位を実習生が代わりにもち，**どのような感触を感じるのかを実感**してもらうように指導する．
- 手ごたえを感じるために，実習生が横から手を出すのではなく，本来のセラピストとしての位置どりになるように **CE と立ち位置を入れ替わり**，スムーズな役割変更を行う．
- 実習生と CE の位置が入れ替わった後，CE は側方から対象者の安全を確保するように手を携えて，実習生の手ごたえなどの確認を行い，実技面での指導を加える．
- 実習生が実施する場面を CE が横から観察し，適切に実施できているかを判断

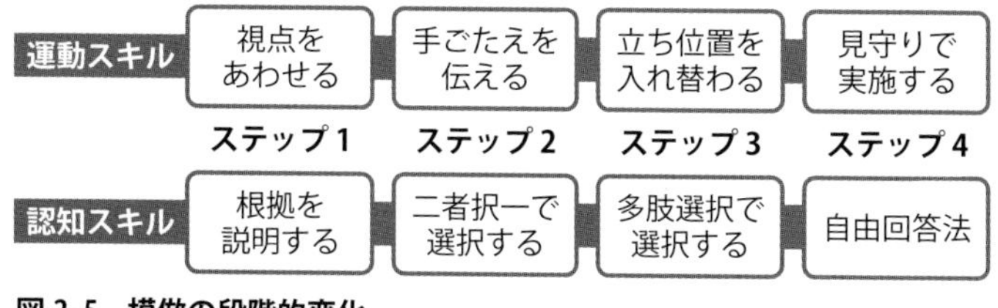

図 2-5 模倣の段階的変化

することが模倣の最終段階である．このときに対象者からのフィードバックも貴重な情報となる．

2）認知スキルの段階的変化

- 実習生から表出できない場合には，CE からの問いかけで理解の程度を確認しながら指導を進める．
- 「なぜこう考えたのか，わかりますか？」という問いかけで，臨床推論の背景が理解できているかを確認する．
- 「オウム返し」として臨床推論の結果を復唱するのではなく，「なぜ，そのように考えるのか」という**臨床推論の根拠を説明できること**が，認知スキルの模倣の到達目標である．
- 実習生が複雑な臨床推論を最初から提示することは困難であるため，臨床推論の最終的な結論に至る一歩手前として，**2つの選択肢から選択する段階**を踏ませる．
- 二者択一方式の次には，さらに多くの選択肢の中から選択する**多肢選択方式の段階**へとステップアップする．
- 選択肢を出すことが困難な実習生であっても，選択肢が示してあれば理由づけをしながら選択することは可能な場合もあり，どのような選択肢を提示できるかが CE の手腕である．
- 実習生の能力が高まれば，**自由発想**でも適切な案を出してくる段階になり，考えかたのヒントを提示することが CE の役割となる．

3 模倣段階でのフィードバック

1）フィードバックの基本

- 対象者の前で説明できることとできないことがあるが，説明できることを後回しにしないよう，タイミングよく具体的にフィードバックを行うことが基本である．

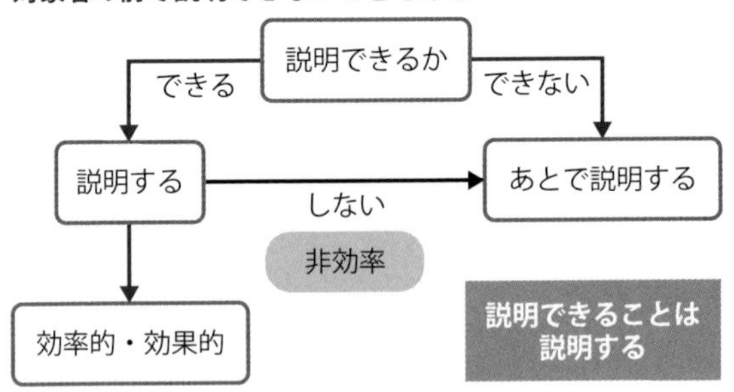

図 2-6 すぐに説明することと後で説明すべきこと

- 「あのときに，こうしていたほうが…」というフィードバックを 1 日の実習終了時にまとめて行うと，実習生はその場で修正するタイミングを逸する．
- 実習生がうまく模倣できた場合，できたことを承認し，安定的に模倣ができれば次の実施段階への移行や，さらに質を高くするための指導を行う．

2）運動スキルのフィードバック

- 模倣を行っている場面で，必要に応じて手取り足取りの指導を行い，修正を加えていくことが有効である．
- 実習生がうまくできなかった場合にその修正に時間をかけすぎると，対象者の治療を止め，結果的に治療時間が奪われることとなるため，その程度には留意する．
- 1 人の対象者に対してできることが増えることと，ほかの対象者や他疾患に対して応用できることは異なり，ある程度の応用力を修得するまでは，対象者が代わると段階が後戻り（見学←模倣←実施））することもあり得る．
- その場でのタイミングのよい修正であっても，できないことの指摘を続けることは対象者と実習生の関係を崩すこともあるので留意する．
- 逆に，**タイミングのよいフィードバック**で**成功体験**につなげることは，対象者と実習生の関係を良好にすることもある．
- 対象者への説明がわかりにくい場合などでは，対象者の代わりに聞き返すことも有効である．

3）認知スキルのフィードバック

- **「考えさせる」ことと「考えかたを理解させる」ことのバランス**を考えたフィードバックを行う．
- CE の考えかたを説明し，伝えることを大切にし，説明したことをポートフォリオとして実習生が蓄積できるようにしていくことも有用である.

- 実習生はとかく臨床推論の理解や自らの考えの表出に時間がかかるものであり，まずは「認知スキルの段階的変化」で示すように，実習生の能力に応じた引き出しかたが必要である.
- 実習生が理解できない場合，やみくもに調べさせると調べかたがわからず時間だけがかかってしまうことがあるため，読んでくる資料を提示するなどの指導が有効である.
- 臨床実習の本質は臨床の場面で学ぶことであり，成果物中心の指導にならないように留意する.
- 実習生が考えられない要因は**CEと比べて圧倒的に経験値が少ない**ことであり，主観的な感覚で判断するものにおいては，経験値の少なさから判断ができないのである.
- 認知スキルを高めていくためにも，多様な実例をCEが語って伝えることで，実習生の引き出しを増やすことが大切である.
- 実習生が適切な臨床推論の結果を提示できるようになった後にその臨床推論の背景やプロセスを確認するなど，CEが説明内容を絞り込むことも有効である.

C 実　施

1 模倣から実施への移行

1）段階的な実施への移行

- 実施は，CE の直接監督下でリスク管理をしながら見守りや助言を与える段階であり，臨床スキル修得の最終段階である．
- すべての臨床スキル項目について実施まで至らなければならないというものではなく，対象者の状態や実習生の能力に応じて到達目標を設定（もしくは修正）することが必要である．
- 修得をめざす臨床スキルをいくつかの**サブスキルに細分化**し，実習生が実施可能な部分から CE のかかわりを段階的に減らし，成功体験を積み重ねられるようにすることがポイントである（**図 2-7**）．
- 細分化したスキルについて，完全にできている，もう少しでできそうである，まだ難しい，のいずれに属するのかを確認しながら指導する必要がある．
- 徐々に CE の手助けを減らしていくこと（**フェイディング**）が指導時のポイントであり，次のような減らしかたがある．
  - ・身体的ガイド＞モデル提示＞口頭指示のように，階層性を軽い指導に変える．
  - ・触覚や運動覚などの刺激を調節し，手を動かす際の手助けの量を減らす．
  - ・徒手筋力検査ではスキルを細分化し，代償運動の抑止，適切な固定，適切な部位への抵抗など，実習生に不足するスキル部分に限定して手助けする．

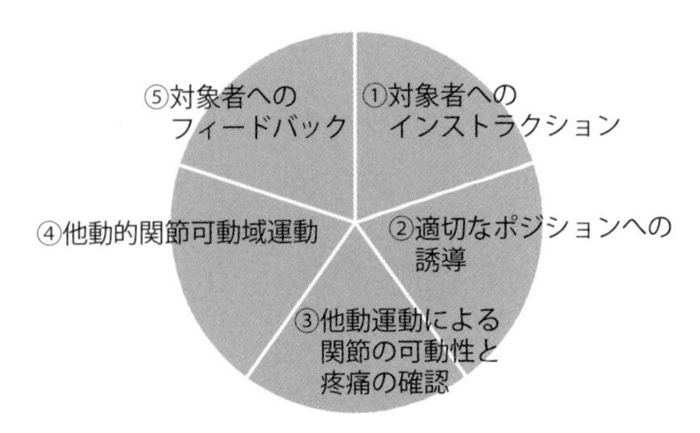

図 2-7　関節可動域運動の細分化例

- 触覚や運動覚などを利用するという意味では，徒手筋力検査を実際にCEが実習生に実施し，イメージをつかみやすくさせるフィードバックも有効である．
- 実習生との身体接触を伴う指導の場合には，実習生によってはストレス反応を生じることもあるので，同意を得るなど注意深く実施する必要がある．
- 運動スキルにおいて写真やイラストを用いることや，認知スキルにおいてカルテ記載例・サマリー自体の提示，思考展開図の提示を行うことは，視覚刺激を利用（みえる化）して記憶定着をはかる支援となる．
- 方法や注意事項などを伝える口頭指示は，聴覚刺激を手がかりとしたものであり記憶に残りにくいことから，メモをとらせるなど記憶に残存しやすい言語刺激に転換させることが有効である．

2）実施への移行時の留意点

- 繰り返し経験した対象者に対しては実施可能となったスキルであっても，対象者が代わると留意点や感覚が異なることから，見学や模倣段階から始めることも想定しておく必要がある．
- CEの最小限の口頭指示でリスクに配慮しながら実施可能となったスキル項目は実施レベルと判断してもよいが，場面や対象者が代わった場合には，必ずしも実施できるとは限らない．
- 対象者が代わっても不安なく実施できるようになるまで，見学―模倣の段階を行き来しながら成長をはかることが大切である．
  - ・肩関節周囲炎において関節可動域測定が実施に至った後，上腕骨骨折患者や片麻痺患者へと実施項目を拡大する．
  - ・関節可動域測定の疾患共通の部分ができるようになった後，疾患特異的な部分の肉づけを行い，応用力を修得しながら包括的に理解していくように支援する．
  - ・リハ室ではなく病室や自宅などの実際のADL場面で実施してみるなど，場所を変えて取り組むことも，理解の幅を広げることにつながる．
  - ・嚥下能力評価においては，構音練習を経験させ，呼出能力の確認，座位で舌の動きなどの口腔機能の確認ができるようになった後，水飲みテストに取り組ませるようにする．

3）実施の指導時の距離感

- 実施に至ったら少しずつフェイディングし実習生との距離をとるようにするが，コンプライアンスやリスク管理の面から，実習生単独での実施にならないよう**常にCEの監視下に置いておくこと**は重要である．
  - ・子どもが自転車に乗る練習をするときに，最初は自転車をしっかりと支えて手助けをするが，徐々に手を離していき，ぐらついたらいつでも保持できる距離感をとることと共通する．
- ぐらついたら支え，安定してきたら再び手をゆっくりと離すことを繰り返し，「行きつ戻りつ」の対応をしながら歩行獲得をはかるように，臨床スキルの修得に向けても行きつ戻りつで取り組む．

- 実習生を CE の**臨床パートナーとして正統的に参加させる**ことが重要である．
  - パートナーとして，今何が起きているのか（what），なぜそれが起きているのか（why），どう対応したらよいのか（how）などを理解させることが必要である．
- 対象者の問題点や変化などの情報を共有し，実習生がいつでも相談できる体制をとり，「実施レベル」に達していたとしても実習生の傍らで CE が監督している状況で，実習生に反復して取り組ませる．
- CE が可能と判断しても，実習生自身が難しいと感じた場合には速やかに申し出るように伝え，難しいと感じている内容を具体的にし，**手助けの度合**を検討する．
- 問題が発生したときに実習生のみで解決しようとすることは，時として医療事故にもつながりかねない危険なことであると事前に伝えておくことが重要である．
- 実習生の自己評価があまりにも高い場合や低い場合には，フィードバックを通して両者の認識レベルのすりあわせを行うことが必要である．

4）実施に至った後の指導

- 1 つの臨床スキルが実施に至った後は，バリエーションの経験を通して質を高め，さらに関連するほかの臨床スキルへと展開していく指導を行う（**図 2-8**）．
- 臨床スキルには個々に関連性をもったつながりがある．
  - 他動運動を行うことで関節を最終域まで動かしていくスキルが身につき，その結果，安定した最終域保持ができるようになり，関節可動域測定のスキルが向上する．

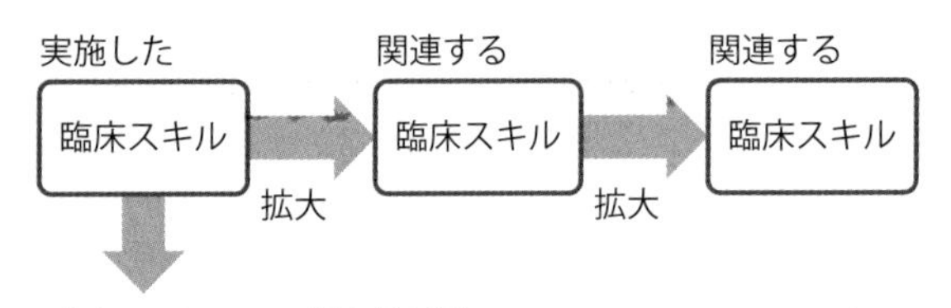

図 2-8　臨床スキルの質向上と拡大

・肩関節の他動運動ができるようになれば，同じように注意を払うことで，次は股関節や膝関節の他動運動に取り組むことができる．
・指示理解が可能な構音障害の評価ができるようになった後，運動性失語，感覚性失語と状態評価の難易度順に差異を確認しながら評価に取り組み，確実な理解へと展開する．
・対象者に必要な診療行為の中からどのような臨床スキルが経験できるかを考え展開することが，意図的な参加を促すことにつながる．

2 実施に至る能力確認

1）実習生の理解を確認する

- CE の助言指導に基づき実習生が実施に至ったとしても，「実習生自身が本当に理解して実施しているのか」については確認する必要がある．
- 対話の中で実習生に説明を求めることが最も簡単な方法であり，「○○について説明してください」という求めに対してうまく説明できなければ，実習生自身もよくわかっていないことに気づく．
- 膨大な文字数と時間を費やすことになるデイリーノートやケースレポートに基づいて理解を確認することは効率が悪く，（学生版）診療記録の記載を活用することが効率的である．
- 診療記録を SOAP で記述させると，SO には何が起きているのか（what），A にはどうして（why），P にはどうするのか（how）が書かれるので，実習生の理解度が確認できる．
- フィッシュボーンダイアグラムや曼荼羅図などの**フレームワークの活用**をはかり，問題点の関係性や目標とプログラムの関係性が一覧できる図式化を通した指導が効率的である．
- **CE の臨床思考過程を簡単に図式化**して実習生に伝えるとともに，実習生にも図式化させることで，実習生の理解度を効果的に確認することができる．
- 臨床スキルにはアート（芸術・技）的な部分もあり，経験と実践を積み重ねることで修得できることも少なくなく，実践の中で修得状況を確認していくことが重要である．
- 理解できていることと実践できることとは異なり，実践できるようになった後に言語化させることで，理解の確認がより確実なものになる．

2）日々の振り返り

- 1 日を振り返って「何がわかったのか」，「何がわからなかったのか」を総合的に自己診断するプロセスが自己評価であり，リフレクションとなる．

- 1日の実習終了度にフィードバックを行う場合には，ネガティブフィードバックだけにならないように，**ポジティブフィードバック**も行い成長の承認を伝えることを大切にする．
- 実習生はとかく反省を中心に並べがちであるが，それよりも，次の学習につながる具体的な行動計画（課題解決策）を重視していくことが，翌日に向けた準備行動にもつながる大切なものである．
- 自分自身の理解や実習状況を自覚すること（**メタ認知**）を促進していくと，具体的な課題がみつかり，それらの課題を解決しようと取り組むことができるようになる．
- 実習生だけでこれらを適切に展開することは困難であり，CEが心理的な面を含めてサポートすることが大切である．
- 実習生のネガティブトークは共感しながらも消去するように接し，チェンジトークについては強化をはかる，などの接しかたを行うと効果的である．
- 具体例としては以下のようになる．

実習生：「すみません．○○について調べきれませんでした（ネガティブトーク）」

CE：「そうか，調べられなかったんだね（さらっと流す）．では，調べかたも含めて説明するね」

実習生：「帰るまではやる気だったんです（チェンジトーク）．でも，ついつい寝てしまって」

CE：「やる気になったことはいいことだよ．その気持ちがあれば，余裕があるときに調べられるからね（強化）」

D 水　準

1 水準の考えかた

1）水準の必要性

- 実習生が参加する臨床スキル項目のリスクや侵襲性，難易度などによって分類され，実習生がどの程度参加できるのかという目安を規定したものが水準である．
- 分けかたとしては水準 1～水準 3 までに分類することが多く，各水準は**見学—模倣—実施**という臨床実習の実施 3 段階に相当させることができる．
- 実習生が臨床実習中に必ず実施しなければならない**必須項目**と実習中に開始できればよいとする**推奨項目**に分類されることもあるが，この 2 項目への分類はまだ十分に議論された状態に至っていない．

2）水準 1 とは

- 水準 1 は，対象者に対する**侵襲が少なく危険性の低い**基本的な臨床スキルであり，最終的に実習生が実施まで至るものである．
- 水準 1 だから見学—模倣を抜いて実施させてもよいということはなく，見学—模倣を経て実施に至るように指導する必要がある．
- 実施まで至った水準 1 に分類される臨床スキルであっても，実習生のみで実施させることは不適切である．

3）水準 2 とは

- 水準 2 は少し難易度が高いものであり，状況（実習生の能力や対象者の状態）に応じて実施まで進める場合もあるが，原則的には CE が行うことの模倣にとどめる臨床スキルである．
- 水準 2 の臨床スキルについても，模倣を実施する前に必ず見学を行わせる必要がある．
- 水準 1 に該当する臨床スキルであっても，合併症など，対象者の状態によってリスクが高いと判断された場合には，水準 2 とみなして模倣にとどめることも必要である．

4）水準3とは

- 水準3は実習生が直接実施できない臨床スキルやリスクが高い状態の対象者であり，CEの実施場面を見学するにとどめる．
- 難易度やリスクが高いから実習生はかかわらない，とするのではなく，将来同様の場面に出合ったときの対応力を修得するためには，CEの言動を見学しておくことが有益な経験となる．
- 実習生が対象者に対して実施することはないが，時間や場所を変えてCEやほかの実習生を対象者に見立て，シャドーイングとして取り組ませるのもよい．

5）水準の発展

- 理学療法と作業療法については，**それぞれの協会が水準を公表**しているが（**表2-1**，**表2-2**），言語聴覚療法においてはまだ規定されたものがない（2023年3月現在）．
- 理学療法，作業療法，言語聴覚療法においては，対象者のリスクに応じて水準が変わるものもあり，どのような基準で変更するのかを施設ごとに確認しておく必要がある．
- 構音練習を含め，運動学習に属する場合，誤学習の修正は困難となるために十分な注意を行う必要性から，水準2として取り扱うことが望ましい．介入の影響の大きさも水準の判断に関係してくる．
- 実習生の能力によっては水準1ではなく水準2としての対応にとどめるなど，対象者にとって安全な水準となる指導が必要である．
- また公表されている水準についても，普遍的なものではなく必要に応じて見直されることもあるので，適宜各協会のホームページなどで最新版を確認しておくとよい．

2 水準に応じた指導法

1）指導順序について

- 実際の指導場面においては，いずれの水準においても見学から取り組むことが必要である．
- 見学させることなくいきなり実施させるのでは，育てる実習（教育）ではなく対象者で試すこと（試験）になってしまうので，注意が必要である．
- 水準2の臨床スキルであっても，対象者が回復しリスクが軽減してきた場合や能力向上が認められた場合には水準1とすることができ，実施が可能となる場合もある．

- 水準1だから自由に実習生にさせてよいということではなく，実習生に模倣させたり実施させたりする場合には，事前に対象者の合意を得るとともに，CEの監督下で実施する必要がある．

2）到達目標として

- 水準は実習生の参加の程度を示すものであり，水準2や水準3だからやらなくてもよいということではなく，また水準1の臨床スキルはすべて実施しなければならないということではない．
- 水準は，CEが対峙する対象者の状態に応じて必要となる臨床スキルについて，実習生がどの程度の参加をするのかを規定したものであり，それぞれの場面での到達目標の1つとなる．
- 実習生がかかわる対象者は，CEが日々かかわっている対象者の中で実習生の参加に同意を得た方であり，水準の合致だけで参加させることはない．
- 対象者の診療内容を基準に考え，対象者の状態に応じて必要な臨床スキルについて，実習生に水準に対応する参加をさせることが大切である．

3）個人内での水準の変化（多様性）

- 急性期やICUで治療を受けている対象者では，水準3に該当する臨床スキルが多い．しかし，すべてが水準3ということではなく，内容によっては水準2や水準1に該当する臨床スキルもある．
- 認知スキルの水準判断は難しいが，運動スキルと表裏一体であることを念頭に置いた指導が必要である．
- ICUに入室中だから一律に見学にとどめるのではなく，参加可能な臨床スキルを考えることも，実習指導では大切である．
  - ・カテーテルの留置，モニタリングのケーブル接続，点滴など，身体につながっているケーブルが抜けたり絡まったりしないように実習生が補助として参加することもできる．
  - ・CEが介入している間の酸素飽和度のモニタリング，他動運動中の関節可動域測定など，実習生が実施することがプラスアルファの手となることもある．
  - ・パルスオキシメーターをセットし酸素飽和度の数値をモニタリングすることは，よほどのことがないかぎり多くの実習生が安全に実施できる臨床スキルの例である．
- 感染対策等でICUに入室する人数制限がされている場合などでは室外からの見学にとどまるが，将来ICU内で働く可能性のある実習生にとって，見学することは有益な経験となる．

表 2-1 PT の水準——臨床実習において実習生が実施可能な基本技術の水準

項目	水準 I 指導者の直接監視下で実習生により実施されるべき項目
教育目標	臨床実習で修得し対象者に実践できる ただし，対象者の状態としては，全身状態が安定し，実習生が行う上でリスクが低い状態であること
動作介助（誘導補助）技術	基本動作・移動動作・移送介助 体位変換
リスク管理技術	スタンダードプリコーション（感染に対する標準予防策），症状・病態の観察，バイタルサインの測定，意識レベルの評価，各種モニターの使用（心電図，パルスオキシメーター，筋電図），褥瘡の予防，転倒予防，酸素吸入療法中の患者の状態観察
理学療法治療技術（検査・測定技術）	情報収集，診療録記載（実習生が行った内容），臨床推論
	問診，視診，触診，聴診，形態測定，感覚検査，反射検査，筋緊張検査，関節可動域検査，筋力検査，協調運動機能検査，高次神経機能検査，脳神経検査，姿勢観察・基本動作能力・移動動作能力・作業工程分析（運動学的分析含む），バランス検査，日常生活活動評価，手段的日常生活活動評価，疼痛，整形外科学的テスト，脳卒中運動機能検査，脊髄損傷の評価，神経・筋疾患の評価（Hoehn & Yahr の重症度分類など），活動性・運動耐容能検査，各種発達検査
理学療法治療技術 運動療法技術	関節可動域運動，筋力増強運動，全身持久運動，運動学習，バランス練習，基本動作練習，移動動作練習（歩行動作，応用歩行動作，階段昇降，プール練習を含む），日常生活活動練習，手段的日常生活活動練習
物理療法技術	ホットパック療法，パラフィン療法，アイスパック療法，渦流浴療法（褥瘡・創傷治療を除く），低出力レーザー光線療法，EMG バイオフィードバック療法
義肢・装具・福祉用具・環境整備技術	義肢・装具（長・短下肢装具，SHB など）・福祉用具（車椅子，歩行補助具，姿勢保持具を含め）の使用と使用方法の指導
救命救急処置技術	
地域・産業・学校保健技術	

〔公益社団法人日本理学療法士協会ホームページ https://www.japanpt.or.jp/about/disclosure/other_level.html（2019 年 10 月 9 日付）より許諾を得て転載〕

水準II 指導者の補助として実施されるべき項目および状態	水準III 見学にとどめておくべき項目および状態
模擬患者，もしくは，シミュレーター教育で技術を修得し，指導者の補助として実施または介助できる	模擬患者，もしくは，シミュレーター教育で技術を修得し，医師・看護師・臨床実習指導者の実施を見学する
急性期やリスクを伴う状態の水準Iの項目	
創部管理，廃用性症候群予防，酸素ボンベの操作，ドレーン・カテーテル留置中の患者の状態観察，生命維持装置装着中の患者の状態観察，点滴静脈内注射・中心静脈栄養中・経管栄養中の患者の状態観察	
診療録記載（指導者が行った内容）	
急性期やリスクを伴う状態の水準Iの項目 生理・運動機能検査の援助：心肺運動負荷試験，12誘導心電図，スパイロメーター，超音波，表面筋電図を用いた検査，動作解析装置，重心動揺計	障害像・プログラム・予後の対象者・家族への説明，精神・心理検査
急性期やリスクを伴う状態の水準Iの項目 治療体操，離床練習，発達を促通する手技，排痰法	喀痰吸引，人工呼吸器の操作，生活指導，患者教育
超音波療法，電気刺激療法（褥瘡・創傷治療，がん治療を除く），近赤外線療法，紫外線療法，脊椎牽引療法，CPM：持続的他動運動，マッサージ療法，極超短波療法・超短波療法（電磁両立性に留意），骨髄抑制中の電気刺激療法（TENSなど）	褥瘡・創傷治癒に用いて感染のリスクがある場合の治療：水治療法（渦流浴），電気刺激療法（直流微弱電流，高電圧パルス電気刺激），近赤外線療法，パルス超音波療法，非温熱パルス電磁波療法，がん治療：がん性疼痛・がん治療有害事象等に対する電気刺激療法（TENS：経皮的電気刺激）
リスクを伴う状態の水準Iの項目 義肢・装具（長・短下肢装具，SHBなど）・福祉用具（車椅子，歩行補助具，姿勢保持装具を含め）の調節	義肢・装具・福祉用具の選定，住環境改善指導，家族教育・支援
	救急法，気道確保，人工呼吸，閉鎖式心マッサージ，除細動，止血
介護予防，訪問理学療法，通所・入所リハビリテーション	産業理学療法（腰痛予防など），学校保健（姿勢指導・発達支援など）

表 2-2　OT の水準——臨床実習で許容される臨床技能の水準とその条件

項目		水準 1　指導者の監視下で実施できる項目および状態
情報収集と記録		医学的情報の収集（カルテ画像，検査結果など） 社会的情報の収集（家族，医師，看護師からの情報収集）
リスク管理にかかる技能		衛生（手洗い，マスク着用，ガウンテクニック） 転倒リスク（立ち位置，訓練場面の設定） 全身状態（外観・顔色・表情など）， 設備・物品などの環境
作業療法評価および治療にかかわる技能（ICF 項目に準じて）		下記のうちであらかじめ患者に（必要な場合家族等にも）同意を得た上で，臨床実習指導者の指導・監督のもと事前に養成施設と臨床実習施設において侵襲性が高くないと判断した項目
心身機能と身体構造にかかる項目	精神・認知機能	意欲，睡眠，注意，記憶，情動，知覚，思考，計算，時間認知
	感覚・知覚の機能と身体構造	視覚，聴覚，前庭感覚，味覚，嗅覚，固有受容覚，触覚，温度覚，痛みの感覚
	音声と発話機能	発声，構音，発話，音声・文字言語の表出および理解
	心肺機能	血圧，心拍数，全身持久力
	消化器摂食・嚥下機能	口唇・口腔，姿勢
	代謝内分泌機能	体重・体温調節
	運動の機能と身体構造	関節可動域，関節安定性，筋力，筋緊張，運動反射 姿勢・肢位の変換・保持，随意性，協調性
	学習と知識の応用	みる，聞く，模倣，反復，読む，書く，計算，技能習得，注意集中
活動と参加にかかる項目	日常的な課題と要求	単一課題の遂行，日課の遂行
	コミュニケーション	話し言葉の理解・表出，書き言葉の理解・表出，会話
	運動・移動	基本的な姿勢の変換，姿勢保持，移乗，物の運搬・移動・操作，歩行と移動（さまざまな場所，用具を用いて），車椅子の操作
	セルフケア	整容・衛生，更衣，飲食
	家庭生活・家事	調理，食事の片づけ，買い物，洗濯，整理･整頓，掃除，ゴミ処理
	対人関係	基本的な対人関係，家族関係
	社会レベルの課題遂行	ストレスへの対処
	社会生活適応	役割行動
	教育 仕事と雇用 経済生活	就学前教育，学校教育 職業準備 基本的金銭管理
	コミュニティライフ・余暇活動	自由時間の活用のしかた，活動意欲，創作活動，自主トレーニング，レクリエーション，レジャー
環境因子にかかる項目	人的環境	家族・親族による支援，友人・知人による支援
	物的環境	日常生活におけるもの，屋内外の移動と交通のためのもの（車椅子，装具，義手，自助具など各種福祉用具），コミュニケーション用のもの
	サービス・制度・政策	コミュニケーション，交通，教育訓練
個人因子にかかる項目	生活再建にかかわる作業影響を与える心身機能以外の個人の特性	性別，人種，信条などの個人特性は大切に守られるべき人権であり，治療・指導・援助の対象とすべきではないため，本項目は個別の生活再建にかかわる作業に影響の深い具体的対象に限定されるもので下記はその一例である
		心身機能に影響を及ぼす食習慣，趣味
救命救急処置にかかる技能		
地域・産業・学校保健にかかる技能		

*臨床実習で修得（模倣・実施）する臨床技能は原則水準 1・2 となる.

〔一般社団法人日本作業療法士協会：作業療法臨床実習指針（2018），作業療法臨床実習の手引き（2022），p. 10 より許諾を得て転載〕

水準2 指導者の監視下で，補助として実施できる項目および状態	水準3 指導者の監視下で，見学にとどめておくべき項目および状態
左記の項目のうち，侵襲性が高いと判断された項目 患者指導用資料，実施計画書，等の一部作成	カルテ，カンファレンス資料，申し送り書等の作成
創部管理，廃用性症候群予防，ドレーン・カテーテル留置中の安全管理，点滴静脈内注射・中心静脈栄養・経管栄養中の安全管理	酸素ボンベの操作，生命維持装置装着中の安全管理
下記および水準1の項目の中で急性期やリスクを伴う状態	下記および水準2の項目の中でも特に侵襲性が高い項目
意識水準，見当識，知的機能，気質・人格傾向，精神運動，BPSD，高次認知	
温度覚，痛みの感覚	
心機能，呼吸器，呼吸機能	
口腔から咽頭・食道	
摂食消化，排便	尿路，生殖機能
筋持久力，不随意運動，随意運動制御	
思考，問題解決，意思決定，安全管理，時間管理	家庭設備の使用，住環境管理
非言語的メッセージの理解・表出，各種通信手段の操作	ディスカッション，来客対応，コミュニケーション技法の利用
交通機関や手段の利用	運転・操作
入浴，排泄	
生活時間の構造化，活動と休息のバランス	
公的関係，非公式な社会的関係	複雑な対人関係
心理的欲求への対処	
他者への援助	サービスの利用
職業訓練 仕事の獲得・維持，無報酬の仕事 経済的自給	高等教育 複雑な経済取引
宗教観，市民活動など	政治活動など
家族・親族・友人・支援者・専門職などの態度，仲間・同僚	隣人などコミュニティの成員
生産品と用具，教育・仕事用のもの，文化・レクリエーション・スポーツ用のもの，住環境のためのもの（一部）	住環境のためのもの
消費，住宅供給，労働と雇用	公共事業，社会保障，その他のサービス
生活習慣・嗜好など	
	救急法，気道確保，気管挿管，人工呼吸，閉鎖式心マッサージ，除細動，止血
介護予防，訪問による作業療法，通所・入所リハビリテーション	就労支援・復学支援 学校保健（姿勢指導・発達支援など）

- 失語症などでコミュニケーション障害を呈する場合，障害の程度でCEが水準を判断する．
  - ・CEが把握していない状態で実習生に実施させることは危険であり，初回の検査については水準3として見学にとどめる．
  - ・経過評価は，CEが状態把握していることから，水準2か水準1かを判断することもできる．
- 対象者とコミュニケーションがとれるようになることは重要であり，対象者への説明も経験させることがあるが，その説明内容によっては水準1であったり，水準3であったりすることがある．
  - ・コミュニケーションとしての挨拶は，必ずできなければならないものであり，水準1として取り組ませる必要がある．
  - ・これから何を行うのかという診療内容の説明と承諾は，わかりやすく説明できるようになる必要性があることから，水準1や水準2として実施したり模倣したりして経験を蓄積する．
  - ・検査結果の数値を伝えるだけなら事実の伝達となるが，その結果を伝えてよい対象者かどうかについて，CEは実習生に事前に十分な説明をしておかなければならない．
  - ・結果の解釈や予後につながる説明内容については，言葉として発してしまった後の修正が困難であり，実習生が説明するのではなくCEの説明を一緒に聞くことにとどめる．
  - ・水準2や水準3に相当する説明内容は，対象者に説明するのではなくCEに対して説明させることで，説明内容について理解ができているかどうかを把握することができる．

E CCS だから可能となり拡大した臨床実習場面

- 従来の臨床実習形態では，**ハイリスク**の現場や居宅訪問のような場面は臨床実習の対象にはならず，あってもせいぜい見学どまりであった．
- この問題の根源は，実習生が対象者を担当し，介入していた実習形態にある．
- CCS ではそもそも実習生が患者を担当するという概念はなく，単独で動くこともないので（第 1 章 A ③〈3）CCS でのバディシステムとは〉の項参照），実習生の稚拙な判断や技術で対象者への介入が行われることはない．

1）ハイリスクな場面での CCS

- **ICU** では，PT は細心の注意を払いながら可動域の拡大やポジショニングを行う．このときに実習生に見学を指示するのではなく，モニターの確認やチューブ・コード類の安全確保の役割を与えることで，リアルな現場を実体験として共有することが可能となる．
- **TKA の術直後**では，術後炎症所見を確認しながら術創部の保護と可動域の拡大という相反する高度な介入が必要である．術肢の誘導は CE が行い，創部より離れた部位での筋の触診や熱感の確認を実習生に指示すれば，彼らは術直後の運動療法中の患肢を経験できる．角度計誤操作でのリスクは限定的なので，理学療法実施前後の膝関節可動域測定を役割とするのもよい参加導入である．

2）居宅での CCS──訪問リハビリテーション

- 前述したように，患者担当という枠組みで考えると，実習生が単独で居宅へ出向くなどという非常識なことはできず，臨床実習のフィールドとしてはここもせいぜい見学であった．
- 実習体制としてバディシステムを遵守し，正統的周辺参加を基盤に臨床実習を考える CCS では，CE に同行して居宅での診療参加が十分に可能となる．訪問リハを経験した読者ならおわかりだろう，居宅には病院のような機器もなく，助手は大きな戦力になる．
- 居宅は，リハ室のような複数の対象者や付き添いがいる環境ではないため，対象者の問題点やプログラムについて即時的に現場での指導や議論ができる．
- 何よりも，想像上のシミュレーション ADL 指導では，個々の生活環境における実践指導で得られる経験とは雲泥の差がある．CCS だからこそ可能となった訪問リハを，臨床実習のフィールドとして大いに活用してもらいたい．

3. クリニカル・クラークシップによる指導

A 運動スキル

1 指導方法と細分化

1）運動スキルをどのように指導するか

- 運動スキルとは，臨床スキルの中の操作性技術のことをいう．
- 運動スキルは技術項目（範囲）として表記される．
  - ・基盤的スキル：コミュニケーション，リスク管理，記録など．
  - ・専門的スキル：評価（情報収集・検査測定）技術，治療技術．
- 運動スキルには，基本的スキルと実用的スキルの技術水準が存在する．
  - ・基本的スキル：学内で健常人対象に学生が学習するような一般化した技術．
  - ・実用的スキル：臨床で対象者にセラピストが基本的スキルを応用し実施する実用的な技術．
- 運動スキルの使用時には，スキルの選択や仕様要件など，過去の経験知との照合を行う認知スキルが常にバックグラウンドで機能している．
- 運動スキルは細分化されたサブスキルによって構成されている．
- サブスキルに細分化することにより，技術構成が可視化される（例；自転車運転（運動スキル）のサブスキル：自転車上でバランスをとる，ペダルをこぐ，ハンドル（ブレーキ）操作）．
- 基本的スキルはサブスキルに留意した繰り返し練習の過程で修得される．①運動スキル使用に必要な認知スキルの教授，②サブスキル使用のためのポイント

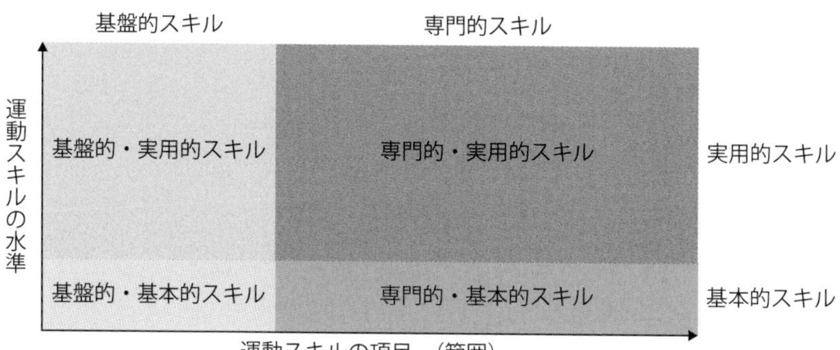

図 3-1　運動スキル能力マップ

指導，③繰り返し練習，④サブスキルを連結しての運動スキル獲得を計画的に指導する．

- 実用的スキルはさまざまな臨床場面で応用的に修得されていくため，OJT（on the job training）での指導が原則である．
- 実習生が運動スキルのどのポイント（サブスキル）をできているのか，あるいはできていないのかを評価（形成的評価）することにより，具体的な指導計画が立てやすくなる．実習生としては，具体的で明確なサブスキルの学習目標を提示されることで学習がしやすくなる．

2）どのようにサブスキルに細分化するか

- 運動スキルをサブスキルに細分化するさまざまな方法（関節可動域評価，治療のサブスキル例）を以下に示す．
- ①運動スキルを実施手順に沿ってサブスキルに細分化する．
  例；実施手順によるサブスキル（(1) 検査の説明→（2）検査肢位の設定→（3）検査中の説明→（4）各検査手技の実施，検査器具の使用・リスク管理→（5）結果の説明→（6）記録）．
- ②障害によりサブスキルに細分化する．
  例；関節可動域制限を引き起こしている病態によるサブスキル（痙縮，固縮，痛み，筋短縮など）．
- ③対象部位（組織）によりサブスキルに細分化する．
  例；関節可動域練習の対象部位によるサブスキル（肩関節，肘関節，手関節，股関節，膝関節，足関節，手指・足趾関節，頸部，体幹）．
  例；関節可動域練習の対象となる組織によるサブスキル（関節包外（皮膚，筋，腱など），関節包内（関節構成体））．
- ④運動スキルを実施する方法（手段）によりサブスキルに細分化する．
  例；関節可動域練習の方法によるサブスキル（自動運動，自動介助運動，他動運動）．
- ⑤個人・環境因子によりサブスキルに細分化する．
  例；年齢，性別，生活環境，文化，慣習など．

2 指導順の考えかた

- まず，CE は実習生がすでに学習している基本的スキルを把握し，次に実用的スキル修得のために繰り返し体験できる場を計画的に準備する．
- 実習生の実用的な運動スキル修得のために，さまざまな環境（条件）下でのていねいなサブスキルの指導を行う．
- 運動スキルの指導は，サブスキルに細分化して見学—模倣—実施の段階で行われる.

- 実習生の能力やスキルの難易度に応じて，いくつかのサブスキルを同時並行で指導することもある.

1）見学―模倣―実施の段階

- 各スキルの見学―模倣―実施の状況に応じて修得順を考える.

〈見学前〉

- その日に行う評価・治療の運動スキルを書き出し，指導計画を立案する．同じ疾患でも病態，障害により必要な運動スキルは異なる.

〈見学〉

- サブスキルごとに説明しながら実施する（やってみせる）.
- 「何に（どのような障害に），どのように（どの手段で），何をしているか」を説明する.
- 実施の際のコツ，注意点（リスク）についても指導する.

〈模倣〉

- 実習生の能力と実施可能な水準，所要時間（実際の診療時間内にて実施可能か）にあわせて模倣させるスキルを選択する.
- 実施の手がかりをもたせやすいスキルから，CE 監督のもと実習生が実施可能なように指導・技術介助しながら繰り返し経験する機会を設ける.
- 実習生のスキルが熟練してきたら，指導・技術介助量を減らしていく.

〈実施〉

- CE 監督のもと，模倣の過程を通じて修得した項目を実施させる.

2）実習生の能力と経験

- 最初は比較的容易な 1 つのサブスキルから選択的に繰り返し経験させる.
- 次に，同じサブスキルを複数の症例に実施する機会を与える.
- 実習生の能力と経験に応じて経験させるサブスキルを増やしていく.

3）スキルの難易度，実施水準の違い

- 周辺参加から中心（十全）参加の順にサブスキルを修得させていく.
  - 実習生が診療チームに参加し，周辺的な位置から徐々に中心的な役割を果たせるように，スキルを選択し指導する（周辺参加（評価の準備，対象者の見守りなど）→中心（十全）参加（評価・治療））.
- 同じスキルであっても対象者の病期や状態によって難易度（水準）に違いがある．実習生の能力・体験に応じて安全に実施可能なものから選択し指導する.
- 運動スキルを使用する環境（状況）と水準レベルを考える.

・使用する場面により運動スキルの難易度（水準）に違いがある.
・情報収集の運動スキル項目例；カルテからの情報収集，他部門からの情報収集，対象者からの情報収集，対象者家族からの情報収集など.

3 サブスキルへの細分化例

1）基盤的スキル（コミュニケーションのサブスキル）

〈PT・OT・ST共通；面接のサブスキル〉

①面接手順による細分化

- 面接に先駆けて必要な準備と情報収集.
- 挨拶および自己紹介・各種説明と同意，面接の実施と要約.
- 面接終了の挨拶や次回の予定の確認.

②面接対象による細分化

- 障害領域（身体，精神，発達障害など）の特性をふまえた面接.
- 対象者の年齢・病期・目的に応じた面接.

③面接方法による細分化

- 面接方法に応じて適切な位置関係や質問形式をとる.
- 対象・目的・関係性に応じたコミュニケーション技能を用いる.

④個人因子による細分化

- 個人因子による配慮・注意点をふまえた面接.

2）評価技術

〈PT；関節可動域測定のサブスキル〉

①基本的スキル

- オリエンテーション，検査リスクの確認，検査肢位への誘導・設定，適切なセラピストの位置・姿勢どり，固定：代償運動の抑制，肢体操作（最終域感や痛みの確認），器具操作（基本軸・移動軸の確認，目盛りの読み取り），記録.

②実用的スキル

- 部位（肩関節，肘関節，手関節，股関節，膝関節，足関節，手指・足趾，体幹）.
- 組織（joint play，muscle play，tissue play）.

〈OT；生活行為「花の水やり」の評価のサブスキル〉

①基本的スキル

- オリエンテーション.
  - ・評価の目的や方法について，対象者にわかりやすく説明する.
- 評価の実施.

・ADL，IADL，社会参加など，用いる検査測定・評価の方法・手順に従った準備と実施.
・「花の水やり」に関する現状の能力を，心身機能・身体構造／活動と参加／環境因子の各分類で用いられる一般的な評価法に従って準備し，評価を実施する.

②実用的スキル

● オリエンテーション.
・対象者の生活歴や個人因子などを考慮した言葉や環境を用いる（例；生活する土地柄にあった言い回しや，馴染みのある場所を選定する）.
・「花の水やり」に対する，対象者の想いや意向も含めた説明.

● 評価の実施.
・「花の水やり」に関連する対象者特有の環境設定・準備（例；普段使用していた容器と同じタイプの水差しを用意するなど）.
・用いる検査測定・評価の原則とする方法・手順をふまえ，対象者の心身の状態をふまえた工夫や配慮，リスク管理（例；目標とする実生活での水やりと同じ高さ・動線の環境を設定するなど）.

〈ST；摂食嚥下障害スクリーニング検査のサブスキル〉

①基本的スキル

● オリエンテーション.
・各検査の目的，方法，判断基準，注意事項について.
・リスクと安全管理（口腔・咽頭の衛生，気道確保，吸引，気管切開カニューレ，姿勢）の確認.

● スクリーニング検査の実施.
・検査用具の準備と正しい使用.
・検査の方法と手順に沿って模擬的に実施.

②実用的スキル

● オリエンテーション.
・対象者の症状や特性に適する言葉を用いた説明.
・対象者の安全性を考慮した環境設定と準備.

● スクリーニング検査の実施.
・安全管理の実践.
・対象者の反応を的確にとらえた正確な記録.

3）治療技術

● 治療技術は，運動スキル単独ではなく認知スキルと連動するスキルである.

〈PT；関節可動域練習のサブスキル〉

①基本的スキル

- オリエンテーション，治療リスクの確認，治療肢位への誘導・設定，適切なセラピストの位置・姿勢どり，肢体操作，効果判定（評価），記録．

②実用的スキル

- 部位（肩関節，肘関節，手関節，股関節，膝関節，足関節，手指・足趾，体幹）．
- 運動の種類（自動運動，自動介助運動，他動運動）．
- 組織（モビライゼーション，筋膜リリース，ストレッチ）．

〈OT；生活行為「花の水やり」に焦点をあてたプログラムのサブスキル〉

①基本的スキル

- オリエンテーション．
  - ・対象者にとってわかりやすい実施内容や方法に関する説明．
- 生活行為向上プログラム（応用的プログラム）の実施．
  - ・「花の水やり」の模擬的な環境設定と準備．
  - ・想定できる「花の水やり」の一般的な動作に対する指導や助言．

②実用的スキル

- オリエンテーション．
  - ・対象者の心身の状態に応じたリスクや注意点も含めて説明する．
- 生活行為向上プログラム（応用的プログラム）の実施．
  - ・対象者の生活環境に即した設定や準備（模擬的な環境設定として）（例；生活環境と同じ配置・動線上にある花壇を選定して実施する）．
  - ・対象者特有の「花の水やり」動作やこだわりをふまえた指導や助言．

〈ST；間接的摂食嚥下練習のサブスキル〉

①基本的スキル

- オリエンテーション．
  - ・実施する間接的摂食嚥下練習の目的，方法，注意事項について．
  - ・リスクと安全管理（口腔・咽頭の衛生，気道確保，吸引，気管切開カニューレ，姿勢）の確認．
- 間接的摂食嚥下練習の実施．
  - ・練習用具の準備と正しい使用．
  - ・間接的摂食嚥下練習の方法と手順に沿って模擬的に実施．

②実用的スキル

- オリエンテーション．
  - ・対象者の症状や特性に応じた個別的な間接的摂食嚥下練習の選択．
  - ・対象者の症状や特性に適する言葉を用いた説明．

・対象者の安全性を考慮した環境設定と準備.

●間接的摂食嚥下練習の実施.

・安全管理の実践.

・効果測定.

B 認知スキル

1 実習生に伝えるべき認知スキルにはどのようなものがあるか

1）臨床で展開されている認知スキルの特性

- セラピストが保有する認知スキルは臨床経験の中で培われたものであり，論理的思考だけでなく，批判的であったり，概念的であったりと，思考自体がかなりの幅をもつ．
- 臨床で活用される認知（知識・経験知）は，対象者と過ごす時間の中で，たとえ同じ疾患・病態であっても1つとして同じ状態ではないことを繰り返し経験し，それらを積み重ねたものである．
- この認知を臨床推論（もしくは臨床思考過程）で活用する技術を認知スキルと呼ぶ．
- 臨床で展開されている認知スキルの最大の特徴は，対象者への専門的な臨床推論および介入を経て，さまざまな感情や情動が付随され記憶にとどめられた経験学習を土壌に育まれてきた経験知である，という点である．

2）実習生の認知スキルの特性

- 一方，実習生の認知は医療専門職の基本となる既成の知識の範囲内であり，「教科書的」に養成校で学習してきたものである．
- その初歩的な認知スキルは，学内において，学生同士あるいは健常者を通して学んできていることが多く，まさに教科書的ストーリーである．
- 学んだ知識は定期試験などで理解を試され，学んだ範囲に対する自身の理解が十分に点数として到達しているかいないかによって判断（評定）され，未到達であればそれに対する必要な振り返り（復習・再学習）を経て，到達までの努力を費やす．
- 中身は授業や講義で与えられた範囲の知識であり，知識を授ける側の教授法や伝達内容によっても，受け取る側（学習者）の理解とその量は大きく変わってくるであろう．

3）実習で認知スキルを教授するということ

- 臨床実習での認知スキルは，臨床の中で，リアルな対象者への介入を伴う検証的プロセスにより学習する高度なものである．

- 実習生は臨床実習という環境で，既知の範囲を大きく超えた「教科書的に解決できない知識の使いかた」を目の当たりにする．対象者の特性による個別性や多様性が付与され，より立体的なものとなって，新たに経験を通した学習を積み重ねる．
- CE から受ける認知スキルの解説は実践的であり，実習生は，新しい実践的参考書に出合い，手にとって開いたような衝撃を覚える．そのため，実習生なりの理解に至るには，その内容を咀嚼することと反復して理解を定着させることが必要である．見学—模倣—実施のすべての段階で繰り返し解説することが効果的である．
- また実習で認知スキルを伝達する際は，共有された経験を伴った解説が重要となる．理解していた知識が臨床上対象者においてどのように出現しているのか，また，それらをどのようにとらえ検証し，客観的評価と根拠に基づく考察をするのか．当然ながら CE と実習生が経験を共有するという状況を大前提として，解説を進めるのである．

4）認知スキルの指導のために欠かせないこと

- 各職種における臨床実習での到達目標および遂行可能業務 entrustable professional activity（EPA）を各養成校（教員）と確認すること．
- 到達目標には最低基準も設けられている．卒前教育として臨床実習の中で修得すべき最低ラインを意識し，各養成校における実習の目的やねらいも事前に確認をすること．加えて，養成校—実習施設間でそれらを適切に共有した状態で臨床実習を進めることが重要である．

2 認知スキル指導の概念

1）CE の能力と役割

- 認知スキルは学習した知識を駆使する「知識の使いかた」のことである．状況にあわせた臨機応変な対応（判断，行動）のためには，教科書的な知識の蓄積のみでは解決できない．
- 教科書的な知識に，経験により得られた知識（経験知）を加えることで，迅速かつ臨機応変な判断や対応が可能となる．
- 実習生の指導では，基礎である教科書的な知識や考えかたに加え，臨床的な思考である認知スキルを教える必要がある．臨床的な思考過程には，経験知が大きく関与している．実習生に指導する場合は，CE の経験知をわかりやすく説

表 3-1　CE として必要な能力

領域（ドメイン）	能力（コンピテンシー）
評価	適切な方法で学習者を評価する
コミュニケーション	意図を学習者・同僚に的確に伝える
カリキュラム開発	教育理論に則ってよい教育プログラムをつくる．そのプログラムを評価する
教育理論	教育理論を適切に応用する
リーダーシップ	組織の教育改革に貢献する
学識	教育に関する知見を生み出し，普及させる
指導方法	適切な教育手法を身につけ，同僚にも伝える

〔Sherbino J, Frank JR, Snell L: Defining the key roles and competencies of the clinician-educator of the 21st century: a national mixed-methods study. Acad Med 89(5): 783-789, 2014 より引用〕

明（開示）することが必要となる．

- それと同時に，CE の臨床思考過程における法則的な考えかた（過程，ルート，比較，過去のデータや経験へのアクセスなど）や考える順序を実習生に伝え，それを修得するよう指導する．
- 認知スキルは運動スキルと異なり，行動として観察することが困難であり，ここでは CE の言語的伝達力，つまり指導者のコミュニケーション能力が要求される．
- カナダで医師における CE に必要な能力を調査した結果では，**表 3-1** の 7 項目があげられている．その中でも 3 分の 2 の回答者が非常に重要と支持したのはコミュニケーションスキルであった（Sherbino，2014）．
- また，CE の役割として，臨床活動，教育実践の理論への適応，教育的な知識や研究への貢献，教育問題への相談をあげており，これらは医師ではないが同じ医療職に求められる能力であり，CE であるためには，臨床技術の鍛錬とともに，教育理論の熟知，研究への貢献なども必要となる．
- 向後（2012）は，認知スキルで最も基本的なことは記憶することと思考することであり，認知スキルのインストラクションで注意することとして以下の 4 点を示している．

①一度に提示する情報の量を抑えて，短期記憶の容量におさまるようにする．
②中心となる情報を提示した後，それに関連する情報を追加することにより，精緻化を促進する．
③情報を意味のあるまとまりとしてチャンク化したり，内容を分類・整理することにより，体制化を促進する．
④情報を言語とイメージ（グラフィック）によって提示し，それらを学び手自

身が統合することで，強い記憶イメージがつくられる（向後，2012，p. 52）.

2）成人教育

- 臨床実習指導の対象である実習生は基本的に成人であることから，小児の教育とは異なるアプローチ，アンドラゴジー andragogy が必要である.
- アンドラゴジーは Knowles（1975）が体系化した主体的で能動的な学習が特徴である成人学習理論のことで，自主的に学ぶことで修得していく学習形態をさし，以下の 5 つの特徴が前提となっている.
  ①自己概念：人は成長するにつれて「自分のことは自分で管理できる」という自己概念が強まっていくことから，成人学習では学習者の自己主導的な概念が成熟するように設計していく必要がある.
  ②経験：成人は過去の経験が学習のリソースになり，この経験を新しい学びのために活用する.
  ③レディネス：学習に必要な身体的・心理的な準備が整った状態で，成人学習では，特に社会的な役割を果たしていくための学習への自覚や取り組み，意欲などである.
  ④方向づけ：「何のために学習するのか」という学習の目的で，成人学習の場合は直近の課題を解決することを目的とするため，学習者の目的をとらえ，学習設計することが重要なポイントである.
  ⑤内発的動機づけ：興味・関心・趣向・願望といった人の内側にある動機づけのことで，成人では自己の興味や好奇心を満たす内的な動機づけが学習行動を強化する傾向があり，主観的な充実感によって学習の到達度が測られやすい.
- 以上のように，成人学習では，学習者が CE やほかの学習者と話し合い能動的に学習プロセスに参加することで学習効果が高まるので，認知スキルの学習においても，ただ CE がもつ臨床的な思考を伝えるだけではなく，学習者もその思考を深め，学習者なりに方向づけができるように学習を構成する.
- このときの CE の役割は学習を促進，維持，発展させていくことで，成人教育における学習者と CE の関係性では対等性，共感性，協同性，相互性，啓発性（渡邊，2007）が重要で，この関係性を維持しつつ学習を進めることが求められる.

3 認知スキルの段階的指導

- 認知的徒弟制における学習プロセスにあてはめると，認知スキルの指導課程は 5. articulation（見学），6. reflection（模倣），7. exploration（実施）に相当すると考えられる（p. 5，**表 1-3** 参照）.

- 5〜7では知識や思考過程を言語化させ，実習生自身が自身の思考を含めた行動を振り返り，省察ができるように指導することが重要である．
- 認知スキルもスキルである以上は「見学―模倣―実施」という段階的学習過程が原則であるが，運動スキルと異なり，CEの言語的な説明の理解度を知るために実習生に説明させるときもあり，見学〜模倣を段階的に分けて進めることが困難な状況もある．
- 日本リハビリテーション臨床教育研究会による認知スキルの段階的指導展開に基づけば，見学はCEが思考を説明する段階，模倣は見学時の説明事項の要因や結果を実習生に考えさせ（前期），対応を想像させる（後期）段階，実施はそれをもとにほかの事項で実習生の対応（思考）を考えさせる段階といえる．

1）認知スキルの見学

- 認知スキルの見学では，運動スキルと異なり実習生はCEの思考過程を視覚的に把握することができないので，CEは，見学のポイント（CEが伝えたいこと）を言葉による説明だけではなくグラフやイラストなどで図示するとわかりやすいこともある．
- 言語的な説明は，実習生の知識の幅にあわせてCEが説明する（語る）ことにより，より理解される．したがって，実習生が知識をどこまで獲得しているかを確認することが基本である．
- 実習生にある知識を学んだかどうかを聞くと，多くの場合「学んでいない」と答える．

  CE：「実習生が○○を学んでないと言っていますが，教えていないのですか？」
  教員：「○年生ですでに教えています」

  CEと養成校教員との間で交わされる会話である．学んだことを実習生が忘れていることもあり，教科書で学んだ知識と関連づけて思考することができないこともある．
- 実習生の知識を確認するには，CEが知識を説明する，キーワードを実習生に説明させるなど，実習生にあわせた方法で行う．思い出しやすいようなヒントを提示し，スモールステップで学習した知識を自分で導き出すように誘導すると，実習生の満足感が大きい．
- 実習生がもつ知識は教科書から得た定番の症例に関する受動的な知識である．しかし，現実的な臨床では定番例は非常に少なく，眼前の対象者の個別性や多様性を見極めなければならない．このときの見極めるポイントをCEの思考の順で実習生に伝える．
- 重要なことは，CEが思考過程を実習生にあわせた方法・内容で示すことである．経験豊かなCEは経験に基づく結果（結論）を導き出す思考過程があり，これを実習生に伝え，修得させる指導で認知スキルは向上する．

- 状況を見極めるポイントは問題となる症状だけではなく，状況とほかの部位との関連，症状を生じた原因，同じような症例の過去の経験例などであるが，内容だけでなく考える順序も重要である．

2）認知スキルの模倣

- 認知スキルの模倣前期は，CE が説明したことの要因や結果を実習生に考えさせる段階である．たとえば「○○に対して□□した」という CE の説明に対し

表 3-2　コーチングスキルとポイント

聞く	会話の時間をゆっくりとる 相手の意見や考えかたを尊重する 話しやすい環境をつくる 相手の話を遮らず最後まで聞く 自分の判断を加えない 自分が理解しているかを「～ですね？」と実習生に問い直し，理解を確認する 感情，考え，先入観をもたず，客観的な姿勢をとる 表情やしぐさなどの言葉以外のものによるコミュニケーションで「聞いている」ことを伝える
承認	挨拶 名前を呼ぶ 実施可能業務を任せる お礼を言う 約束の時間を守る ねぎらう，感謝する 結果だけでなく過程をほめる 実習生の質問やメールにできるだけ早く対応する 前に言ったことを覚えている 実習生に対して思いやりのある言葉や態度を示す 成功談を聞く 人に紹介する みんなの前で意見を求める 教えてもらう 状況・事実を伝える（早く来ているね，など） 相手の意見や考えかたを尊重する
効果的な質問	まず実習生の話をしっかりと聞く 何の目的で質問するか考えてから質問する 5W1H を使って幅広い情報を引き出す 答えを誘導する質問，含みのある質問は避ける 適切な声のトーンとボディランゲージを使う 質問は長い前置きを置かずシンプルに 質問は 1 回に 1 つ 答えが返ってくるまで辛抱強く待つ

〔広田茂雄：経営 Q&A コーチングの基礎知識，2008，https://warp.da.ndl.go.jp/info:ndljp/pid/283597/k.jfc.go.jp/pfcj/pdf/kei_qa_0802.pdf より一部改変〕

て，実習生になぜ○○に対して□□したのかを考えさせ，自分の言葉で表現させる．これにより，CE は実習生の理解度を知ることができる．模倣後期には新たな要因を提示し，結果を想像させる．たとえば，「○○に対して□□しましたが，△△にはどうしますか？」と○○の例をもとに△△の結果（□□に代わる結果）を想像させて表現させる．

- 実習生とコミュニケーションをとるときに，実習生の話をよく聞く，実習生を承認する，効果的な質問をすることが重要であり，コーチングスキルにおけるそれぞれのポイント（**表 3–2**）は参考になる．
- 実習生により説明の完成度は異なるが，それぞれの達成できたところを評価し，不十分なところを実習生が確認できるようにフィードバックする．全く説明できない場合も，見学で行った説明を繰り返すのではなく，どこが理解できていないのかを CE が確認しながら説明を繰り返す．
- 部分的に説明できる場合は，結論に至る方向性を示しながら，実習生が理論的に思考できるようにヒントを提示する．あるいは，重要な結論例を提示し，どれが適切かをほかの情報を総合して思考することを援助する．
- CE が教えた結論を覚えることが最終目標ではなく，実習生が自分の言葉で結論に至るプロセス（臨床推論の過程）を説明できることが特に重要である．

3）認知スキルの実施

- 認知スキルの実施とは，どのような対象者にも対応できる要因と結果を表現できることである．
- 模倣での課題をほかの対象者で探索するように実習生に促すことで，模倣で修得した臨床推論をほかの症例にあてはめ，CE の指導がなくても説明でき，実施できる．
- 実際の臨床の場では，CE の見守りで実習生ができる範囲が実施となる．

4 臨床思考図

1）図やイラストなどを用いるということ

- 目にみえない臨床思考を実習生に伝える際には経験（現場）を共有することが最良であるが，臨床においては，限定的だったり不可逆的な場面だったりする場合が多い．
- したがって現実的には，言語化するか図式化するかが主な手段となる．どちらか一方だけを用いる場合もあれば，両者をあわせて使うことも効果的である．
- 口頭での解説に加え，図やイラストで表すことで，考えていることのイメージをみえる化し，共有する際の手がかりを増やしていくことになる．

- たとえば，好きな果物は「ぶどう」であることを説明したとして，描いたイラストの「ぶどう」が鮮やかな黄緑色のマスカットだったら，紫色のぶどうをイメージしていた理解は正しくない．
- 話をしただけ，聞いただけでは互いに正しく伝達した・理解したとは限らず，解説の途中でも思考をみえる化した図やイラストを併用することで，万が一実習生が意図せず間違った理解をしていても，思考を随時軌道修正することが可能となる．
- 図やイラストを用いることは，解説する側にとってより正確な思考の伝達手段となり，同時に，解説を受ける側にとっては正しい理解に効率よく辿り着く手がかりとなり得る．
- CE がみえる化した思考過程をまねて実習生が思考過程を図示し説明することで，認知スキルの模倣ができる．

2）臨床思考を意識する

- 臨床で用いられる思考は，それぞれの専門性を基盤として複数存在する．たとえば対象者に関する検査測定結果を「統合し解釈」することや，現状能力や各種背景因子をふまえて「予後予測」をするなどである．
- 認知スキルは，臨床実践に求められる運動スキルと連動しながら展開され，またその経験が積み重ねられることで「経験値」ならぬ「経験知」として熟練される．
- 臨床ではそのような経験の積み重ねによってでき上がった思考を用いており，経験を積めば積むほど思考の活用は習慣化され，効率的になる．必要に応じて，その都度意識せずとも即時的に思考を進められるようになる．
- しかし実習生に指導する際には，CE 自身が日頃これまでの経験知の履歴と関連づけるなどして高度に取り扱っている臨床思考を，学内教育で学ぶとき以上に，改めて意識させる必要がある．
- 特に見学—模倣の段階では，CE が日頃無意識に行っている臨床思考を実習生が見学しやすいよう，みえる化することを意識しよう．

3）臨床思考図のデザインと工夫（図 3-2）

- 思考の展開に応じてデザインがつくられる．たとえば ICF の図式化は，健康状態と心身機能・身体構造，活動と参加，環境因子，個人因子の相互作用を両方向矢印（⇔）で表すことでそのつながりを示す．
- ある問題点に関連した複数の原因について，それぞれを示しつつ全体像との因果関係を示す際は，フィッシュボーン（特性要因図）のようなデザインで解説

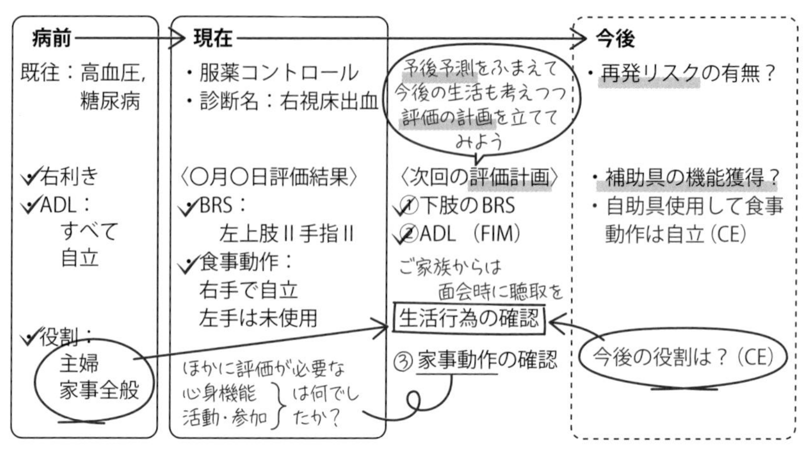

図 3-2 臨床思考図を用いた指導例

することも有効である．その他，PC のソフトにあるマインドマップなども活用可能である．

- 問題点に対して考えられる要因を列挙する際は，箇条書きでキーワードを中心にリスト化し，その中でも共通する要因がある場合にはグループ化して印をつける，丸で囲む，色分けするなどもよい．
- 優先順位をつけるような思考の際には順番に番号をふる，真の問題点を見極める場合には否定できること・除外できる項目に取り消し線を記載する，などがよい．
- いずれのデザインにおいても，臨床実習においては CE による思考の伝達が履歴として残る形が望ましい．指導を重ね進める中で上書きされ，それはお世辞にも決して「見栄えのよい図」とはいえないものかもしれない．
- しかし，臨床思考図の意義目的は見栄えのよい素敵な絵を描くことではなく，思考の整理とみえる化の一助となる手段として用いることだと理解していれば，見た目や体裁に注力する必要がないことに気がつくだろう．

4. CCSをより効果的に行うための指導ツール

A 指導に必要なツールとは

1 CCSでなぜ指導ツールが必要なのか（利便性，有効性について）

- 臨床実習は，学生の未熟さを指摘する場ではない．初学者である学生が熟達者であるCEから臨床スキルを学び，得るためのものである．
- CCSでは認知的徒弟制を教育の理論背景としており，徒弟関係の中でCEは意図的かつ計画的，継続的に実習生を育成していく．
- 教育を促進させるためには「教育目標：何がどの程度できるように到達度を設定するか」といった点や「計画：いつどのように学ばせるか」，「形成的評価：何がどの程度できるようになった（なっていない）のか」などの学びの課程が必要である．
- これらの教育プロセスをCEと実習生間で共有認識をもち進めることで，深い徒弟関係を構築することとなり，効果的な学習が促進される．加えて，実習中の教育効果を検証する養成校教員にとっても，教育プロセスや教育結果を共有できるしくみ（指導ツール）は必要である．
- 特に，CEの教育的意図や実習生の思考などは普段のかかわりではみえにくく，すれ違い・誤解などを生みやすい．これらをみえる化し，教育を促進するために，指導ツールを用いることは有効である．
- 従来の臨床実習においては症例レポートの作成が主軸であった．ほかにもデイリーノートやケースノートなどの課題作成が臨床実習の目的化されていた経緯がある．これらのツールを全面的に否定するわけではないが，症例レポートに関しては，課せられる分量や内容がいわゆる「臨床スキルを修得させるため」の手段であったかは大いに疑問である．ひいては，文章の添削指導は臨床スキルの修得のための教育とはかけ離れた教育内容である．
- CCSでの代表的なツールとしてチェックリストがあげられる．そのほか，教育課程に含まれるさまざまな学びの過程を促進できるツールが存在する．

2 CCSで活用できる指導ツール

- 指導に有効なツールとして以下のものがあげられる．
  - ・チェックリスト．
  - ・臨床思考図．
  - ・学生版診療記録．

・PDCAシート.

- これらのツールについては，使用方法も含め〈B　チェックリスト〉の項以降で詳しく紹介する.

3 指導ツールを用いることでの各立場における有効性

1）CEの立場として

- CEは臨床現場においての教育者である．そのため，臨床実習を通じて実習生自身を知識・技術面ともに支持的かつ形成的に成長させることがCEの役割となる.
- 効果的な教育実践のためには教育をマネジメントすることが必要となるが，それを促進するために，各種指導ツールは有効である.
- 臨床教育として必要な教育プロセスでは，「実習生の評価」→「目標設定と教育計画の立案（合意形成）」→「教育の実施」→「形成的評価と教育内容の見直し」を繰り返すことが重要である（教育のPDCAサイクル）.
- 実習生の成長度合を形成的に評価し，教育計画の見直しを行うためにも，ツールは有効である.
- 検査測定や評価，治療などの運動スキルは視覚確認できるが，臨床推論などの認知スキルについては可視化しにくい．指導ツールを活用することで，実習生の思考をみえる化して理解することやCEの思考を実習生に伝えやすくすることができる.
- 教育はCEの意図のみでは成立しない．CEの教育意図と実習生の学びの意図がマッチングすることで，認知的徒弟関係が構築され，効果的教育が可能となる．指導ツールによってみえる化された教育意図や教育結果が共有されることで，CEと実習生との合意形成がはかられる.
- CE自身も常日頃から教育能力の向上に努めなければならない．そのためには，自己の教育内容や方法について実践と検証を繰り返すことが必要である．指導ツールを用いると教育経過が記録として残るため，CEが自己成長を促すためにも有効である.
- 加えて，臨床実習を展開する上で，見学から模倣および実施へ進行する過程での指導ツールによる客観的な記録は，対象者へ介入する直前の実習生の能力を把握する事前評価に相当する．養成校による事前評価に加え，現場での確認を加えることで，臨床実習の違法性をより厳格に阻却できるものである.

2）実習生の立場として

- 学生にとって臨床実習は最善の学びの場である．なぜなら，臨床現場でのCE

は実習生がめざす姿そのものであり，リアリティをもって学ぶことができるからである．

- セラピストをめざす実習生は抽象的ではあっても学ぶべき目標や目的があり，本来は高いモチベーションをもって臨床実習に臨んでいる．
- しかし，従来行われてきた臨床実習ではレポート作成が目的化し，初学者の状態から患者を担当し高いリスクを負いながら自力でスキルを修得しなければならなかった．さらに，過剰な課題に追われ寝不足状態で臨床に立つ状況であった．加えて，CE と実習生の間に形成される急峻な権威勾配は，評価に対する恐怖，増加する課題に対する恐怖を生み，実習生のモチベーションは次第に低下する．
- 実習生の能動的な学びを促進するためにも指導ツールは有効である．
- 実習生は学びを振り返り，反省し学びをマネジメントすることで成長する．指導ツールにより実習生の学びの過程が記録として残るため，自己成長に有効となる．
- セラピストは過去に学んだ知識や経験から学んだスキル（経験知）を蓄積し，日々の臨床に活用している．実習生にとっても，臨床実習で学んだ知識や経験は財産である．それが形（指導ツール）として残ることは，次の成長のための手がかりとなる．

3）養成校教員の立場として

- 養成校の教員は学生の学びの全体をマネジメントする役割があり，学生の学びと CE の教育内容の両面を把握する必要がある．
- 指導ツールにより実習生の学びの状況と CE の教育状況がみえる化されることで，より客観的に状況把握することができる．
- 臨床実習は数回に分けて実施され，各実習の終了時には次の実習に向けた振り返りが必要であるが，指導ツールがあることで，臨床実習後，学生との面談が充実し，その後の臨床実習に向けた具体的準備の指導が容易となる．
- また，その後の臨床実習に行く際に過去の指導ツール（ポートフォリオ）を持参させることで，次に教育を担う CE に引き継ぐこともしやすくなる．
- 従来の臨床実習では，臨床実習の合否を CE に委ねていた養成校が少なくない．客観的な指導ツールがあることで，曖昧な実習評定が是正される効果も期待できる．CCS での臨床実習教育が浸透し，実習施設や養成校，学生にとって効果的に指導ツールが活用されることを願っている．

4　対象者，実習生の保護としての有効性について

- かつては実習生が評価から治療までを独力で行う，いわゆる患者担当制の臨床

実習が行われていた.

- このような臨床実習形態は対象者にとっても実習生にとっても非常にリスクが高く，対象者の尊厳を冒す行為である.
- CCSではCEの監視・指導のもと「見学―模倣―実施」という一連の流れで行われるため，対象者にとって不利益な診療参加を制御できる.
- 指導ツールを使用することで，対象者や実習生自身に不安や過度な負担を与えることなく教育や診療参加させることができる.

5 ツールを作成することが目的化しないために

- ツールの有効性などについて述べてきたが，ツールを作成することが目的化してしまうと，従来と同じ課題消化型実習になってしまう.
- 従来型の実習形態では，最終的にレポートを完成させることが目的化していた一面がある．過去の実習に慣れ親しんだCEに，成果物の作成が目的化するような文化が根強く残ることが懸念される.
- 臨床実習はあくまでもスキル教育であり，形成的な支援で実習生が臨床業務を遂行できるように育てることが目的である.
- 指導ツールはあくまでも教育を促進するための道具であり，ツールを作成することが目的ではないことを改めて認識しておく必要がある.

表4-1 ツールを用いる有効性

CE	・CEの思考，意図をみえる化して理解させることができる ・教育経過を記録し，CE自身の自己成長を促すことができる ・客観的な記録により，違法性の阻却を厳格に行える
実習生	・CEによりみえる化された思考過程を模倣することができる ・思考をみえる化してCEに伝えることができる ・学びの経過を記録し，自己成長を促すことができる ・客観的な記録として残るため，万が一実習生に不手際があった際，経緯を把握し実習生を保護する資料として活用できる
養成校教員	・適切な実習評定のために，学生の学びとCEの教育の状況が把握できる ・学生が次の臨床実習に行く際，過去の指導ツールやポートフォリオを実習先と共有することで次のCEへの引き継ぎがしやすくなる
対象者	・見学―模倣―実施のプロセスが客観的に記録されているため，実習生の能力を超えた診療参加が行えない ・CEの監視・指導のもとで見学―模倣―実施という一連の流れで行われるため，対象者にとって不利益な診療参加を制御できる

B チェックリスト

1 チェックリストとは

1）CCSでのチェックリスト

- チェックリストは，CCSによる臨床教育を進めるための代表的な指導ツールである．
- CCSでは，認知的徒弟制を理論背景に，見学—模倣—実施の形態をとり計画的かつ段階的に進めていく．
- その教育を促進し，管理していくための指導ツールの1つがチェックリストである．何から修得させるか（正統的周辺参加）といった指導計画の立案にも役立てることができる．
- CCSで教育するためには，まず教育目標を立て，段階的な教育計画を立案して進める（意図的，計画的教育）必要がある．そして，継続的に教育を行っていく必要がある．
- チェックリストにより，CEの教育意図や計画に対し，実習生が修得すべきスキル領域（情意領域，精神運動領域（認知スキル，運動スキル））ごとに「何が」，「どのレベルまで」達成できているかを形成的に評価することで，実習生の習熟状況を把握できる．
- 加えて，CE自身の教育内容の見直し修正を行い，次の教育目標を立案するための指標としても大いに役立つものである．
- 一方で，実習生は自身の学びの目標に対し「何を」，「どこまで」できるようになったのかを把握でき，次の学びの目標を立案することで自身の学びを内省することにも役立つ．

2）チェック項目

- チェック項目は，情意領域，精神運動領域である認知スキル，運動スキルの臨床教育で修得すべき3つのスキル領域ごとに構成され，できるだけ細分化できているものが望ましい．
- チェックリストは，養成校が作成している場合もあれば，施設特性に応じて実習施設で作成する場合もある．どのようなチェックリストを用いるかは教育の目的（臨床実習，新人教育など）や内容に応じ，ふさわしいものを選択あるいは作成すべきである.

- リハビリテーション専門職であるPT, OT, STの教育に際して, 情意領域(態度), 認知スキル(臨床思考)については概ね統一した内容で差し支えないと思われるが, 運動スキル(評価や治療技術など)に関しては各職種で修得すべきスキルが大きく異なるため, それぞれの職種の特性に応じたチェックリストを用意しなければならない.
- これまでに作成されたチェックリストはPT, OTの教育に対応するものが多く, STを対象としたものはわずかである. そこで本書ではPT, OTに加えST教育に使用するためのチェックリストを作成したので, 活用いただければ幸いである(以下のダウンロードURL・QRコード参照).

https://www.nankodo.co.jp/books/9784524231195/index.html

2 チェックリストの使いかた

1) チェックの方法

- 実習生を日々の臨床活動に参加させながら, 学びの過程をチェックリストで形成的に評価する.
- 基本的には, 認知的徒弟制に基づき, 見学—模倣—実施の段階でチェックしていく(**図4-1**).
- チェックはCEと実習生が共同して行うことが基本である.
- 業務時間の都合上, 共同でのチェックが困難な場合の工夫として, 実習生自身が1日を振り返って自己チェックを行い, その後CEがフィードバックすることがあげられる.
- しかしながら, CEと実習生側が認識する経験項目の齟齬の防止や教育効果を担保するためには, あくまでも共同でのチェックを基本としている.

2) 形成的評価としての活用法

- 形成的評価とは「指導の途中で, そこまでの成果を把握し, その後の学習を促すために行う評価のこと」であり, 合否を判断する総括的評価とは異なる.
- チェックリストを活用することで, 実習生が「何を」,「どこまで」学んだのかを把握し, それをもって次に何を学ばせるべきかを計画するのに活用できる.

3) 見学, 模倣, 実施の判断基準

- 「見学」はCEが説明し, みせる状況である. ここで重要なのは, ただみせるだけではなく, きちんと「説明」して実習生に模倣につながる内容を理解させ

大・中項目		小項目	見学	模倣前期	模倣後期	実施
形態測定		上肢長（上肢長・上腕長・前腕長）	□□			□
		上肢周径（上腕周径・前腕周径）	□□			□
		下肢長（棘果長・転子果長・大腿長・下腿長）	✓✓	T	下	✓
		下肢周径（大腿周径・下腿周径）	✓✓	T	下	✓
関節可動域測定		上肢（肩関節・肘関節・手関節）	✓✓	一		□
		手指	□□			□
		下肢（股関節・膝関節・足関節・足趾）	✓✓	T	正	□
		頸部・体幹	□□			□
筋力検査	徒手筋力測定	上肢（肩関節・肘関節・手関節）	□□			□
		下肢（股関節・膝関節・足関節）	✓✓	下	T	□
		手指・足趾	□□			□
		頸部・体幹	□□			□
	機器	機器による筋力測定	□□			□
運動耐容能		フィールド試験（6分間歩行、シャトルウォーキング　など）	✓□			□
		運動負荷試験（呼気ガス分析装置）（※リスクを伴うため、学生は見学にとどめることが望ましい）	□□			□

図 4-1　チェックリストの例

ることである．

- 模倣は前期と後期に分けて考えたほうが指導しやすい．
- 模倣前期は，内容の一部が再現できるレベルであり，多くのサポートや指導が必要な状況である．
- 模倣後期は，内容の多くを再現できるレベルである．CE のサポートや指導を徐々に減らしていける状況である．
- 実施レベルは，その業務（項目）を基本的に実習生に任せてもよいと判断できる状況である（CE の監視は必要）．

3 チェックのタイミングとフィードバック

1）チェックするタイミング

- チェック（フィードバック）するタイミングとしては即時チェックが最も効果的であり，経験後のチェック時間が遅れるほど学習効果は薄れる．CE には，なるべく多くのフィードバックの機会を設ける努力が求められる．
- 時間の確保が難しい場合であっても，午前・午後の終わりや 1 日の終わりにフィードバックの時間を設けるなど，フィードバックの実施計画を立てることが必要である．
- チェックリストは，実習生にとっては自身の学びのフィードバックに，一方で CE にとっては自身の教育内容に対するフィードバックとなる．したがって，チェックを通じて実習生，CE ともに成長する機会となる．

	(※リスクを伴うため、学生は見学にとどめることが望ましい)	□□			□
片麻痺機能	Brunnstrom Recovery Stage	□□		下	✓
	脳卒中総合評価(SIAS、FMA など)	□□			□
筋緊張検査	触診による評価	□□			✓
	他動運動による評価	□□			✓
	数値的評価(アシュワース など)	□□			□
協調性検査	上肢(鼻指鼻試験・膝打ち試験 など)	□□			□
	下肢(踵膝試験・脛叩打試験 など)	□□			□
	体幹・立位(体幹座位・Romberg test など)	□□			□
反射検査	深部腱反射・クローヌス	□□		下	□
	病的反射(ホフマン・強制把握・バビンスキー など)	□□		下	□
感覚検査	表在感覚(触覚・痛覚 など)	□□			□
	深部感覚(位置覚・運動覚 など)	□□			□

図 4-2 途中からチェックを再開した例

2) チェックが停滞したときの対応

- そもそも，意図的かつ計画的に教育を進めるために，チェックが停滞することは望ましくない．しかしながら，業務が多忙な時期にはチェックが停滞することも起こり得る．
- そういった場合，過去を振り返って見学や模倣にチェックしたとしても，チェックすることが目的となり教育的意味をなさないことが多い．
- そこで現時点からチェックを行うと，見学や模倣のチェックが抜け実施のみにチェックがされることになるが（**図 4-2**），これではＡの項で解説したツールの有効性を発揮できないことになる．
- したがって，チェックが停滞するのは望ましいことではない．効果的な教育の実践には，フィードバックのタイミングをあらかじめ計画し，定期的にチェックすることが望ましい．

4 臨床教育を促進するためのツール

- チェックリストが臨床教育を促進するための指導ツールであることは前述したとおりである．
- しかし，「CCS＝チェックリスト」のように誤解されている場合もあり，チェック項目を埋めることが目的化しているケースが少なからずある．実施レベルのチェック数の割合を臨床実習の合否判定基準にしているといったケースを耳にしたこともある．
- 教育では「学びの目的」が重要である．チェックリストを含むさまざまな指導ツールは，「学びの目的」を達成するための効果的教育を実践するために活用するツール（道具）であることを認識いただきたい．

C 多様な指導ツール

1 指導ツールの有効活用

- 指導の要となるのは，実習生がどこで問題を抱え悩んでいるのか，どのように導いたら成長につながるのか，CE が分析的視点で実習生を観察し，その場で指導することである．
- 指導ツールの使用は，実習生とのコミュニケーションを円滑にし相互理解を促進するため，CCS の実践では大変有効である．
- 個々の実習生にあわせ，指導ツールを意図的・計画的・継続的に使用することで，実習生自身の気づきを促し，実習指導をより効果的に行うことができる．指導にはチェックリスト（B の項参照）が最もよく使用されるが，ここではチェックリスト以外のさまざまな指導ツールについて例をあげて紹介する．

2 さまざまな指導ツールの例

1）臨床思考図

- 実習生を指導する際には，その指導者・学習者ともに思考過程を共有する必要がある．しかし中には，言葉のみでは思考を整理しにくい，言語表出するとなると難しさを感じる実習生も少なくない．その際有効なのが臨床思考図（第 3 章 B〈4臨床思考図〉の項参照）である（**図 4-3A，B**）．
- 実習生に思考を整理するために描かせることもよいが，経験の浅い実習生にはまず CE の内面や思考過程を図式化し整理してみせることが望ましい．みえる化されることで実習生自身の気づきにつながり，CE とともに必要な技術や思考過程を確認することができる．

2）学生版診療記録

- 実習生が対象者への臨床活動を記録する経験ツールが学生版診療記録である（**図 4-4A，B**）．その呼びかたはさまざまで，デイリーノートの中で扱われることもある．
- 対象者の反応や症状の分析，治療計画などは現場で求められるスキルである．将来，臨床現場でカルテを記録する業務にもつながっていく内容であり，意義深い経験である．

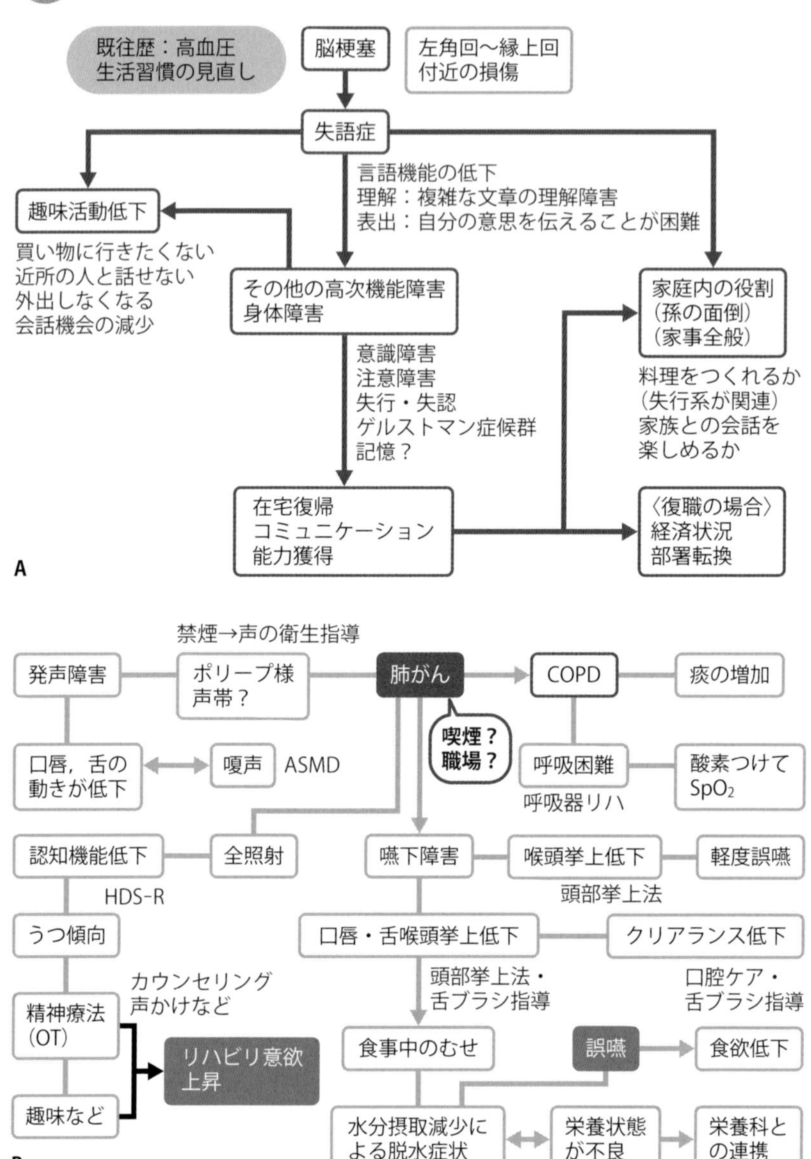

図 4-3　臨床思考図

対象者の全体像をとらえるために情報を一覧にまとめ，臨床で必要な視点はどこかを伝えていく．決まった作成方法などはないが，実習生の考えとCEの考えを共有するのに役立つ．

学生版診療録の例
※右大腿骨転子部骨折（γ・nail）の患者の疼痛、ROM 検査の経験の記録

学生版診療録

R○年　○月　○日（月）　　介入時間（　10：00　）～（　10：40　）

【S 氏：股関節の疼痛、関節可動域について】

術後 11 日目

S　「だいぶ痛みが楽になってきました」「股関節も前より動かしやすくなった気がします」

O　1)疼痛検査（NRS）　安静時痛：3
運動時痛　他動：4
自動：6

2)ROM 検査（他動）

		L	R
股関節	屈曲	120°	95°（P）
	外転	45°	15°（P）
	内転	20°	0°（P）

A　右の股関節に ROM 制限が著名。検査時に疼痛の訴えもあり、疼痛が制限因子と考えられる。加えて、関節の他動運動時に抵抗感があることやエンドフィールが軟部組織性であることから、疼痛に伴う筋の防御性収縮や関節包の短縮などの軟部組織性の制限因子が要因と考えられる。

疼痛は骨折そのものに加え手術に伴う侵襲によるものと考えられ、創傷治癒に伴い軽減すると考えられる。それに伴い ROM も改善が期待できるが、関節包等の制限因子改善のため ROM 訓練は必要と考える。

P　股関節 ROM 訓練
痛みをなるべく伴わないようゆっくり動かす
関節包内運動を意識して動かす

A

学生版診療録の例：デイリーノート式
※失語症患者の訓練場面の見学

学生版診療録

○○○○学校　言語聴覚士科

（○月○日　実習○日目）　　氏名　○○　○○○

時間	見学・実施内容	気付いたこと、疑問に思ったこと
9：10 ～ 10：10	A 様（指導者：○○先生） 失語症の訓練場面の見学 ①呼称訓練　絵カード呼称（一部模倣・実施） みかん ・・・んと・・・ だ・・・ん・・・ み・か・・・・ん 大根 だいしょん　だいきょん　ううんと・・・ だ・・いこん ②復唱訓練　単語の復唱（一部模倣・実施） みかん え・・ん・・・（首をふる）ん一と（しばし悩む） //（もう一度聴覚提示） む・・・かん	声掛けに対し、にこやかに挨拶をしてくれる。訓練にも協力的であった。 呼称訓練では 発話開始時の困難さを認める。 音の置換と歪を認める。 一貫性のない音の誤りを認める。 音の歪や誤りを修正しようと言い直す様子が見られる。 発話開始時の困難さ、プロソディの異常、一貫性のない音の誤りなどから発語失行が疑われる。別紙に発語失行の定義をまとめ、見学症例と比較して検討する。 ※発語失行について調べた内容を別紙にまとめる
	【指導内容】 音の歪に一貫性がないとわかったのは良い観察ですね。また喚語ができているのかを考えた点も良かったと思います。今後は喚語能力がどの程度が注目して観察してみましょう。書字で表出できるかどうかも次回確認してみましょう。	疑問点 喚語は可能なのか、表出時のみの問題なのか気になった。書字など別の手段で表出が可能かも確認したい。

B

図 4-4　学生版診療記録

見学一模倣一実施の中で気がついた内容をまとめていく．書きかたの指導でも CE が手本をみせてから行うと，実習生はイメージがしやすい．

●文章化することで思考が整理されやすい実習生には，特に効果的な指導ツールとなる．

3）PDCAシート

●PDCAシートとは，Plan（計画と準備）→ Do（実際の経験）→ Check（評価と振り返り）→ Action（改善・成長のためのさらなる行動）の教育サイクルを軸に実習を行うものである．臨床実習教育のPDCAの例を以下に示す（**図4-5**）．

●PDCAシートを用いて指導の流れを確認することで，計画・実施・評価からその後に継続すべき内容を明確にすることができる．実習生の成長を記録するのに使用しやすいこと，また複数人のCEが実習生を指導する場合も情報を共有しやすい利点がある．

●個々の実習生にあわせた学生版PDCAシートを作成し指導ツールとして用いることができ，物事に見通しや準備時間が必要な実習生や，次回実施の際の必要項目や目標のイメージ化が必要な実習生には有効な指導ツールとなり得る．

4）学生メモからの発見

●対象者の症状や診療内容についてメモをとる実習生が多くいるが，このメモ用紙を閲覧することも指導のための情報として役立つ．

●実習生はメモの中に気づいたことや疑問などを率直に書き込んでいることが多いため，CEとともにメモを見直しながら疑問を解決する形でフィードバック

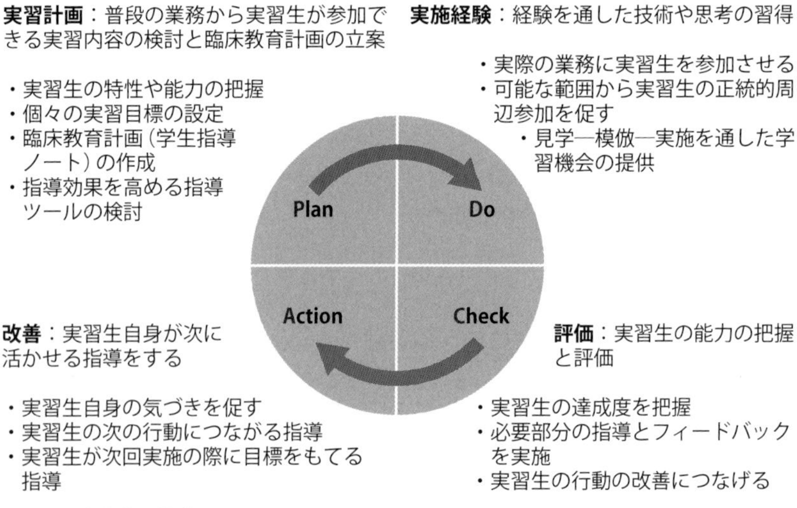

実習計画：普段の業務から実習生が参加できる実習内容の検討と臨床教育計画の立案
・実習生の特性や能力の把握
・個々の実習目標の設定
・臨床教育計画（学生指導ノート）の作成
・指導効果を高める指導ツールの検討

実施経験：経験を通した技術や思考の習得
・実際の業務に実習生を参加させる
・可能な範囲から実習生の正統的周辺参加を促す
・見学—模倣—実施を通した学習機会の提供

Plan
Do
Action
Check

改善：実習生自身が次に活かせる指導をする
・実習生自身の気づきを促す
・実習生の次の行動につながる指導
・実習生が次回実施の際に目標をもてる指導

評価：実習生の能力の把握と評価
・実習生の達成度を把握
・必要部分の指導とフィードバックを実施
・実習生の行動の改善につなげる

図4-5　臨床実習教育のPDCA

を行うことも効果的である．

- 一例として，質問もなく消極的にみえる実習生であったが，メモ用紙をみせてもらうと対象者の症状や疑問点まで実にびっしりと書き込まれていたことがある．その後実習生のメモ用紙をもとに振り返りを行う形で指導を進めたところ，質問が多くなり，さらには積極性が増し効果的な実習を行うことができた．

5）振り返りと内省

- チェックリストなどをもとにしてその日経験した内容を振り返り，内省することは重要である．
- フィードバックの際は「今日の評価手技で～を～するとよりよくなる」など，具体的，かつ実習生が次に行う内容をイメージしやすいアドバイスを行う．
- 不足部分を指導しがちだが，意図的に実施項目やよくできた項目についても言及することで，実習生は自分の手技に対し自信をもつことができる．
- 臨床実習で学んだことを実習生自身にまとめさせ，発表させている養成校も多くある（**図 4-6**）．セラピストとして日々学び成長していける人材を育成するためには，この振り返りと内省が有効である．
- 最後に，実習生の指導にはさまざまなツールがあるが，CCS の実践に不可欠なチェックリスト以外では，それぞれの実習生にあった指導ツールを選択・使用して，CE として支援することが重要である．
- 日々対象者の変化を感じ導いていくリハビリテーションと同様に，実習生を指導しセラピストとしての道へ導いていくことも，内容は違うが同じ喜びにつながる．
- 実習生は個々に理解のしかたも成長の速度も全く違う．実習生にとって，自身が達成感を感じ将来の目標をもてる実習こそ，生涯成長していけるセラピストへの一歩となり，そのような実習生を育てることが CE にとっても大きな喜びとなり得るだろう．

どのような患者様？
・病前の生活背景
・現病歴（入院理由）
・1番の問題点
・施設？療養？サ高住？自宅？
・リスク管理
この結果を踏まえSTができること

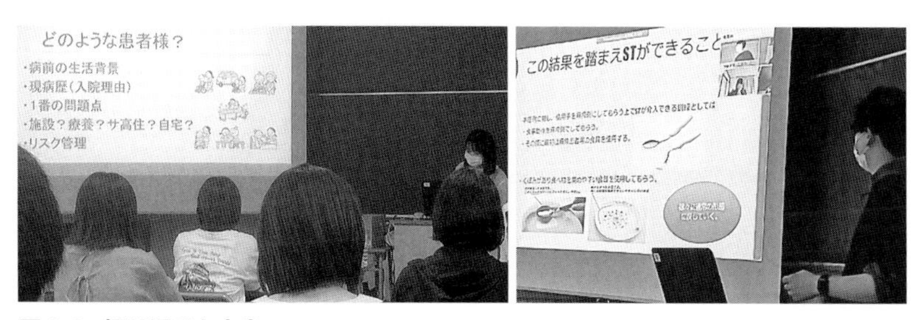

図 4-6　振り返りと内省

D 臨床教育計画・学生指導ノート（経過記録）

1 臨床教育計画・学生指導ノート（経過記録）を残す意義

1）CE がすべき実習生の評価とは

- 実習において CE が行うべき学生評価は形成的評価である.
- 形成的評価は「実習生の状況を把握する取り組み」であり，いわゆる合否を判定する「評定」ではない.
- 形成的評価は毎日繰り返される実習の中で適宜行われるべきものであり，中間評価，最終評価といった節目に行うものではない.
- すなわち CE が行う評価の目的は，実習の可否を決めるための評価ではなく，実習生が抱える課題の解決を進めるために，実習生の置かれている状況を理解することである.

2）実習における成績評価について

- セラピストとして対象者と向き会うためには当然必要なスキルが存在するため，到達度は無視できない.
- 最終的な実習の成績評価は，実習生の所属する養成校の教員が学生の到達度をはかり，実習の合否を判断しなければならない.
- 教員は臨床実習での到達水準を明確にもち CE と共有しなければならないし，臨床実習は学生と CE に加え教員を含めた 3 者で進めていくものである.

3）養成校が見過ごしてきた CE の誤解

- 実習指導を熱心に行ったがゆえに，CE が学生の成績（合否判定）に関与したいという感情は理解できなくもない.
- 実習における学生の到達度，ひいては合否の判定に CE（従来の SV）が大きく関与してきたことも事実である.
- それだけ CE が責任感をもって実習生の指導にかかわった結果なのかもしれないが，本来実習の合否は教員が判断すべきであるということを CE 自身が理解しなければならない.
- これらの誤解が故意か過失かは不明であるが，教員の責であることは否めない.

4）実習生の指導と対象者の指導

- 臨床実習における実習生の指導は，セラピストが臨床で対象者に行う指導と同じである．
- 歩けない対象者に無理やり歩けというだろうか？　なぜ歩けないのかを考えるはずである．
- 実習生も対象者と同様に多様であり，抱える問題もその解決策もさまざまである．日々の指導を通して，実習生がどのように変化し成長したかを適宜把握し理解することは，有効な臨床教育において必要不可欠といえる．診療記録と同様，実習生の変化や成長を記録したものが「臨床教育計画・経過記録（以下，学生指導ノート）」である．
- 挨拶のしかたや実習生の表情，声，態度など，書類や記録物などのように客観的にとらえにくいことも，実習生の置かれている状況を推察する上で非常に重要となる．これも対象者を観察し状況を推しはかる臨床活動と同様であり，記録して可能なかぎり残るようにする．

2 学生指導ノートの記載項目

1）学生指導ノートの中身は

- 学生指導ノートの内容は，実習生が作成した学生版診療記録や，学習記録ノート，チェックリストなどの指導ツール，見学―模倣―実施のCCS実践での実習生とのコミュニケーション，実習生のメモなどから得られた情報である（**表4-2**）．
- ポートフォリオから日々の実習生の悩みや疑問，臨床的視点の変化などを読み取らなくてはならないし，実習生が取り組んでいる課題やその解決過程も理解しなければならない．
- チェックリストへのチェック作業を通して，CEと実習生が実習で経験したことを共有することが重要である．
- 学生指導ノートのために新たに情報を収集するのではなく，日々の分析的評価（観察）とポートフォリオなどの情報を関連づけて整理しアセスメントをすることで，実習生の状態を包括的に理解することにつながる．

2）実習生とのコミュニケーションツールとして

- CCSへ移行した際に，症例レポートがなくなって実習生が何を考えているのかわからないというCEの声を聞くことがあった．しかし，実習生の思考過程を理解し把握する手段は症例レポートだけではない．

表4-2 学生指導ノートの内容

学生指導ノートの材料（実習生自身が作成するポートフォリオ）	認知領域	精神運動領域	情意領域	備考
学生版診療記録	●	●	●	実施した項目の羅列ではなく実習生の思考過程や考えが反映された記録であること
日々の実習場面	●	●	●	実習生とのコミュニケーションが重要
チェックリスト	●	●		実習生の経験値を把握
学生メモ	●		●	表現しきれていない情報の把握
学習記録ノート	●			自己学習の過程を把握
臨床思考図	●			思考過程を把握
PDCAシート	●			課題の明確化

学生指導ノートはこれらを包括し実習生の状況を多角的かつ適宜把握するために作成．
学生指導ノートを最終的にポートフォリオにファイリングすることで，実習における成長の過程を実習生とCEが共有することができる．

- そもそも実習生の考えていることが症例レポートで理解できるなら，何度も書き直しての提出という事態は起こらなかったはずである．
- 学生指導ノートで取り扱う内容は，CEと実習生の双方が互いの考えを共有するためのコミュニケーションツールにもなり得る．
- いかにして実習生の日々の変化に気づき成長を促すためのかかわりができるのか，その責務がCEに課せられていることを今一度考える必要がある．

3）具体的な方法

- 学生指導ノートを作成する具体的な方法としては，一般的な診療記録で用いられるSOAP形式で記載してもよいだろうし，C②〈3）PDCAシート〉の項で紹介した「Plan」，「Do」，「Check」，「Action」で表されるPDCA形式を用いてもよいだろう．
- 重要と思われることをマッピングや相関図を使って図式化する方法も考えられる．
- SOAPであれば，assessmentを行いplanの立案をすることが重要である．subjectiveとobjectiveのみが記載された診療記録からは，何の解決策も見出せない．
- 重要なのは，実習生が直面している課題を明確にし，その解決策を具体的に見出すために学生指導ノートを作成するということである．

4）実習生の悩み

- 自己研鑽をしようとしながらも，何をしたらよいのかわからず悩んでいる時間はストレスフルで無駄である．

- 実習生が何をどう頑張ったらいいのか，その道筋を示すことがCEの役割である．
- 学生指導ノートは，CEが日々の実習生とのかかわりを記録し分析することで，その時どきで生じる実習生の課題を具体的に明示できることに加え，実習が終了した際には学生自身も自己の成長具合を把握し，実習を見直す機会（ツール）となり得るものである．

5）形成的評価をするために

- 実習生の形成的評価，すなわち成長の過程を評価するためには，実習を遂行する過程を総合的にとらえ，実習生とCEが相互に情報を共有することが必要である．
- 実習生自身も自己の状況を振り返り課題を明確にする必要があるが，その補助となるのがCEのCCSによるOJTでの指導である．
- 学生指導ノートは指導のタイミングを逃さないためのものともいえる．
- CE自身が，実習生に対して行った指導や評価を「学生指導ノート」として整理してはいかがだろうか．

E ポートフォリオ

1 CCSにおけるポートフォリオ教育とは

1）実習中のポートフォリオの位置づけ（何のためにあるのか）

- ポートフォリオとは何かと問われれば，「紙挟み」，「書類カバン」という意味や「ファイル」を意味する言葉であり，自分で調べた資料やまとめたノート，そのとき感じたメモなどをファイリングして保存したものをさす．
- 実習中に作成するポートフォリオも資料をファイリングすることが目的となってしまうことがあるが，決してファイリングが目的ではない．
- ファイリングされていく資料が目的どおりに記載されているかをみるだけでなく，どの時期にどのような内容を記載しているのか，実習生がどういう努力をしてどんな歩みを経て今ここに至っているのか，そのプロセスを評価するためのツールであり，包括的なものとしてポートフォリオがある．
- 臨床実習におけるポートフォリオは実習生の「学び」の記録であり，それを振り返り眺めることで，CEは実習生の成長過程を評価することができ，実習生自身は自身の成長を確認することができる．
- ポートフォリオの具体的活用については，〈3ポートフォリオの活用方法〉の項にて述べる．

2）CEの役目

- CEは，実習生に対して学習の機会を与えるために，実習中のさまざまな場面で，そのときに必要となる知識を資料として提供することがある．
- CEは，対象者の状態に関する文献のコピーや対象者の家屋状況の写真，フィードバック時に図で説明したときの用紙など，さまざまな資料がいつ，どういったときの資料なのかがわかるようにファイリングのしかたを指導し，知識として身につけるべき資料としてファイリングがされていない，思考の整理が不十分で振り返りがしにくいといった問題があれば，それらに対してもコーチングする．
- これらの資料が臨床でしか学べないものであれば，実習生にとって大切な「宝」となり，学習意欲を高めるものとなる．
- 実習生自身が調べ，学習したものは，そのときに学んだものは何か，指導されたものは何か，どんなことを考えたのかが，記録（資料）とともに記憶として実習生の脳裏に鮮明に残される．

- CE 自身も，いつどのような知識を提供し指導したのか，どういう働きかけが実習生の成長を促すきっかけになったのかを知ることができる．
- CE からの説明が少なかったり，実習生の学習意欲を高める指導がなければ，質・量ともに薄いポートフォリオになってしまう．

2 ポートフォリオの構成

- ポートフォリオの中身を構成するものは，臨床実習期間（その前後も含め）において，学習するために使用した資料やさまざまな指導ツール（〈C　多様な指導ツール〉の項参照）のすべてが該当する．
- 実習生の形成的評価を行うツールには「学生指導ノート」（〈D　臨床教育計画・学生指導ノート（経過記録）〉の項参照）がある．これは CE が指導ノートとして整理し，実習生の状態・成長過程を把握して指導に活かすためのものであるが，実習生自身がどの時期にどのような内容の指導を受けたかという「指導の足跡」が文章化されており，その文章化された資料がファイリングされていくことで非常に有益なポートフォリオとなっていく．
- 実習生は，実習中の印象的な経験や CE の発言，疑問や解決すべき課題などを紐づけて自己学習し，実習後も振り返れるようにファイリングしていく．

3 ポートフォリオの活用方法

1）プロセスをみえる化するためのポートフォリオ

- 教育におけるポートフォリオの概念は，作品集（学習結果）としてただ単に資料や記録を1つのファイルにひとまとめにする行為ではなく，学習内容への理解度や学習方法などの学習過程を「みえる化」するために活用することである．
- ポートフォリオに含まれるチェックリストだけを取り上げて考えてみる．チェックリストを確認することで，どのような技能をどれだけ経験できたか，できていないかなどの成果（＝結果）をみることはできるが，どのような過程（指導や自己研鑽）で模倣から実施に至ったのかはわからない．
- 学生版診療記録において考えてみる．実習生が書く内容には，不十分なとらえかた，誤った認識，不正確な情報もあり，それらに対してフィードバックが行われる．フィードバックが朱字にて記載するだけ，CE のサインをするだけにとどまってしまえば，チェックリストと同様に，記録ができているか，できていないかなどの成果（＝結果）だけをみた教育になってしまう．
- 記録の中においても見学―模倣―実施という考えかたをもとに，不十分なとら

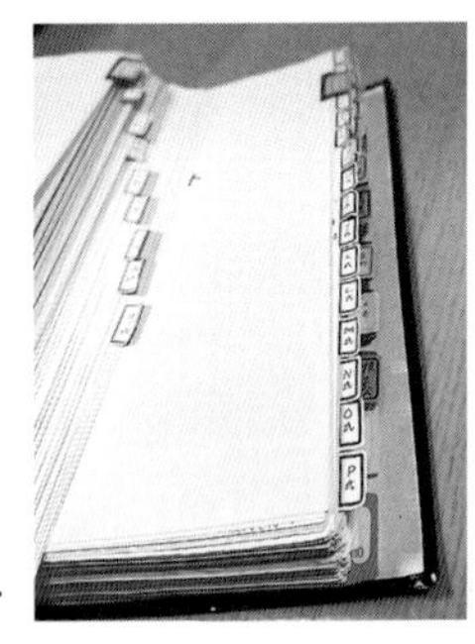

図 4-7　インデックスで整理されたポートフォリオ

えかた，誤った認識にはCEの解説を加えながら，まずはどのように記録すべきかを示し（見学），実習生には同じように記録する（模倣）ところから学ばせていく．

- ポートフォリオ教育で大事なのは，実習生がどのようにして学び，得ていったのか，そのプロセスを重視するというところである．

2）ファイリングについて

- チェックリストだけでなく，学生版診療記録や学生指導ノート，臨床思考図といったさまざまなツールを使い，それらがいつ，どういったときの資料なのか日付や資料の出所を必ず明記して，時系列でファイリングするように指導する．

表 4-3　ルーブリックの例

評価項目	説明	
		4
整理整頓	ポートフォリオに必要な資料はすべてそろい，わかりやすく区分されているか	ポートフォリオに必要な資料が過不足なくすべてそろい，わかりやすく区分されている
時系列によるファイリング	ポートフォリオに必要な資料がいつ，どういったときの資料なのか日付や出所が明記され，時系列でファイリングされているか	いつ，どういったときの資料なのか日付や出所がすべて明記され，時系列でファイリングされている
学びにつながる学習方法	どの時期にどのような内容の指導を受けたかという「指導の足跡」が文章化されており，その文章化された資料がファイリングされているか．実習中の印象的な経験やCEの発言，疑問や解決すべき課題などを紐づけた自己学習ができているか	どのような指導を受けたか文章化され，ファイリングされている．実習中の印象的な経験やCEの発言，疑問や解決すべき課題などを紐づけた自己学習ができている

- どんな項目がどこにファイリングされてあるか探しやすくするために，項目ごとにインデックスを貼って整理させる（**図 4-7**）.
- そうすることによってポートフォリオというものが，ただ資料を 1 つにまとめただけのファイルではなくなる.
- 実習中に作成されるポートフォリオは，見学―模倣―実施を通してどのように実習が進行し，どのような指導が行われてきたのかを足跡として残し，後からその足跡を眺めることで振り返りができるのである.

3）ポートフォリオによる自主的な学びの促進

- 実習生の「どうなりたい」,「達成したい」という「思い」が必要であり，CE はポートフォリオからそれを汲み取ることが大切である.
- 実習生に，学んだ内容や取り組んだ内容の変化より成長していることを確認させることで，自主性やモチベーションを引き出し，学びを促進させることも可能である.

4 ポートフォリオによる形成的評価

1）CE・養成校による形成的評価

- 学びが不十分な実習生，取り組みが疎かな実習生については，それがポートフォリオにも反映される.

評価の基準		
3	2	1
ポートフォリオに必要な資料はすべてそろい，区分されている	ポートフォリオに必要な資料はすべてそろってはいるが，区分が不十分でわかりにくい	ポートフォリオに必要な資料がすべてそろっておらず，区分が不十分でわかりにくい
いつ，どういったときの資料なのか日付や出所がある程度明記され，時系列でファイリングされている	いつ，どういったときの資料なのか日付や出所が不明瞭なところがあり，時系列もわかりにくいファイリングである	いつ，どういったときの資料なのか日付や出所が不明瞭であり，時系列になっていないファイリングである
どのような指導を受けたか文章化され，ファイリングされている．実習中の疑問や解決すべき課題などに対して自己学習ができている	どのような指導を受けたか文章化し，ファイリングする努力はみられる．実習中の疑問や解決すべき課題などに対して自己学習が少ない	どのような指導を受けたか文章化されたものがほとんどなく，実習中の疑問や解決すべき課題などに対して自己学習が少ない

- 実習生の本来の能力を評価でき，これから何をめざせばよいのかを形成的に評価することができる．
- ポートフォリオによる形成的評価を補完するツールとして，ルーブリック評価表がある．ルーブリック評価表とは，評価する項目を縦に並べ，横には評価の基準とその値を書いた表のことをいい，ルーブリック評価表をみることで自分（実習生）が現在どこに位置するのかをひと目で確認できる．
- たとえば，ポートフォリオを評価する項目に「ポートフォリオの整理整頓」，「時系列によるファイリング」，「学びにつながる学習方法」といった項目をあげ，それぞれの項目において段階的な評価基準とその値を作成する（**表4-3**）．
- 実習生自身が自分の現在の状況を把握した上で，実習生が次の段階へレベルアップするための指標にもなり，CEや教員も容易に共有することができる．

2）実習生による自己評価

- 実習生はポートフォリオを見返すことで，自身がどのように学習に取り組んできたか，また課題や問題に対してどのように取り組んできたかを確認し，新たな学びのヒントをみつける手がかりとして役立てることも可能である．
- 実習中のポートフォリオは実習生にとって「学習成果の足跡」となり，目標に向けて計画した自身の取り組みへの「定期的モニター」にもなる．
- 実習期間中にポートフォリオを作成するほかの実習生がいる場合，自己評価を発展させた相互評価を行うことで，わかりにくかった自分の学びの程度が明確になり，自身の振り返りやこれからの目標設定に互いに役立つことにもなる．

5 シームレスな卒後教育へ

- チェックリストは卒前教育である臨床実習において使用され，卒後教育においても，どの程度臨床経験を積み重ねてきたかの確認に活かすことができる．
- 同じように，ポートフォリオでは卒前の学習過程がみえることで，継続的な卒後教育が可能となる．
- このように，卒前から卒後のシームレスな新人教育のツールとしても活用することができる．

5. 脳卒中片麻痺患者を実習モデルとしたPT･OT･STの指導法概論

A 脳梗塞左片麻痺（右中大脳動脈）を呈した症例

1 基本情報

- 70 歳代，男性.
- 主訴：「左半身がいうことを聞かずうまく動けない」,「話しにくい」.
- 対象者デマンド：「ちゃんと歩けるようになり，早く家に帰りたい」.
- 家族デマンド：「家の中でのトイレなどは自分で行えるようになってほしい」.

2 社会的情報

- 家族構成：妻（70 歳代）と 2 人暮らし．キーパーソンは妻.
- 家屋構造：2 階建ての一軒家.
- 病前の生活：特に不自由なく暮らしており，ADL は自立していた．友人と囲碁をしたり散歩を楽しむことが日課であった.

3 医学的情報

- 診断名：脳梗塞（右中大脳動脈）.
- 既往歴：高血圧症，脂質異常症，頻脈性不整脈.
- 現病歴：風呂場で倒れているところを妻が発見し救急搬送．MRI にて右中大脳動脈領域の脳梗塞と診断され入院，保存療法を受けた．急性期病院を経て 20 日間リハビリテーション実施後，第 21 病日目に回復期病院へ転院となった.
- 服薬状況：プルゼニド，マイスリー，タケプロン，バイアスピリン，アムロジン.
- 転院翌日（第 22 病日）より理学・作業・言語聴覚療法（POS）が開始された.
- 情報収集・評価後に，自宅復帰をめざして「各職種のアプローチ内容（プログラム）」が立案された.
- 各領域でのリハビリテーション開始後，2 週間目（第 29 病日）に POS の臨床実習が「第 1 期目の総合実習として」開始された.

4 評価結果

1）全体像

- 表情豊かで発話意欲も高い．リハ室には車椅子介助にて来室し，検査やリハビリテーションに協力的である.

2) バイタルサイン

- 血圧：（運動前）125/ 80 mmHg →（運動後）130/ 80 mmHg.
- 脈拍：（運動前）70 回/ 分→（運動後）83 回/ 分.

3) 筋緊張検査（MAS）

- 下腿三頭筋 2，大腿四頭筋 2，ハムストリングス 1.
- 起立・歩行時に下腿三頭筋，大腿四頭筋の筋緊張は著しく亢進する.

4) 深部腱反射（麻痺側）

- 膝蓋腱反射 ＋＋＋，膝屈曲筋反射 ±，アキレス腱反射 ＋＋＋，膝クローヌス ＋＋＋，足クローヌス ＋＋＋，口輪筋反射 ±.

5) Brunnstrom stage

- 上肢 III，下肢 III，手指 III.

6) 感覚検査

- 表在感覚（非麻痺側を 10 として記載）:〈足底〉触覚 4，痛覚 6.
- 深部感覚（5 回施行中の正答数を記載）:〈位置覚〉母趾 MP 関節 2/ 5，足関節 2/ 5.〈運動覚〉母趾 MP 関節 3/ 5，足関節 3/ 5.

7) 高次脳機能検査

- HDS-R：25/ 30 点（減点項目：日時・場所の見当識).

8) 関節可動域測定（麻痺側のみ）

- 股関節屈曲 120°，股関節伸展－5°，足関節背屈（膝伸展位)－5°，足部外反 0°.

9) 基本動作能力

- 起立動作：
  - ・軽度介助．T 字杖使用.
  - ・体幹を非麻痺側へ大きく傾斜させながら起立する．麻痺側の股関節は外転・外旋し足関節は内反尖足が著明．肩関節は内転し肘関節・手指は強く屈曲位となる．最終的に非麻痺側に重心が偏った立位となる.
- 歩行動作：
  - ・中等度介助．平行棒あるいは T 字杖使用．金属支柱つき短下肢装具装着.

・3動作揃え型の歩行．麻痺側下肢の振り出しを骨盤・体幹の後傾により代償している．麻痺側下肢振り出し時には内反尖足が著明，かつ股関節外転・外旋が起こり分回し歩行となる．麻痺側下肢の立脚期には反張膝，股関節は屈曲位となり体幹は前傾する．

10）ADL

- 機能的自立評価表 functional independence measure（FIM）83/126点（**表5-1**）．
- 食事（能力・実行状況）：車椅子座位にて食事をセッティングしてもらい，右手で箸を使用して摂取する．左上肢はテーブルの上にのせているが，食器の固定など補助的使用はない．左の口角から食べこぼしが時々みられるが，意識的に拭くことができている．
- 整容（能力）：電動髭剃りを使用し，剃り残しはほとんどなく剃り終える．歯磨き粉を歯ブラシにつけてもらう，タオルを準備してもらう．
- 入浴（能力）：病棟の浴室使用．シャワーチェアに乗り換えた後，浴室内移動

表5-1 FIMの評価結果

運動項目	セルフケア	食事	6
		整容	5
		清拭	3
		更衣（上）	3
		更衣（下）	3
		トイレ動作	2
	排泄コントロール	排尿管理	7
		排便管理	7
	トランスファー	ベッド・椅子・車椅子	3
		トイレ	3
		浴槽・シャワー	2
	移動	歩行	—
		車椅子	3
		階段	1
認知項目	コミュニケーション	理解	7
		表出	7
	社会的認知	社会的交流	7
		問題解決	7
		記憶	7
		合計点	83

は介助者が行う．右手にてスポンジをもち，左上肢，体幹全面，両大腿などリーチが可能な範囲を洗う．その他は介助者が仕上げを行う．浴槽の出入りでは麻痺側下肢の持ち上げ，殿部の引き上げなど介助を要す．

- 更衣（能力）：ベッド上端座位．麻痺側上肢を袖口に通す動作ではスムーズさに欠け時間を要する．非麻痺側上肢を袖に通すときにバランスを崩すことがあり，監視を要す．ズボンの着脱は，手すりがある状況では手すりにもたれて上げ下ろしを行おうとするが，麻痺側へバランスを崩すため腰部保持の介助が必要．
- 排泄（能力）：トランスファーは手すりをもって行うが，麻痺側下肢での体重支持が不十分であるため監視が必要．ズボンの上げ下ろしは手すりにもたれて行うが，バランスが不安定で麻痺側へ大きく崩れ転倒しそうになるため腰背部保持が必要．後始末は自力で可能．
- トランスファー（能力・実行状況）：非麻痺側下肢を軸に方向転換するが，立位バランス不安定．踏み返し不十分，麻痺側下肢の支持性低下により介助が必要．
- 移動／車椅子駆動（能力）：15 m 程度の直進しかできず，方向転換などには介助が必要．

11）発声発語器官の検査

- 会話明瞭度 2，自然度 2．
- 努力性嗄声，構音の歪み，発話速度の異常（遅い）．
- 左顔面神経麻痺 ＋，左舌下神経麻痺 ＋．
- 運動範囲は問題なし．筋力の低下，運動速度の低下を認める．

12）嚥下機能の検査

- RSST：5 回．
- 改訂水飲みテスト 3 点（1，2 回目は問題なし，3 回目でむせを認めた）．
- 現在の食事：常食（一口大），水分・汁物はとろみを要する．
- 固形物はむせなく摂取可能，水分では時折むせを認めるためとろみをつけて摂取している．

5 各職種のアプローチ内容

- 自宅復帰を目標としてリハビリテーションを実施．

1）理学療法

- 運動麻痺機能の回復をはかりつつ，起立・歩行動作能力の向上をめざす．
  ①上下肢の関節可動域練習：関節可動域制限を予防するため上下肢すべての関

節に対して実施．特に下腿三頭筋，大腿四頭筋の持続的伸張を行い痙性の抑制を行う．

②分離運動の促通：背臥位でのヒップアップや膝立ち位の保持，加えて前脛骨筋に対する電気刺激療法を実施．また，平行棒内でステッピング練習を行い，麻痺側の立脚後期を促通．

③起立・歩行動作練習：金属支柱つき短下肢装具を装着し，リハ室内，および病棟内でトイレ・デイルームまでの実用歩行練習を実施．

2）作業療法

- 手すりを用いて安全なトランスファー動作を獲得し，排泄動作や更衣動作の獲得をめざす．

①トランスファー動作練習：リハ室，病棟，トイレ，浴室などトランスファー時に随時行う．動作手順の説明とトランスファー前には確認作業を行い，声かけしながら実施する．

② ADL 練習：

排泄動作：リハ室，病棟のトイレで随時行う．模擬的な動作を行う．手すりを把持した状態や壁にもたれた状態でのズボンの上げ下ろし動作を実施する．

更衣動作：リハ室，入浴動作時に随時行う．模擬的な動作を行う．端座位にて足部の裾通し，殿部の持ち上げ，ズボンの引き上げ動作，装具の着脱などの動作を実施する．入浴時の脱衣所でバランスを崩さないように安全な行いかたで実施する．

3）言語聴覚療法

- 発声発語機能向上と日常生活で家族や友人とのコミュニケーションがとれること，嚥下機能向上と常食・水分とろみなしでの自力摂取をめざす．

①発声発語機能向上練習：発声発語器官の筋力向上，交互反復運動を実施し，明瞭度向上につなげる．努力性嗄声を軽減させ，過緊張を抑制した発声法の練習を実施する．

②構音練習：構音パターンを代償的に調節することで明瞭度を高めていく．

③嚥下機能向上練習：口腔内の冷圧刺激を実施し，嚥下反応惹起までの時間短縮とスムーズで力強い嚥下反射の誘発をめざす．また喉頭挙上筋力向上のために頭部挙上練習を実施する．

B 理学療法・作業療法・言語聴覚療法での指導法概論

1 理学療法・作業療法・言語聴覚療法

1）ポイント

- 検査測定：対象者の状態や経過の中で介入に必要な内容で進め，実習生の技能を試すような実習生主体の発想で行わない．
- 評価～プログラム立案：検査結果の解釈と目標設定，プログラムの立案といった一連の流れを説明（見学）し，次に模倣させていくことを計画して学習させる．
- 介入（プログラムの実施）：
  - ①介入する場面では，対象者への説明を実習生にも聞かせる．対象者は自分に対するプログラムを理解でき，実習生がどのような場面に介入してくるかも理解できる．
  - ②プログラム実施の際は，具体的な手順を実習生にしっかりと指導し模倣させる．その過程が対象者の安心にもつながることをCEは認識する．

2）フィードバック

- 実習生が対象者に実施している際にタイムリーに指導を行う．また，CEが診療記録を記載する際に，CEと一緒に行った練習を実習生に報告させ，フィードバックを同時に行ってもよい．
- 脳卒中片麻痺の対象者に対して実習生が学ぶべき臨床スキルを**表5-2**に示す．

表5-2　実習生が学ぶべき臨床スキル

・対象者に対する接遇のスキル
・対象者の診療記録から必要な情報を把握するスキル
・他部門からの情報を収集するスキル
・CT，MRIなどの画像所見から病態像を把握するスキル
・対象者の血圧，脈拍などバイタルチェックに関するスキル
・片麻痺機能検査など各療法にかかわる評価を実施するスキル
・評価結果から問題点を抽出するスキル
・治療プログラムを立案するスキル
・麻痺の程度に応じたポジショニング，起居動作，ADLなどを誘導・介助できるスキル
・日々の診療記録を記載するスキル
・カンファレンスで事例の要点を伝えるスキル

2 理学療法

1）検査測定

- 脳卒中片麻痺の対象者では臨床所見などの情報量が多く，実習生の障害理解に時間を要することがあり，実習開始初期は見学を通して理解を促していく．
  - ①対象者は発症から約1ヵ月を経過しており，急性期の治療内容，全身状態，服薬などの状況について，CEは診療記録から実習生に説明する．
  - ②理学療法の経過についても，急性期からの検査測定結果の申し送りをふまえ，回復過程を説明し，麻痺の程度，感覚，筋緊張，動作分析，ADLなど経時的評価の重要性を理解させる．
  - ③診療チームが実施した検査測定の目的，実施方法，評価結果などについて見学を通して説明し，実習2週目以降の評価の模倣―実施へとつなげていく．
  - ④回復期では身体機能をADLに結びつけていくことの重要性を理解させ，FIMの得点だけでなく各ADLの実施状況も評価させる．
- 実習生の検査測定の実施については，対象者の経過に応じて実習生ができる事項から見学―模倣―実施の流れを通して修得させていく．
- 実施する評価技術のサブスキルを明確にし，模倣―実施の際に常にフィードバックしていくことが重要となる．
- 実習生が必要だと思う検査測定について目的，方法，判定方法の妥当性を整理させ，見学―模倣―実施のプロセスを考慮して行うことも自主的な学習につながる．
- 他職種の評価結果も必要に応じて提供し，障害像の理解につなげていく．

2）評価～プログラム立案

- 実習生に正統的周辺参加としてプログラムの一部を経験させ，診療チームの目標設定と介入プログラムを理解させる．
  - ①対象者の目標は自宅復帰であることを提示し，回復期のプログラムにより対象者の機能向上をはかるとともにADL向上へつなげていくことを理解させる．
  - ②麻痺の程度，筋緊張，感覚などの結果が関節可動域や起立・歩行動作にどのように関連しているかを説明する．
  - ③起立動作について麻痺側への荷重ができない要因を問う．
  - ④分回し歩行の原因と麻痺側立脚期の股関節と骨盤，および体幹の位置関係を説明し，どのような誘導が必要かを問う．
  - ⑤歩行動作の安定がどのようにADLに影響しFIMの得点が変化するかを考え

させる.

- 回復期の介入プログラムの立案に際して，各評価結果の統合と解釈を促し，対象者の身体機能，歩行動作の獲得，ADL・生活機能の向上にかかわるプログラム立案へと導いていく.
- プログラム立案，再評価によるプログラム修正において，実習生を交えて立案作業を行う．その際に，十分な議論を行いながら実習生が正解を出せるように導いていく.

3）PT介入（プログラムの実施）

- 立案したPTプログラムの実施については，技術的水準を考慮しながら見学—模倣を繰り返し，CEの監視下で実施へと移行していく.
- 正統的周辺参加から模倣—実施への移行を促し，診療チームの中で実習生の役割を明確にしていくことも必要である.
  - ①対象者の身体機能面に対して，大腿四頭筋と下腿三頭筋の痙性抑制と分離運動の促通，安定した起立・歩行動作の獲得が目的であることを理解させる.
  - ②関節可動域練習の見学—模倣—実施を通して，痙性の程度，伸張運動を実践できるよう促す.
  - ③背臥位でのヒップアップにおいて，下肢関節の肢位，股関節伸展の誘導や強化する方法を説明する.
  - ④起立時の麻痺側の荷重に対する下肢および骨盤・体幹の誘導方法や下肢装具の使用を説明する.
  - ⑤歩行練習では，歩行周期における荷重を促す踵接地から立脚中期での骨盤，股関節に対する介助・誘導方法を説明する.
  - ⑥ CEは転倒などのリスクに備えるとともに，実習生の運動スキルについてフィードバックする.
  - ⑦対象者が獲得した立位保持，歩行動作を病棟内のADLに応用する過程を説明し，病棟内での見学—模倣—実施へとつなげていく.
- CEは，実習生の臨床スキル向上に向けて，各スキルを説明し，実習生の課題を共有し，臨床思考を伝えることが重要となる.

3 作業療法

1）検査測定

- 実習生が診療参加した後で，運動麻痺の回復が認められた際にはBrunnstrom stageテストを再度実施し，動作能力の改善が認められた際にはFIMを実施するなど，対象者に変化が認められたら対象者にとって必要な検査を実施し，初期評価との違いなどを考察する.

2）評価〜プログラム立案

- CE が行った検査測定の目的や必要性，CE の考えた目標設定やプログラムを実習生に説明し，介入場面を見学させる.
- 在宅復帰に重要な ADL の獲得について「手すりを用いて安全なトランスファー動作を獲得し，排泄・更衣動作の獲得」を今後 2 週間の目標に設定し，実習生に CE の考えを説明する.
- プログラムでは，非麻痺側（右側）主体のトランスファー動作指導と，ADL 場面での実用的な排泄・更衣動作を繰り返すことで動作能力を高める練習を実施することを実習生に説明する.
- 開始から 2 週間後，目標修正の必要性やその次の目標を検討する評価の過程を実習生とともに実施し，対象者との話し合いや必要に応じた検査測定を進める中で，評価からプログラム立案の過程を実習生に模倣させていく.

3）OT 介入（プログラムの実施）

〈トランスファー動作への介入〉

- 起立動作時の非麻痺側への重心偏移が著明で，麻痺側の筋緊張が高まりやすく動作が不安定なため，手すりの把持位置によって重心の移動方向を誘導できること，麻痺側下肢の位置を決めることで支持基底面が安定しやすいことなど，現在の状態をわかりやすく対象者に説明し，実習生には一緒に見聞きするように促す.
- CE は，対象者の殿部付近のズボンを把持し，重心移動を軽く介助する形でトランスファー動作の練習を行い，実習生には重心移動の誘導のポイントについて伝えておく.
- 実習生は CE の指導内容や介助方法を見学した後に，CE に代わって対象者のトランスファー動作の練習に模倣から参加する.
- 重心移動の誘導を伴う介助の方法については，立ち上がり動作の中で，対象者が軽介助でできる部分から模倣し，バランスを崩し転倒のリスクが高い部分では CE が誘導するところを実習生が一緒に補助するなどし，最初から実習生に介入のすべてを任せない.
- CE は対象者への動作指導のオリエンテーションを継続しながら，実習生が対象者のズボンを把持し，トランスファー練習を継続する.
- CE と実習生は，対象者がうまくトランスファーできるときとできないときでは何が違うのかを一緒に考え，対象者にも伝えながら練習を行う.

〈排泄動作（下衣の更衣）への介入〉

- 右半身を壁にもたれさせた状態でのズボンの上げ下ろしをする練習では，「右手で左膝付近のズボンを引き上げる際に麻痺側への転倒の恐れがあるため，あわてずに重心を右下肢に意識して行うようにすること」，「対象者は殿部付近で上げにくくなると無理やり引き上げようとしてバランスを崩す傾向があること」を説明する．
- CEは練習として，対象者に現在の問題点と第1段階はゆったりとしたゴムズボンを選択すること，段階づけとしてタイトなゴムズボン，ファスナーつきのスラックスも検討していることを説明し，実習生にはその場で一緒に聞くように促す．
- CEは対象者の麻痺側に位置し，対象者が麻痺側に重心偏移し転倒しそうになる前に軽く手を添え，注意喚起を行う．
- 実習生にCEの介助の様子を見学させて，以後実習生自身が模倣できるよう，CEの介助の手の位置や誘導の声かけと動作のタイミング，対象者の反応などを観察させ，その後CEが行ったのと同じように模倣させる．
- CEと実習生は，対象者がうまくズボンを引き上げられるときとうまくいかないときは何が違うのかについて一緒に考え，対象者にも伝えながら練習を行う．

4 言語聴覚療法

1）検査測定

- 検査測定は，対象者にとって必要なものを必要なタイミングで，見学—模倣—実施のステップで行っていく．実習開始時にすべての検査測定をいちから実習生にさせなくてよい．
- 構音面の検査測定についてはCEが臨床で実施しているタイミングでよい．スクリーニング，総合的検査のいずれにおいても，少なくとも2度の見学を行った後，模倣—実施のステップを踏んで検査を行わせる．
- 摂食嚥下面の検査測定については，誤嚥のリスクが高いことから見学にとどめる必要がある．しかしながら，場面によっては各病院の水準を考慮して反復唾液嚥下テストなどを検査させることを検討してもよい．
- 発声発語器官機能の向上，嚥下機能の改善を目的として構音練習，嚥下練習が行われるので，プログラムの実施状況を観察することがその構音面や摂食嚥下面の評価となっていることも理解させる．実習初期は対象者のどこをCEが観察しているかを教え，慣れてきたらプログラムの実施状況をその場で実習生に説明させてみると理解度がわかる．

- 構音面の視点：発話明瞭度，発話の自然度，発話特徴，開鼻声，声質（GRBAS尺度），発声発語器官の筋力や可動域（顔面・舌・下顎・軟口蓋）など．
- 摂食嚥下面の視点：食事姿勢，食事動作，喉頭挙上の有無，口腔内残留，むせの有無，湿性嗄声の有無，発熱の有無など．

2）評価～プログラム立案

- まずはCEの考えた評価から目標設定，プログラムの立案までの思考過程を説明する．
- 症例の全体像を把握する上で，ICFなどを用い，症例の健康状態，心身機能・身体構造，活動・参加，環境因子，個人因子を関連づけて説明する．その際には臨床思考図も用いると有効である．
- 言語聴覚療法の目標設定については，実習生の視点を対象者の日常生活におけるコミュニケーションや食事に向けさせる．この症例であれば，自宅復帰に向け対象者・家族のデマンドもふまえて，言語聴覚療法としてなぜ構音面や摂食嚥下面を初期の目標として設定したのかを説明する．
- 目標に対するプログラムの立案については，目的を明らかにし，心身機能・身体構造，環境因子，個人因子などの相互の関連性を意識して，何を改善させようとアプローチしているかを解説する．
- プログラム内容については，CEの経験知や文献などの根拠を示し説明する．
- 実習が進む中でCEが対象者の目標やプログラムの変更の必要を感じたときに，上記内容を意識させ実習生に考えさせる機会をつくり，ディスカッションや臨床思考図を用いながら模倣のステップへと進める．

3）ST介入（プログラムの実施）

- 現在実施されているプログラムの見学から入り，徐々に模倣へと進める．
- 見学かすべてをやらせるかの2択ではなく，できそうな部分から役割をもたせ，CEと一緒に言語聴覚療法を実施しているという意識をもたせる．
- それぞれの練習中の対象者の構音動作や摂食嚥下動作で着目しているポイントについて，CEが解説した上で観察させる（「検査測定」と同様）．
- 練習で行っている動作がどこまでできて何ができないのか，できない原因は何かを考えさせながら観察させ，実習に慣れてきたら実施直後に言語化させて確認するとよい．
- 対象者の観察のみにならないように，CEの立ち位置，声かけ，介助方法，ハンドリングなど，CEの様子についても観察させる．
- それぞれの動作のリスクについて実習生に十分に説明した上で観察させ，模倣に移る際には細心の注意を払う．

- 直接訓練における食事介助では，対象者の状態や食事姿勢などの条件，実習生の技量を総合的に考慮した上で，誤嚥のリスクに十分配慮した状態で行えるよう注意する．

6. クリニカル・クラークシップによる臨床実習教育実践

①各職種に共通の Q&A　089

②理学療法の Q&A　123
- A　急性期の Q&A　125
- B　回復期の Q&A　135
- C　生活期の Q&A　144
- D　その他の Q&A　149

③作業療法の Q&A　157
- A　身障
  - ①急性期の Q&A　159
  - ②回復期の Q&A　162
  - ③生活期の Q&A　177
- B　精神
  - ①急性期の Q&A　185
  - ②回復期の Q&A　187
  - ③生活期の Q&A　189
  - ④病期分けできない Q&A　191
- C　その他の Q&A　197

④言語聴覚療法の Q&A　199
- A　成人
  - ①急性期の Q&A　201
  - ②回復期の Q&A　213
  - ③生活期の Q&A　224
- B　小児
  - ①維持期・生活期の Q&A　226
  - ②その他の Q&A　229

①各職種に共通のQ＆A

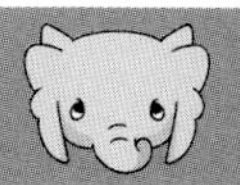

①各職種に共通の Q&A　　日高正巳

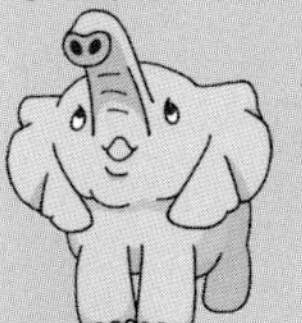

Q1 バイタルサインのチェックができるようにするには，どのような順に指導するとよいでしょうか？

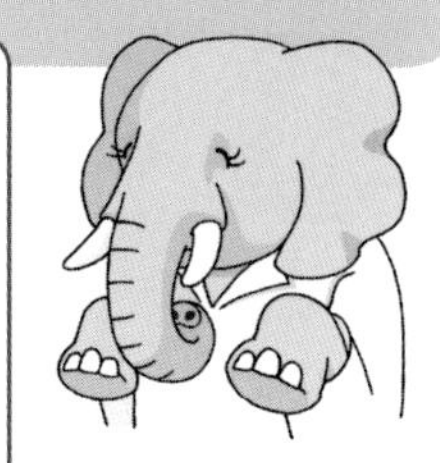

A CCS の基本に則り，見学から始め実施に移行していきます．自動計測系（SpO_2 や自動血圧計など）から始め，脈拍などの技術系へと拡大していくとよいでしょう．また，全身状態が安定している対象者から実施に移し，不安定な対象者は水準 3 として見学にとどめることも必要です．

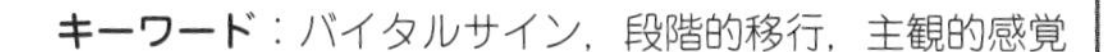

キーワード：バイタルサイン，段階的移行，主観的感覚

安定している対象者では，一度見学させた上で，早期に実施に至ることができるでしょう．不安定な対象者の場合には，水準 2 あるいは水準 3 相当として，模倣あるいは見学にとどめます．また，バイタルサインの計測を実習生が実施しても，**介入実施の可否判断は CE が行う**ことが必要です．

脈拍：不整脈などがある場合には，橈骨動脈の触診による計測が必要となります．実習生が計測した脈拍数が正しいかどうかだけでなく，触診のしかたの確認に加え，実習生が感じているリズム，脈の強さなどの主観的な感覚についても，同じように感じられているかを確認し指導します．

呼吸：SpO_2 の計測は実施に移行しやすい項目です．さらに，呼吸数や呼吸音の聴診も必要なスキルです．実習生が聴診している音を同時に聴診できる聴診器があれば別ですが，個別に聴診する場合には，どのような音が聞こえているのかをていねいに確認しながら指導を行う必要があります．

体温：非接触型の体温計で計測しますが，高温であった場合には接触型の体温計で再計測するなどの対応をとることも指導します．

血圧：自動血圧計で計測することが多いです．マンシェットの巻きかたが適切かを確認して実施に移行させます．また起立性低血圧を呈する対象者の計測では，表情などの全身状態をみながら速やかに計測することの必要性を指導します．

意識レベル：I 桁の対象者の場合，呼びかけなどのコミュニケーションをとる中で判断できるため，実習生に模倣させることもできます．II 桁や III 桁の対象者の場合，対象者に刺激を加えるため，水準 3 として CE の実施場面を見学させ，刺激の加えかたや反応のとらえかたを説明します．

日高正巳

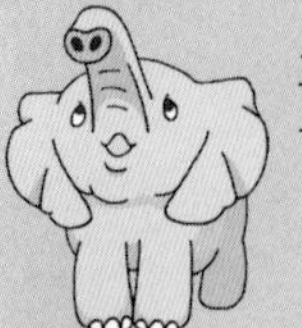

主観的な感覚に依存する検査は，どのように指導するとよいでしょうか？

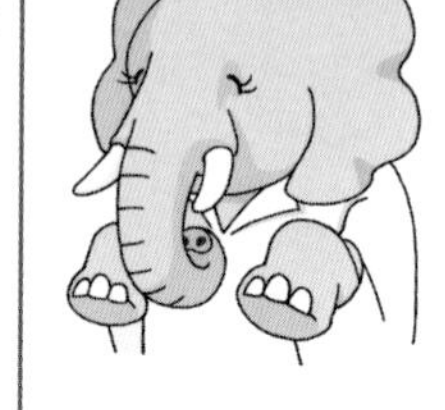

A

CE が感じている感覚を共有し，感じかたを伝達していくことから始めます．共有する感覚には，CE が対象者に加えている感覚と，対象者の反応として感じている感覚の双方向があります．なお，これらの検査については必要な種類と部位に限定して指導することが重要であり，不必要な検査をする練習とは異なります．

キーワード：主観的感覚，刺激強度，反応強度

実習生が修得する必要がある「感覚に依存する検査」には，感覚検査だけでなく，バランス検査時の外乱，他動運動時の終末感など，対象者に刺激を加え，その反応をとらえる検査も含まれます．

「適切な刺激強度で行う」ことや「対象者の反応を的確にとらえる」ことの必要性は理解できたとしても，どの程度が適切なのかという主観的な強度については修得が難しいものです．したがって，実習生に対して「これぐらいの強さですよ」と直接的な圧刺激として強度を共有させることが有益です．

対象者が呈する反応には，セラピストの手に直接伝わってくるものだけでなく，ほかの部位に現れるものもあります．対象者の反応を通して理解を深めるために，検査実施時の観察ポイントを説明し，結果の共有をはかります．

感覚の共有ができたら，次のステップとして，実習生自らが主観的な感覚に基づいた刺激を加える模倣段階へ移行します．実習生の練習のために不必要な検査を実施するのではなく，対象者にとって必要なタイミングで実施できるように計画しましょう．

実習生は事前の知識として，段階づけなどを文言として知識ベースでは有していますが，それらの段階づけを一定の物差しで示すことは困難です．また，数例の経験から的確な物差しをつくることにも無理があります．程度が異なる対象者での感覚を経験し，個人差を蓄積することで物差しをつくり上げることが大切です．実習指導においては，実習生のポートフォリオを確認し，これまでにどのような感覚を経験してきたのかをとらえ指導するとよいでしょう．

内藤佐季

Q3

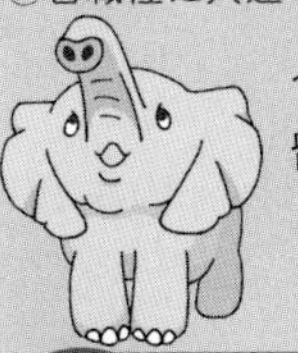

インテークを行う際の見学―模倣―実施における留意点は何でしょうか？

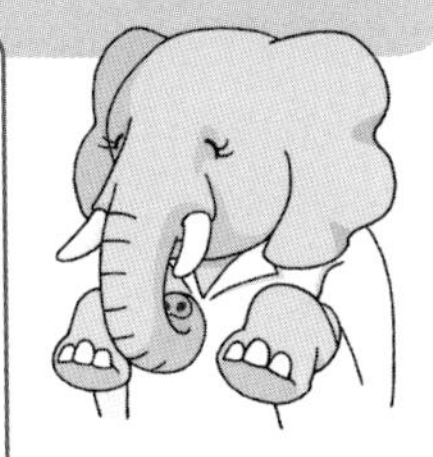

A チームの一員としての周辺業務への参加も重要です．セラピストに求められる役割，インテークの目的，対象者の権利を守ることなど，基本的なことから理解できるよう説明し，見学した内容の記録などの周辺業務から模倣―実施へ進めるとよいでしょう．

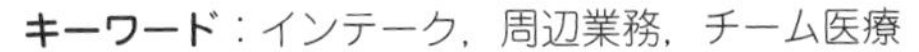

キーワード：インテーク，周辺業務，チーム医療

まずは事前情報として疾患についての知識をもたせるため，実習生が事前学習したことについて不足を補い，臨床的な解説を加えます．さらに生活歴や既往歴などをカルテから収集し，経過や想定できる状態，リスクを検討します．その際，CE の思考過程を伝え，今後のアプローチに必要な情報は何かを説明しましょう．対象者本人からだけでなく他職種や家族からの情報収集・共有も大切です．その上でインテークの場を見学，その内容の記録や情報をまとめるなど，可能なことから参加させていきます．

また，対象者からの聴取が難しい場合や配慮が必要なこともあります．事前に対象者の人柄や症状を伝え，会話場面などに参加させてから進めるのもひとつの方法です．

〈段階的な展開方法の例〉

準備：カルテや報告書から得た情報，疾患についてなど基礎知識を解説します．事前情報から想定できること，アプローチに必要な情報は何か，初対面での自己紹介やインテークの際に配慮する点など，CE が検討した思考過程を具体的に言語化して伝えます．

見学：収集した情報をどうとらえるか，CE の思考過程を説明します．情報は多岐にわたるため，ICF などを活用し図式化すると整理しやすく，情報収集の目的も理解しやすいでしょう．

模倣前期：周辺業務として，インテークの記録やまとめる作業から少しずつ参加してもらうのもよいでしょう．

模倣後期：得られた情報の中から，不足点や収集すべき情報について CE と一緒に検討します．CE 同席の場でできるものから実習生に質問をしてもらうようにすると，配慮すべき点も理解した上で進められるでしょう．

　小岩伸之

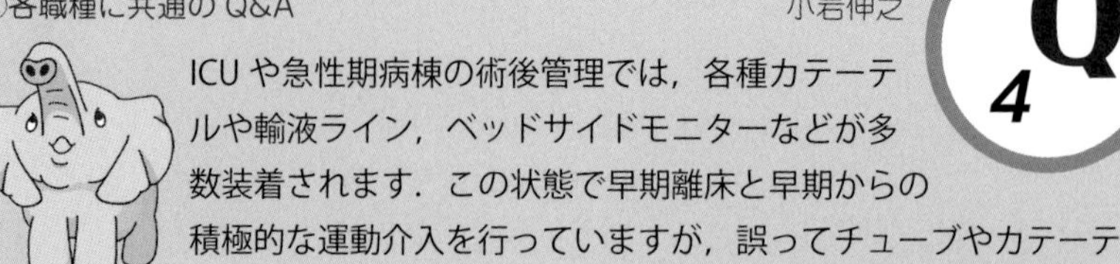

Q 4

ICU や急性期病棟の術後管理では，各種カテーテルや輸液ライン，ベッドサイドモニターなどが多数装着されます．この状態で早期離床と早期からの積極的な運動介入を行っていますが，誤ってチューブやカテーテルなどを引き抜いたりすることなく安全に実習生を診療に参加させるには，どのように指導すればよいでしょうか？

A CE と実習生がともに行動しながら情報を共有するバディシステムの利点を活かし，水準に応じて実習生ができる範囲で周辺業務に参加させましょう（水準；第 2 章 D の項参照）.

キーワード：ICU，バディシステム，正統的周辺参加

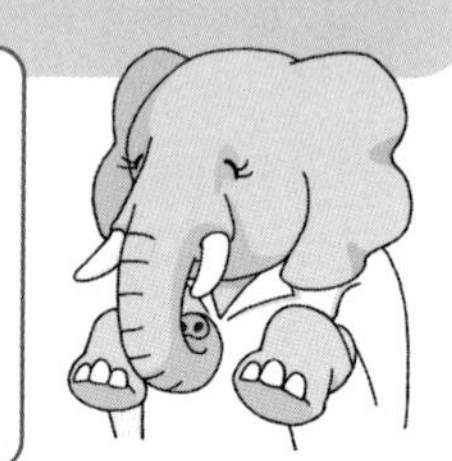

ICU では，安全意識を高めるため，チューブやカテーテル，モニターのケーブルの装着箇所や長さなどを実習生と一緒に確認し，装着目的を説明します．引き抜きによる再穿刺・再挿入に対象者の苦痛が伴うことや，CE が経験した過去のヒヤリハット例とその対策についても解説します．

CE が基本動作練習や ADL 練習を実施するときは，できる範囲で実習生を周辺業務に参加させます（正統的周辺参加）.「歩行練習をするので，点滴台を倒さないよう両手で押してください」,「右手で食事の練習をするので，この位置でチューブを保持してください」など，CE は具体的に指示します．実習生が基本動作練習や ADL 練習を実施する場面では CE は近位で見守り，チューブやカテーテルの管理をしながら指導します．ICU ではことさらにバディシステムを意識し，**CE は実習生から目を離さず**常に一緒に行動するようにしましょう．

〈段階的な展開方法の例〉

見学：各療法を実施している間，実習生はチューブやカテーテル類が引っかからないように保持したり，布団・シーツ・枕などを整える役割に参加します．

模倣～実施：水準 1（バイタルサインの測定，パルスオキシメーターの使用など）は模倣から実施に進めます．水準 2（ドレーン・カテーテル留置中の状態観察，点滴中の対象者の状態観察など）は CE の補助としての実施にとどめます．水準 3（人工呼吸器の操作や管理など）は見学にとどめます．詳細は第 2 章〈D 水準〉の項を参照してください．

田篭慶一

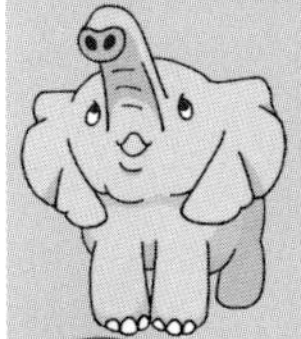

5 Q

バイタルサイン不安定や転倒などのリスクを伴う対象者の急性期には，なかなか実習生を参加させられません．実習生がただみているだけにならないようにするには，どのように工夫するとよいでしょうか？

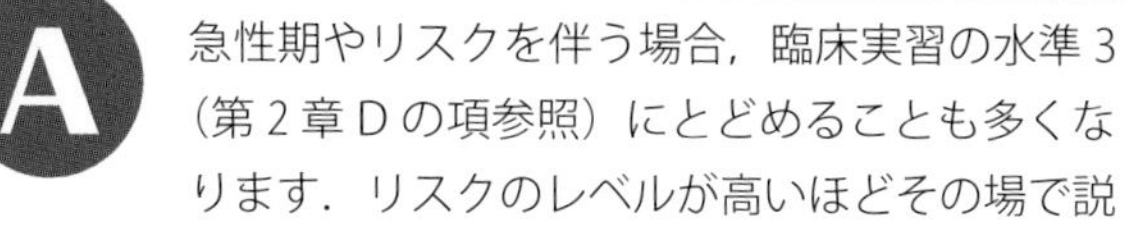

A

急性期やリスクを伴う場合，臨床実習の水準 3（第 2 章 D の項参照）にとどめることも多くなります．リスクのレベルが高いほどその場で説明する余裕はなくなるため，事前に情報を共有し，見学ポイントを説明しておきましょう．また感染対策やリスク管理の補助などの可能な範囲で参加させ，臨場感をもたせましょう．

キーワード：急性期，リスク管理

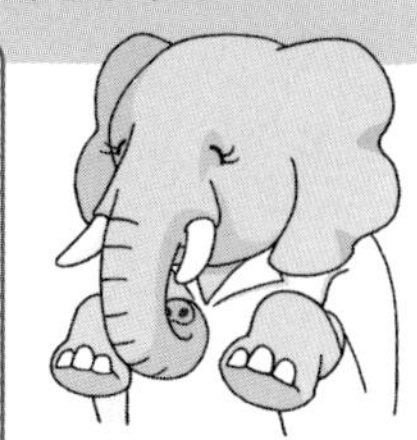

急性期やリスクが高い場合には CE 自身が対象者の管理や対応に集中せざるを得ず，実習生への説明が不足しがちです．そのため実習生は何をみてよいかわからず，結果として「傍観」になってしまいます．

〈事前に情報を共有しておく〉

その場でタイミングよく説明できないことも多いため，事前に情報を提供し，実習生と共有しておきましょう．対象者の医学的情報だけでなく，それをふまえその日の目標や診療内容をどうするか，その場合のリスクは何かなど，急性期に必要とされる認知スキルを説明しましょう．

〈見学ポイントを絞る〉

提供する情報量の過多に注意し，見学ポイントを絞っておくことで，実習生は集中して見学できます．見学ポイントが CE と対象者の会話（問診）の様子なのか，リスク管理しながらの介助方法なのかなど，実習の初期段階では立ち位置も含め具体的な指示を出すようにしましょう．

〈CE の補助として参加〉

傍観者にならないために，CE の補助として可能な範囲で参加させましょう．感染対策（スタンダード・プリコーション）の実践や転倒防止の補助など，実習段階に応じてチームの一員としてリスク管理の一部を担わせることで，責任感や臨場感を感じてもらいましょう．

〈実施後の振り返り〉

見学内容について実施後に振り返りを促しましょう．事前に共有していた情報との相違点や疑問を整理すると，次の機会に活かすことができます．実習生には「近い将来，自分が行う可能性がある」という意識をもたせることが大切です．

①各職種に共通の Q&A　小岩伸之

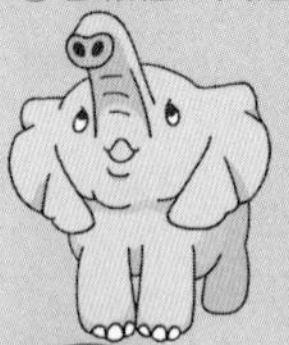

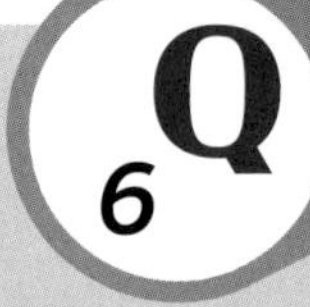

急性期では，自分の専門分野だけではなく，リスク管理の知識や医学的情報の理解が求められます．知識のない実習生に解説するには時間が足りません．どのように進めたらよいでしょうか？

A リスク管理や医学的情報は多岐にわたりますが，最初から実習生に多くの知識を求めるのではなく，対象者の臨床像につながる項目を選択し，優先順位を考えて解説しましょう．

キーワード：時間の制約，1 単位

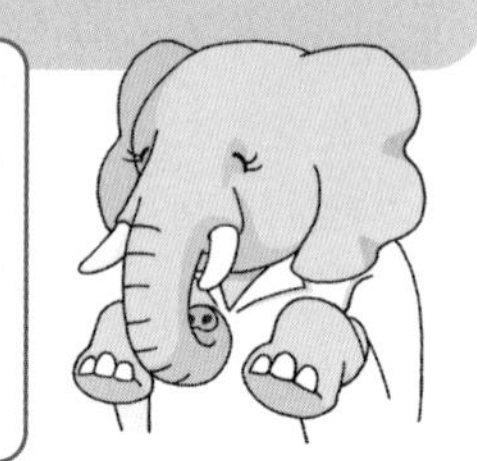

画像データでは病巣部・骨折部の CT・MRI など，検査データでは炎症反応，栄養状態，脱水などのリハビリテーションの進捗にかかわる情報を実習生と確認します．重症度にもよりますが，ICU では短時間（1 単位程度）の介入が多いと思いますので，診療前にこれらの情報を CE がどのように収集するのか見学させ，その情報をどう活かすのか解説します．一度の解説に十分な時間がとれなくても，CE とともに行動しながら多くの対象者を部分的に受け持たせる中で，繰り返し解説することができます．また，事後にベッドサイドの臨床場面を振り返ることも有効です．

急性期には刻一刻と状態が変化します．CE が医師や看護師と直接情報交換する場面を実習生が見学することも大切で，臨床でのリアルな知識の使いかたを学ぶ機会となります．知識そのものを教えるより，得られた知識をどう使うかという問題解決能力を育成します．**最初から多くの知識量や理解度を求めずに**，実習の進度にあわせて段階的に自己学習を促しましょう．

〈段階的な展開方法の例〉

見学：感染予防策から指導します．CE の観察ポイントを明示し，臨床症状から優先すべきリスク管理や医学的情報をピックアップして解説します．安全性の高い血圧測定やパルスオキシメーターによる酸素飽和度測定は，実習生が実施します．

模倣：CE の支援を受けながら，実習生が事前に必要な検査データの情報収集を行います．ベッドサイドでは実習生が各種モニター情報を読み取り，CE に報告します．

実施：実習生がかかわる対象者それぞれのリスク管理や医学的情報の着目点をあげてもらい，リハビリテーション実施上の注意点などを述べさせることで，理解度をとらえます．

都留貴志

Q 7

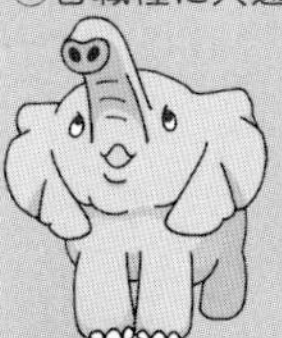

治療にプロトコルが決まっている対象者では，自主プログラムで進行することもあります．この場合，実習生に回数や負荷のチェック，プログラムの進行を任せてもよいでしょうか？

A

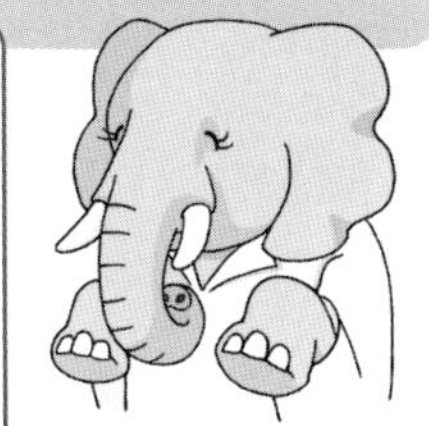

自主プログラムを遂行する中で，実習生の役割や伝えたいスキル項目を明確にして取り組ませるようにしましょう．CEは自主プログラムを遂行する上での目的や注意点などを事前に教示し，見学─模倣による参加を進めていきましょう．

キーワード：自主プログラム，正統的周辺参加，認知的徒弟制，診療参加型臨床実習

単に自主プログラムに付き添うことは，診療参加に該当しません．自主プログラムを遂行している中で実習生が果たすべき役割などを十分に説明しておくことが重要です．

この際にも「見学─模倣─実施」の原則は変わりません．CEが安全性や有効性を確認し，まずCEがプログラムを遂行して，その後実習生に参加を促すように進めていきましょう．

自主プログラムでは，指導した内容を対象者が正しく遂行できているか，その日の対象者の状態に適切な内容か（負荷設定など）を評価しておく必要があります．そのために，CEは自主プログラムを遂行する上での注意点を事前に実習生に説明し，見学させることから自主プログラム中のリスク管理や効果判定の基準を学ばせます．自主プログラムへの参加により実習生に何を学ばせようとするのかを明確にして，役割を与えてあげながら参加させることが必要となります．

〈段階的な展開方法の例〉

見学：事前に自主プログラムの内容と期待する効果を説明することで，プログラム立案に関する認知スキルを教示することができます．

模倣：対象者が自主プログラムを遂行している際に，CEは注意点（代償動作や疼痛の有無など）を教示し，実習生はCEと一緒に確認します．ここではできるかぎり観察するポイントを絞って，徐々に実習生自身が気づけるように工夫しましょう．

実施：実習生にはリスク管理や効果判定の一端を任せられるように参加を促していき，CEは常に監督を行います．

①各職種に共通の Q&A　山口裕之

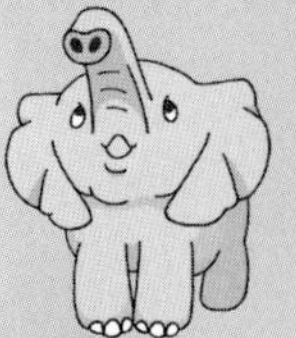

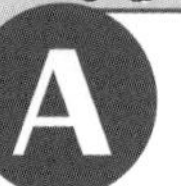

Q 8

訪問リハでは，実習生の参加にどのような観点が必要であり，どのような行為から参加させるのがよいのでしょうか？

A 訪問リハの指導場面であっても，基本的に病院や施設で実践している CCS と同じように，正統的周辺参加・認知的徒弟制の考えかたに基づいて意図的・計画的・継続的に臨床実習を展開していきましょう．

キーワード：訪問リハ，正統的周辺参加，認知的徒弟制，チェックリスト

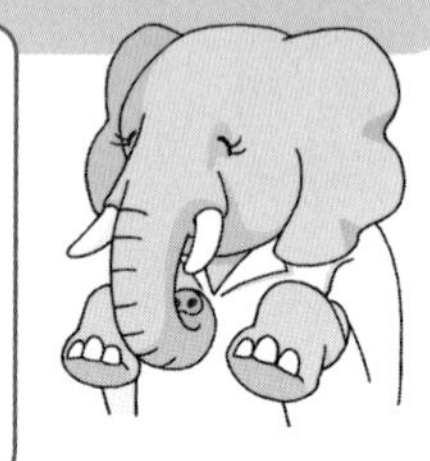

〈訪問リハでの CCS も特別ではない〉

実習生を診療チームの一員として訪問リハに同行させ，CE の指導・監督のもと，助手として「実習生のできること（行為）」から診療参加させます．CE は，技術項目（運動スキル・認知スキル）のチェックリストから実習生に経験させられること（行為）を選択し，見学—模倣（前期・後期）—実施と段階的に指導を進めていきます（第 1 章 A [2]，第 1 章 B [1]の項参照）．

〈段階的な展開方法の例〉

訪問リハでは，家族指導や担当者会議の場面があります．単にその場面をみせるだけでは学習効果が得られません．ポイントを絞って指導することが重要です．

見学：家族や他職種に対してセラピストの視点からどのように考え指導・発言するのか，あらかじめ CE の臨床推論（＝認知スキル）を実習生に解説しておきます．また，会話中の CE のふるまい（＝社会的スキル）を観察するよう伝えた上で実践場面をみせます（第 2 章 A の項参照）．

模倣前期：同一対象者で実習生が CE の臨床推論を理解し CE の助言のもとにその内容を説明できるレベルです．

模倣後期：別の対象者で，CE の助言を必要としながらも，CE と同じ視点で臨床推論を展開することができるレベルです（第 2 章 B の項参照）．この段階まで進んだら，実践場面でその一部分を実習生に経験（指導・発言）させます．

実施：助言がなくても CE とほぼ同じ視点でとらえられ，CE の見守りのもとで，家族や他職種に指導・発言できるレベルです（第 2 章 C の項参照）．

〈指導のポイント〉

実習生への解説では，CE が一方的に語るのではなく双方向のコミュニケーションを心がけ，実習生の反応（理解）を確かめながら指導を進めていきましょう．

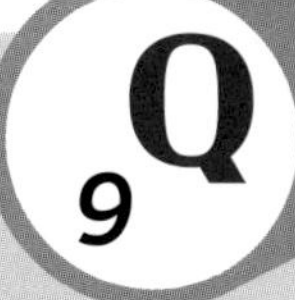

①各職種に共通の Q&A　　渡邊基子

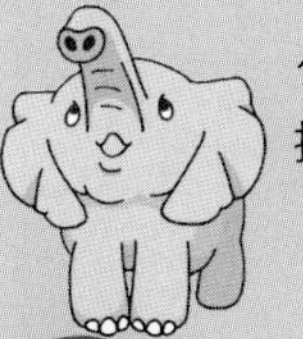

ターミナル期の対象者に実習生がかかわるときの指導のポイントを教えてください．

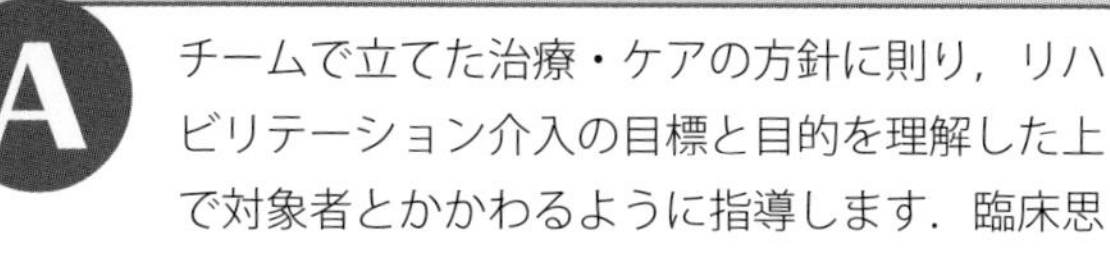

A チームで立てた治療・ケアの方針に則り，リハビリテーション介入の目標と目的を理解した上で対象者とかかわるように指導します．臨床思考過程を共有しながら，見学―模倣―実施を進めていくとよいでしょう．

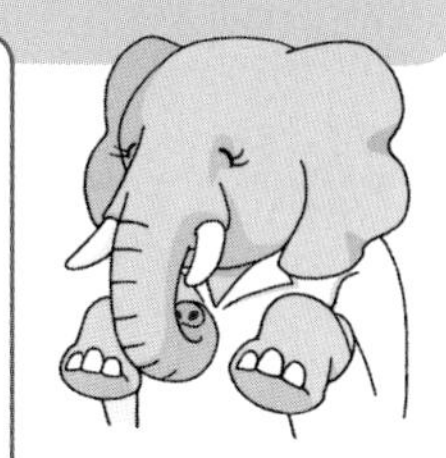

キーワード：ターミナル，臨床思考過程の説明と理解，正統的周辺参加

「ターミナル期」と一言でいっても，対象者の状態はさまざまです．ターミナル期におけるセラピストの役割もさまざまなので，目の前の対象者においてセラピストがかかわる目標と目的を，チームの治療・ケアの方針をふまえて説明した上で見学させます．同じ身体的介入でも，その目的は異なります．介入の方法を見学―模倣させるだけでなく，その介入を行う臨床思考過程を実習生と共有することが大切です．あらかじめ対象者の情報を提供し，ケアの方針とリハビリテーション目標を説明します．その上で，その介入を選択した理由を説明し，具体的な介入方法の手順の説明を行います．説明後に見学をさせることで，見学の際のポイントが明らかになります．実習生が一緒に行えそうな介入であれば参加させるのもよいでしょう．常にトータルペインを考慮したかかわりをしていることを実習生に説明し，実習生も一緒にどのようなかかわりができるかを考えられるとよいでしょう．トータルペインについては，あらかじめ書籍などで自己学習しておいてもらうのも有効です．対象者にとって残り少ない貴重な時間をどのように過ごしてもらうのがよいと思うかを実習生なりに考えさせると，実習生の主体的な学びにつながるでしょう．かかわりを通じてターミナル期におけるセラピストの役割を理解・経験できるよう，CE が計画していきましょう．

〈段階的な展開方法の例〉

リクライニング車椅子に離床して屋外散歩に行くプログラムを実施する際，実習生に離床前のバイタル測定の結果を記録してもらう，車椅子介助をしてもらうなどの方法で，実習生が参加できます．屋外散歩中の会話や対象者の表情にも留意するよう説明しておくとよいでしょう．介入後，実習生に気がついたことを話してもらい，プログラムを実施した CE の臨床思考過程を説明しましょう．

①各職種に共通の Q&A　内藤佐季

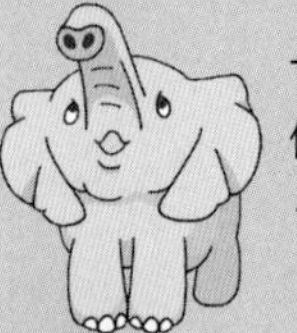

一般的な流れで評価や練習（診療）ができない症例に対して，どのように指導すればよいでしょうか？

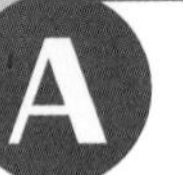

急性期では特に，全身状態やバイタルの変化などにより，一般的な流れで診療が進められないことがあります．対象者の全身状態や症状を把握し，それにあわせて診療を進めていくことを，CE の思考過程を伝えるところから始めましょう．リスクが高い場合には周辺参加にとどめる配慮も必要です．

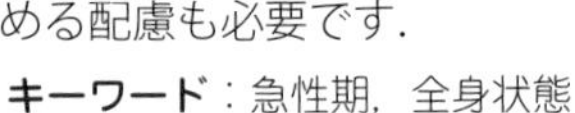
キーワード：急性期，全身状態

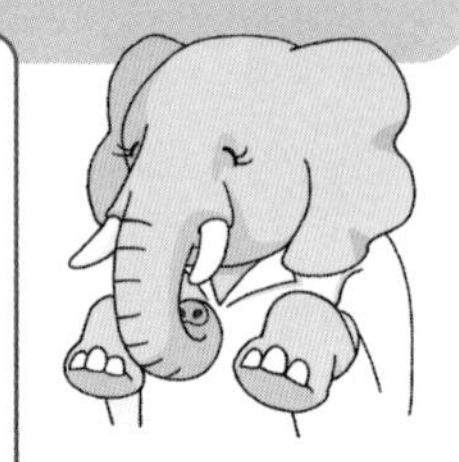

発症後間もない時期は，全身状態やバイタルなどの変化にあわせて介入することがリスク管理にもつながります．その場合，予定していた評価を実施できなかったり，練習を継続できなかったりすることもしばしばあります．前回教えたことの確認を…と思いながら見学させていても，状態が変われば診療の目的から変更となることもあり，実習生は混乱しやすいでしょう．対象者の状態，リスク，診療の目的や内容を 1 つずつ言語化・図式化して，その時どきの対象者の状態に応じてアプローチを変える必要性を説明し，見学―模倣と経験を積めるようにすることが必要です．

〈段階的な展開方法の例〉

準備：対象者の疾患や症状について，自主学習の不足を補い，知識を深めます．日々のカルテや他職種からの情報収集により，どのような変化が生じ，何に配慮すべきかを理解できるようにしましょう．

見学：状態に応じて，今できることは何か，必要なアプローチの目的，診療内容，リスク管理などについて，CE の思考過程を具体的に言語化・図式化して伝えながら進めます．

模倣前期：思考過程を繰り返し共有しながら，状態に応じてそのアプローチを選択した理由や解釈も理解できるように指導します．リスクの高いときには周辺参加とし，CE が実施した診療の記録や情報収集の一部を行うことから取り組んでもらうのもよいでしょう．

模倣後期：対象者の状態により可能なアプローチの模倣を繰り返し，リスク管理やプログラムの選択ができるようにしていきます．

①各職種に共通の Q&A　　花房謙一

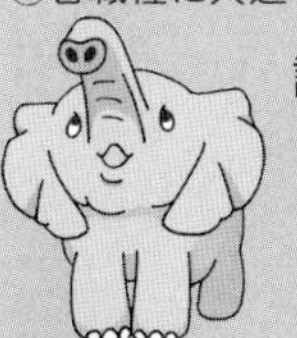

評価計画の説明や同意は実習生が取るものなのでしょうか？

A　実習生が取るものではありません．関節可動域測定や MMT などの各検査に関しては，スキルの一環として CE の監督下で実習生が検査の説明を実施することが認められています．しかし評価計画の説明や同意は，無資格で責任能力のない実習生が行うべき項目ではありません．実習生が説明した内容に誤りや誤解を生む表現が含まれる可能性や，告知を控えている人に病名を伝えてしまうリスクなどがあり，CE の監督下でも評価計画の説明や同意は難しいスキルです．

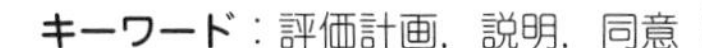
キーワード：評価計画，説明，同意

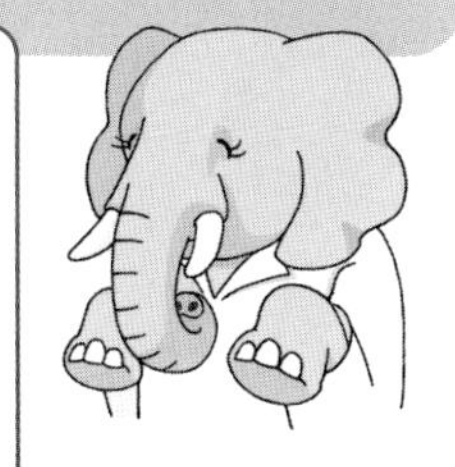

日本理学療法士協会による『臨床実習の手引き（第 6 版）』（2020 年）p. 18 では，「障害像・プログラム・予後の対象者・家族の説明，精神・心理検査」に関して「水準 III　見学にとどめておくべき項目および状態」とされており，実習生が評価計画の説明や同意を取ることを実施してよいという記載は認めません．

日本作業療法士協会による『作業療法臨床実習指針（2018）』p. 10 では，「患者指導用資料，実施計画書，等の一部作成」に関しては，「水準 2　指導者の監督下で，補助として実施できる項目および状態」とされており，資料の作成に関してのみ監督下でできることが記載されています．しかし，日本理学療法士協会と同様に，説明や同意を取ることに関して実施してよいという記載は認めません．

日本言語聴覚士協会による『言語聴覚士養成教育ガイドライン』（2018 年）p. 11 において，総合実習の到達目標として「言語聴覚士の指導者の助言・指導のもとに典型的な対象児・者に基本的言語聴覚療法を提供できる」ことが掲げられており，実習生が CE の助言・指導を離れて言語聴覚療法を提供することはないとしています．また，同ガイドラインの臨床実習（見学・評価・総合）の 3. 領域別の臨床実習（pp. 57～65）における到達目標の中に「本人・家族に評価結果および障害への対処（代償法ほか）を説明する方法を示すことができる．」という一文が頻回記載されていますが，「説明する方法を指導者に示すことができること」が目標であり，実習生が単独で結果や対処を本人・家族に説明してよいとしているわけではありません．

花房謙一

Q12

チェックリストの検査測定項目にあるチェックが少ないと，実習成績，学生評定に影響するのでしょうか？

A チェックリストは経験値を表にしたものであり，成績評価を行うものではありません．

チェックリストは形成的評価の材料であり，実習生や CE にとっての実習進行マップのような役目もありますが，チェックの数が成績評定に関与するわけではません．

キーワード：チェックリスト，チェックの数，実習成績，学生評定

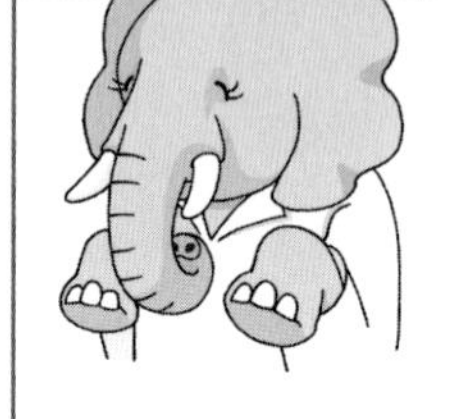

チェックリストは実習中の経験値を表したものです．チェックが少ないということは，経験が少なかったということになります．経験が少なければ実習中に学んだ技術が少なかったということになり，実習生は実習を通じて身につけなければならない技術を学べなかったということになります．

CE はチェックリストを活用し，未経験の項目がないかを確認して，経験の偏りが出ないように臨床実習を組み立てなければなりません．また，チェックの段階が模倣前期から模倣後期に進めない項目や，模倣後期から実施に進めない項目について，なぜ次の段階に進めないのかを検討し実習生の個別指導に役立てるために，チェックリストを活用していくことが望まれます．

養成校の教員は，チェックリストをもとに成績をつけるのではなく，学生の経験値を把握する情報源としてチェックリストを活用すべきです．実習後に実施される Post-CC OSCE は，チェックリストに示された学生の経験値をもとに実施内容が検討されなければなりません．

施設特性でチェックリストの項目に偏りが生じることがありますが，それはしかたありません．施設特性を考慮して実習先を決めることは養成校（教員）の役割だからです．

①各職種に共通の Q&A

花房謙一

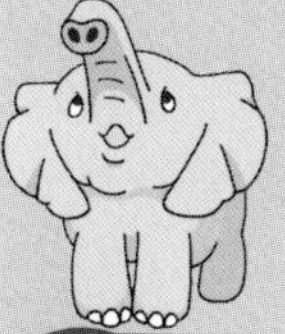

全体像の把握の可否はどのように判断すればよいでしょうか？　実習生に全体像を把握させるために，症例レポートを書かせたいです．

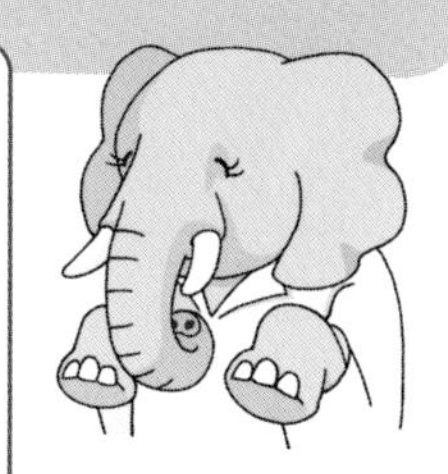

A

CCS は，症例のレポート作成を否定しているわけではありません．症例検討を行うために必要な手段として症例レポートを作成することは，臨床業務でもよくあることです．しかし，そうした場合は，CE が作成したレポートを手本として準備しておくことが必要です．症例レポート作成においても，見学―模倣（前期・後期）―実施の段階を踏ませるようにしてください．

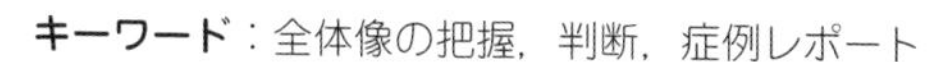

参考までに，米国理学療法士協会によると，症例レポートは 3, 500 語以内（およそ A4 用紙 2～3 枚）で，その症例レポートでどんな推論を検討したいのか明らかにすることが求められています．①評価と経過，②臨床的管理，③介入，④理論の応用，⑤リスクマネージメント，⑥患者教育のうち，どの推論に焦点をあてたレポートなのかを明らかにし，それに応じた様式で提出することが望まれているようです（Fitzgerald GK，2007）．

一方，全体像の把握の可否を判断したいのであれば，実習生のノートに対象者の模擬カルテを書かせることも有効な手段です．CE がカルテ内にまとめるサマリーのようなものを手本として提示し，同様の量で実習生に全体像をまとめさせれば，把握の可否を判断することは可能です．

CE は実習生の学習状況を把握するために，目的と手段の整合性について理解を深めていく必要があります．

症例レポートでしか実習生の理解度を把握できないと思い込んでいる CE の考えかたを更新する必要があります．

矢野智恵

Q14

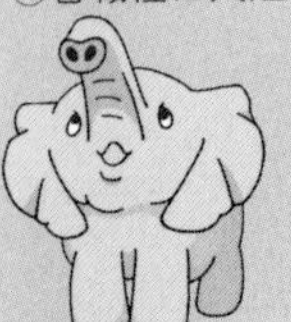

デイリーノートを書かせる場合には，どのような内容をどのタイミングで書いてもらいますか？

A デイリーノートには，その日の目標や課題・自己学習・ケースのまとめ，ブリーフィング・デブリーフィング時に話した内容などを書いてもらいます．書いてもらうタイミングはデブリーフィング終了後や空き時間です．自宅に課題を持ち帰らないよう，空き時間を有効活用することも指導しています．

キーワード：デイリーノート

デイリーノートには，その日学んだことやCEとやりとりした内容を書きます．具体的には，午前・午後の活動内容や，活動を通して感じたことや考えたこと，ブリーフィングで聞いた内容をもとに活動中気になった対象者の様子やそれに対する実習生自身のアセスメント，デブリーフィングの内容，ケースの活動中の様子や情報収集，自己学習した内容（薬の副作用，疾患，気になった言葉など）などを書いてもらいます．実習生自身が重要だと思った部分にはペンで印をつけるなど，すぐに見直せるように工夫をしてみるよう声かけも行います．

その内容からCEは，ブリーフィング，デブリーフィング時の内容をしっかりと実習生が理解できているかを把握できます．もしも実習生が理解できていないようであれば，デイリーノートをみながら説明を行いましょう．

デイリーノートを書いてもらうのに**一番よいタイミングはデブリーフィング後**です．CEと話した内容を覚えているうちにしっかりとまとめて書いてもらうことで，再認識にもつながります．また，活動についてや対象者について書きとめているうちに新たな疑問が生じた際にもすぐCEに質問することができるので，疑問を次の日に持ち越さずにすみます．

自宅に課題（デイリーノート）を持ち帰らないことで翌日の実習準備を行う余裕がもてるため，実習中の睡眠不足や体調不良などが減少し，睡眠不足による集中力の低下やリスク管理不足を防ぎつつ実習に臨むことができます．

柴田美雅

臨床思考過程は，どのように確認するとよいでしょうか？

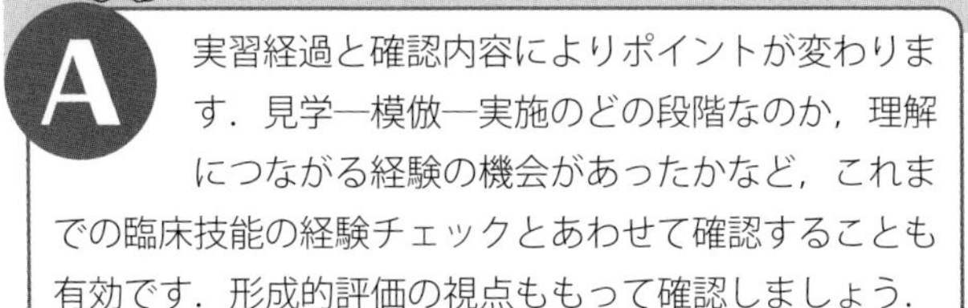

A 実習経過と確認内容によりポイントが変わります．見学―模倣―実施のどの段階なのか，理解につながる経験の機会があったかなど，これまでの臨床技能の経験チェックとあわせて確認することも有効です．形成的評価の視点ももって確認しましょう．

キーワード：実習経過，経験のチェック，形成的評価

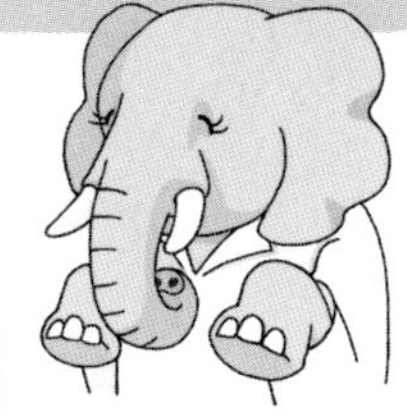

実習開始～前半：実習生の臨床思考過程は「見学」段階で，解説を受け理解する比重が多い時期であり，CE の解説した内容の理解度を確認することが主です．「今，私（CE）が説明したことで理解したことは何ですか？」あるいは「どんな点が重要だと考えますか？」など，CE による解説を経た上で実習生が理解したことを確認し，不足があれば助言をします．

実習中期：実習を通して経験し学習してきたことが蓄積されている時期です．臨床思考過程の確認にあわせ，臨床技能の経験と照らし合わせることが有効です．理解の乏しさは，経験が不足していることによる可能性もあります．あるいは，理解を促す経験に偏りがあることも考えられます．現時点の理解度の確認だけに終始するのではなく，実習後半に向けて実習指導上の成長軌道を思い描きながら確認することが望ましいです．「今回の対象者の問題点は何でしたか？」などと各臨床思考過程に沿ってポイントとなることを確認するような方法や，「今回の評価の目的は何でしたか？」など，ねらいとすることの目的や背景についても再確認し，臨床思考過程を前後しながら理解を確認する方法も有効です．

実習後半：模倣から実施レベルでの指導が中心となっている時期です．今一度，実習生が理解している部分とまだ不十分な点を見極めましょう．これまでの実習経過をふまえ，理解度の変化も確認します．実習開始時と最終時など，それぞれの経過の中での臨床思考の理解度や進み具合の変化を実習生と一緒に確認します．1 症例における理解度の確認だけでなく，指導が「実施」レベルに至った場合は，類似したほかの症例になぞらえて，応用展開した理解がどの程度できているのかも確認しましょう．

長福武志

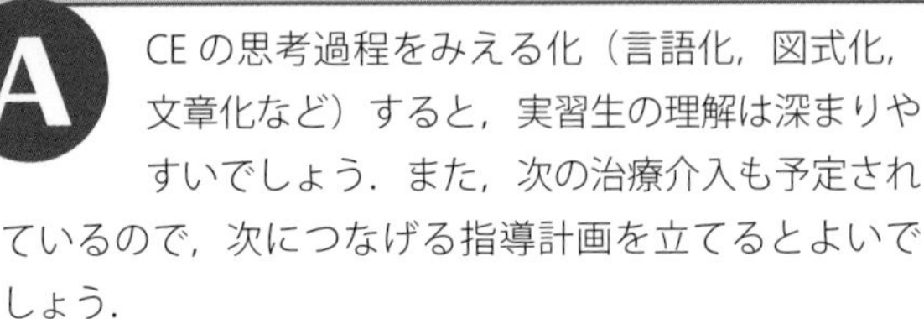

認知スキルを説明しながら見学を行いますが，時間的制約がある中でどのように実習生に伝えればよいでしょうか？

A CE の思考過程をみえる化（言語化，図式化，文章化など）すると，実習生の理解は深まりやすいでしょう．また，次の治療介入も予定されているので，次につなげる指導計画を立てるとよいでしょう．

キーワード：認知スキル，臨床推論，みえる化，指導計画

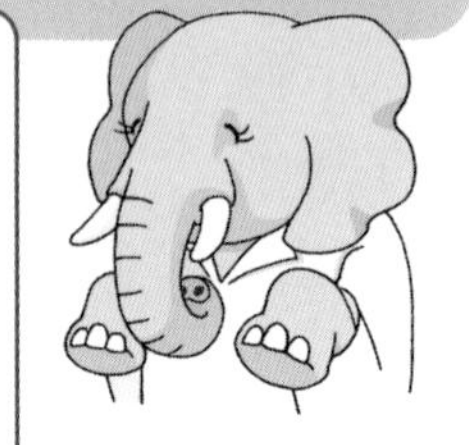

認知スキルは臨床推論ともいわれ，対象者への介入で仮説を検証していく作業がポイントです．CE は認知スキルを細分化し，評価⇔考察・治療仮設⇔計画・プログラム⇔再考察・検証作業，というサイクルの中で，今説明している時期がサイクルの中のどこなのかを明確にして実習生へ見学させていきます．「目の前の対象者に行っていることに対する認知スキル」から見学させていくと，時間的制約があっても指導は可能です．そのためには，まず CE の認知スキル（臨床推論）を開示していきます．すべてを開示すると実習生は混乱するので，その日対象者に行ったことに関して開示し，説明します．

時間は限られているため，次につなげることが重要です．そのためには，指導計画を立て，継続して繰り返し説明していくことが求められます．前述したサイクルの中でどの段階なのか，繰り返し説明した内容を経過として整理すると，実習生の理解は深まりやすいでしょう．

〈段階的な展開方法の例〉

見学：認知スキルを細分化し，評価⇔考察・治療仮設⇔計画・プログラム⇔再考察・検証作業というサイクルの中で，CE は今説明している時期を明確にして実習生に見学させます．

見学：CE の認知スキル（臨床推論）を開示します．

模倣：すべてを開示するのでなく，目の前の対象者に行ったことから開示し，説明を行います．前述したサイクルの中でどの段階なのか，説明した内容や経過を整理すると，総合的に判断したプロセスを実習生へ説明することができます．

模倣：指導計画を立て，継続してかかわり，説明を繰り返すことで，全体像を把握することが可能となります．不十分な項目については CE が情報提供します．

長福佑佳

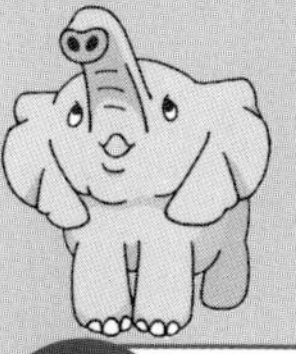

STの臨床実習には，PT・OTと比べて違いはありますか？

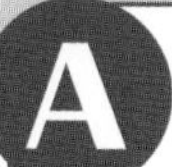

大きくは変わりません．しかしST分野においては，認知スキル修得に向けたプロセスが非常に重要です．

キーワード：従来型（患者担当型）実習，診療参加型臨床実習，認知スキル

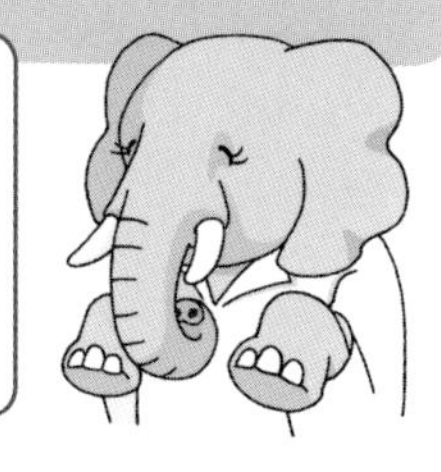

ST分野において，従来型の実習では，実習生，対象者，養成校それぞれの立場から多くの課題があります．何よりCEの担当患者のうち特定の症例のみについて，無資格者の実習生が単独で対象者の評価・治療などを行っている現状があります．それに対してCCSは，CEが行う言語聴覚療法そのものが手本となり，実習生にとって経験を通した学びとなる指導法です．CEが担当しているすべての対象者を担当し，見学—模倣のプロセスを経て複数例を経験することが学習となります．

ST分野でもPT・OTの進めかたと大きくは変わりません．しかし，ST分野においては認知スキル修得に向けたプロセスは非常に重要です．STにおけるスキルをみても，見学にとどめておくべき項目は多数あり，対象者ごとにリスクは変わります．そのリスクを把握し，周辺業務から診療参加させていきます（正統的周辺参加）．できることから参加を促し，スキル修得に向けて計画を立てていきます．とりわけ高次脳機能障害のようなスキル修得は，ST分野において重要となります．運動スキルについては，実際の検査を通して見学—模倣と段階を踏んでいきます．みえる形で展開しやすいため実習生の理解は深まりやすいですが，CEとともに検査を進めることで（CEが行う検査に実習生が参加する），対象者に余計な負担や不安を与えない環境ができます．認知スキルでは，CEの思考プロセスを明確にし，実習生へ開示し，理解を深め，実習生が表出することにつなげることがポイントです．経験が貧弱な実習生と経験が豊富なCEでは，当然思考プロセスに大きな差があります．その点を理解し，見学—模倣と認知スキルの指導を行っていきます．

①各職種に共通の Q&A　　中川法一

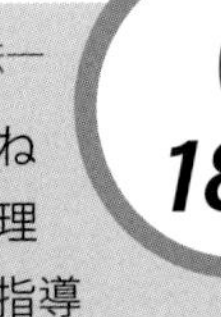

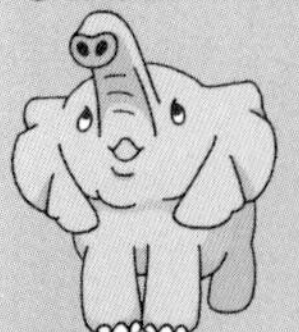

CE が週休の場合，ほかのスタッフに指導を委ねると，実習生が経験する人数が増え，知識の整理ができないように思います．CE が休みの日の指導体制での注意点はありますか？

A CCS でのバディシステムでは CE と実習生が基本的に同一スケジュールをとります．CE と同日に休めない場合は，対象者と実習生の関係を軸にした診療体制を変えないようにします．

キーワード：バディシステム，CE の休日，代行担当者

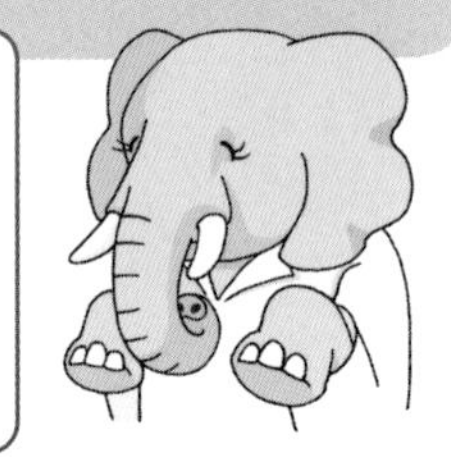

CE と実習生が協同しながらチーム診療にあたる体制を CCS バディシステムと呼んでおり，バディである実習生の能力を最大限に引き出し診療に活用することで，質向上やリスク低減につながります（第 1 章 A ③ 3）の項参照）．基本的な考えかたとしてチームを分けることはせず，実習開始時に実習生へ説明を行った上で，CE の週休にあわせて実習生も休日とすることを推奨します．

休日前には代行で担当するスタッフ（以下，代行者）への申し送り作業に実習生も参加させ，繰り返し経験させることで実習生だけで申し送りができるよう支援します．代行者にはバディを組む実習生がいないことで実施困難場面やリスクが増す場面が発生するので，これらの留意点についてていねいに申し送ることが必要です．休日明けの代行者からの情報収集に実習生を積極的に参加させることで，CE とは違う視点での診かたや考えかたに触れさせることができます．視点の違いについて CE と実習生で十分に議論することで，（違う視点があることにより）より深く CE の考えを理解することができる好機です．

CE の夏季休暇などの長期休暇の場合，実習生も休むことはカリキュラム上困難であるために，必然的に実習生はほかのスタッフとチームを組むことになります．もともとの診療体制は「対象者─ CE ─実習生」でしたが，新体制は「対象者─代行者─実習生」となり，対象者と実習生の関係を軸にして変えないことがポイントです．実習生は対象者に継続して同様にかかわることが可能となり，代行者は実習生から生きた情報を得ることができ，何より対象者が安心できます．実習生からの情報は CE（もとの担当者）からの申し送りメモと同等以上の価値があるので，CE の休暇期間中は実習生に少しリーダーシップをとらせるような演出も試みるとよいでしょう．

池嵜寛人

Q19

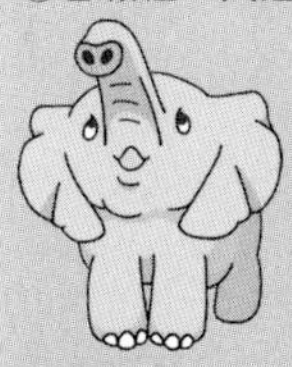

回復期では，診療だけでなくカンファレンスやICへの参加，担当者会議などほかの業務も多いですが，実習生にはどこまで参加させればよいでしょうか．また実習生が参加（見学―模倣―実施）するにあたって，どのように工夫すればよいでしょうか？

A

カンファレンスやICへの参加，担当者会議などもチーム医療の一貫なので，チームの一員として実習生を参加させてください．まずは，ほかの業務への参加と同様に見学から始め，実習生が担当している範囲に関して部分的に現状を報告させるなど，段階的に模倣―実施に進めるようにしてください．

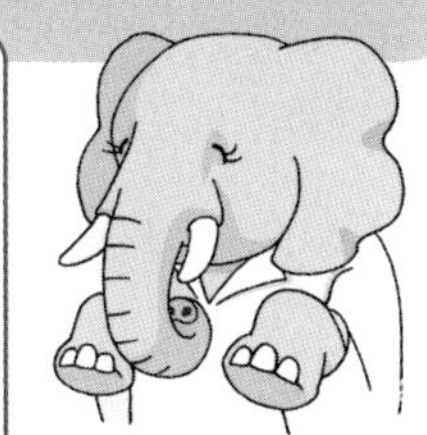

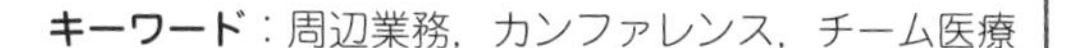

キーワード：周辺業務，カンファレンス，チーム医療

CCSによる臨床実習では，実習生はチームの一員として対象者にかかわります．それは検査測定や練習プログラムだけでなく，カンファレンスやICへの参加，担当者会議など，ほかの業務でも同じことです．よって検査測定や練習プログラムへの参加と同様にほかの業務についても，チームの一員として実習生が参加可能な周辺業務から参加させてあげてください．実習生に担ってもらった検査測定の結果や練習プログラムの現状について，カンファレンスで実習生に説明をしてもらうなどが適切でしょう．しかしながら，いきなりカンファレンスで報告させるのではなく，まずはCEが報告しているところを見学させます．その後，ケース・カンファレンスで報告する事項をあらかじめ整理した上で部分的に報告させるなど，見学―模倣―実施のプロセスを意識して行わせてください．

〈段階的な展開方法の例〉

見学：まずはカンファレンスやICへの参加，担当者会議の見学をさせ，CEに求められている役割や発言について知ってもらいます．

模倣：CEが主導で対象者についての報告やICでの説明をしている中で，実習生に担当してもらった検査測定や練習プログラムについて現状の報告や説明をさせるなど，実習生には部分的に報告や説明をしてもらいましょう．

準備：実習生に部分的に報告や説明をしてもらうにあたり，事前にケース・カンファレンスなどで報告する事項をCEと実習生の間で整理しておきましょう．

①各職種に共通の Q&A　　　濱田浩樹

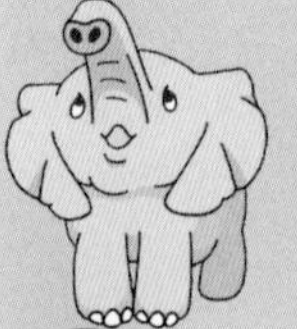

介護保険施設・福祉施設の利用者に対する集団練習を行う場面では，実習生をどのように診療参加させればよいでしょうか？

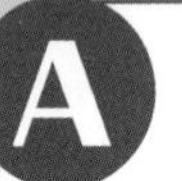

介護保険施設・福祉施設での集団練習では，多くのスキルが求められます．無理に実施へ押し上げようとせず，通常の手順を踏んで段階的に参加させましょう．

キーワード：正統的周辺参加，役割分担，CE の観察

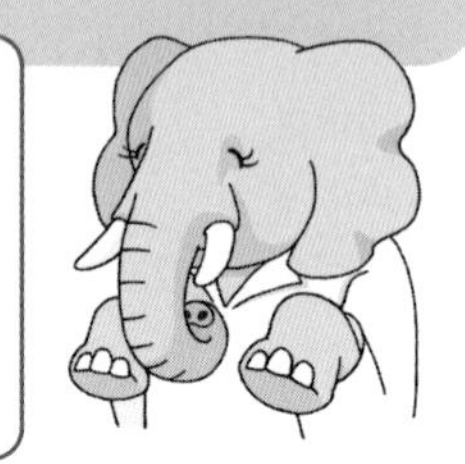

介護保険施設・福祉施設の利用者は要支援～要介護認定者，場合によっては地域支援事業対象者となるため，身体や認知機能，あるいは日中の活動量に大きな差があります．そのため集団練習の実施にあたっては，グループ分けの工夫や事前準備などの多くのスキルが求められます．しかし，役割分担を行った上で CE の所作を観察させることも経験を積むことになるため，通常の手順を踏んでも問題はありません．一方，スキルの中でも難易度が高いのが，対象者同士のコミュニケーション促進です．日々変化する時事的な話題も取り入れながら実施しなければならず，どのように参加させるべきか悩むところです．

〈段階的な展開方法の例〉

ここでは，「平行棒内椅子からの立ち上がり 10 回」を例にあげます．スキル細分化は，①椅子の準備，②練習の目的説明，③立ち上がり回数を数える，とします．

準備：正統的周辺参加として，①を経験させます．そして，集団練習の流れや対象者の状態を把握してもらう期間とします．

見学：実習生は対象者の輪に入り，集団練習を体験します．ここでは CE の対象者へ対する声かけが解説となりますので，実習生は参加者として聞くことになります．

模倣：模倣前期は，実習生の理解度に応じて，3 つのスキルの中から 1 つだけ選択するといった部分的なかかわりも念頭に入れて対応します．また，スキルに関しての理解度が不足していると感じられたなら③を役割として与え，スタッフの一員として意識させていくことも 1 つの方法です．そして，自分の役割を終えた実習生には補助的に動いてもらいながら CE の対応を観察させます．

時事的な話題をどのタイミングで取り入れていくかは状況次第です．まずは参加させやすいスキル修得を優先させ，コミュニケーションを促進するための CE の手法を少しずつ経験させてあげてください．

①各職種に共通の Q&A

内藤佐季

Q 21

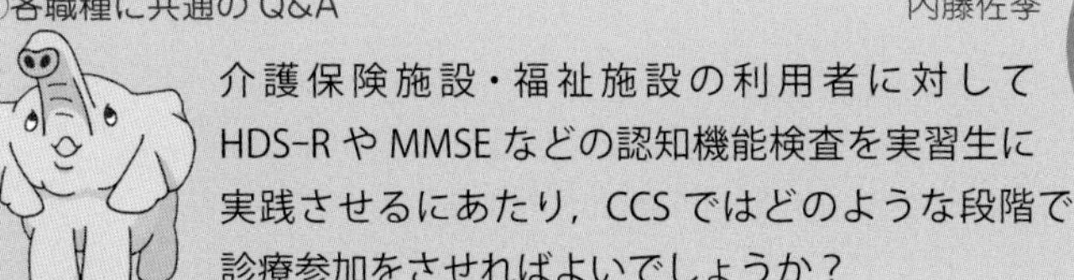

介護保険施設・福祉施設の利用者に対して HDS-R や MMSE などの認知機能検査を実習生に実践させるにあたり，CCS ではどのような段階で診療参加をさせればよいでしょうか？

A 急性期や回復期に比べ，生活期における改善はゆるやかになりますが，機能面へのアプローチは必要です．評価が必要と判断した理由を実習生に説明し，参加させることが重要です．

キーワード：介護保険施設・福祉施設，評価，認知機能検査

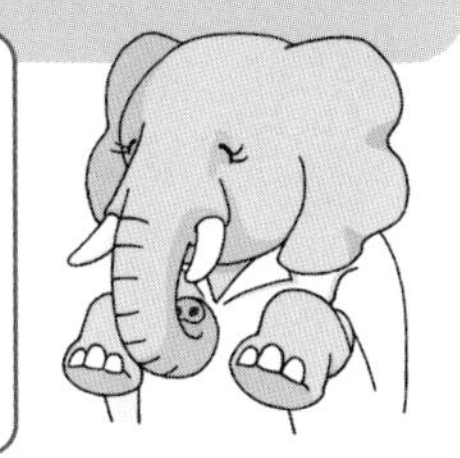

介護保険施設・福祉施設の利用者についても，医療機関の患者同様，無用な検査測定を実習のために行うのではなく，対象者に必要なアプローチに実習生が参加するという観点で指導しましょう．機能改善が緩徐になっても日々の変化に着目し，評価結果に基づいて治療目標を明確にし，認知機能にあわせてコミュニケーションや ADL，レクリエーション時のサポートを行うことは大切です．しかし，日常生活の中で CE の視点で変化を見出すには机上の学習では限界があり，実習生にはわかりにくいものです．その着眼点を具体的に指導しましょう．また検査実施後は，多職種連携により日常生活への活かしかたも伝えると理解が深まるでしょう．

〈段階的な展開方法の例〉

準備：マニュアルをみるだけでなく，介護保険施設・福祉施設の利用者に対して実施する認知機能検査の目的について説明します．変化が緩徐で検査実施の頻度も少ない生活期だからこそ，より十分な説明が求められます．

見学：検査実施前に，CE の目的，注意点，対象者のどのような反応に注目しているのかを説明し，見学に入ります．検査実施後は，結果の分析など，CE の思考過程を言語化・図式化しながら具体的に説明します．

模倣前期：まず周辺業務である記録などから参加を促し，検査の必要性や結果の解釈などについて説明します．同時に検査実施のスキルも学んでいきます．

模倣後期：事前に対象者の認知機能や人柄などを伝えた上で会話場面に参加する機会をつくり，配慮できるような工夫をします．検査の必要性や結果の解釈についてはディスカッションを深め，できるところから実施してもらうとよいでしょう．

①各職種に共通の Q&A　舟川和孝

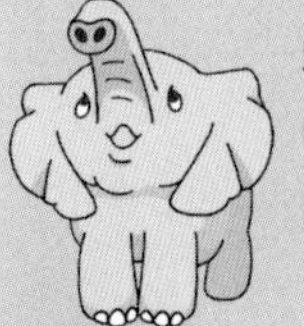

寝たきりの対象者ばかりですが，何をさせたらよいでしょうか？　機能維持が中心のため，実習生に任せてよいでしょうか？

A　機能維持の重要性を十分に説明した上で，「実習生にさせる」のではなく，CE が実習生を巻き込んで一緒に介入します．CE の仕事の一部を譲っていく過程が実習であり，機能維持だとしてもセラピスト業務であるため，免許をもたない実習生に任せることは許容されません．

キーワード：機能維持，チームの目標，リスク管理

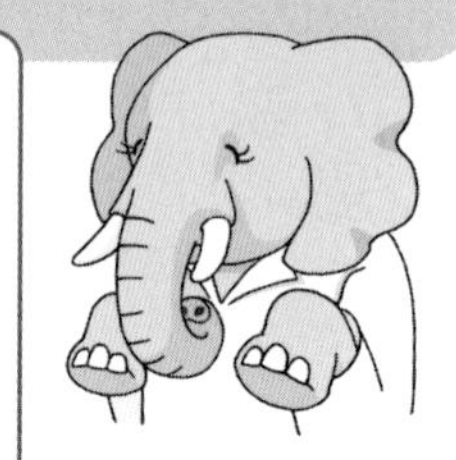

慢性疾患や難病，重度障害など，さまざまな理由で長く入院している対象者は少なくありませんが，目の前の対象者には診療チームとしてどのような目標設定がなされているかを実習生と一緒に確認します．そして，寝たきり患者に実施されることが多い関節可動域練習の必要性や意義を一緒に考える機会をもってください．

機能維持の対象者でも，日によって体調のよしあしがあります．また，わずかとはいえ状態に変化がみられることもあるので，その変化に実習生が気づくような指導と助言が必要です．

〈段階的な展開方法の例〉気管切開を行っており寝たきりの対象者

見学：必要な関節可動域や制限因子などを説明しながら四肢や体幹の運動を行いますが，乱暴な運動により疼痛が発生しやすいことや胸郭の運動によって痰の吸引が必要になるなどのリスク管理も指導します．

模倣：把持する部位やもちかたを教えながら，運動方向，強さなどを誘導します．

実施：安定して可能になったことを確認します．対象者の状態は常に CE が注意していなければなりません．

〈段階的な展開方法の例〉麻痺があり寝たきりの対象者を起こす

見学：実習生と一緒にバイタルチェックを行い，起立性低血圧や呼吸状態，疼痛などに注意しながら，必要であればギャッチアップから始めます．介助で起き上がる場合は，介助する部位や方向と強さなどを指導しながら CE が行います．

模倣：要点を伝えながら CE の体の使いかたをまねさせますが，まだ CE 主体です（前期）．徐々に実習生主体とし，CE は必要な誘導と援助を行います（後期）．

実施：ほぼ実習生主体に移行できることをめざします．

吉村亜樹

Q 23

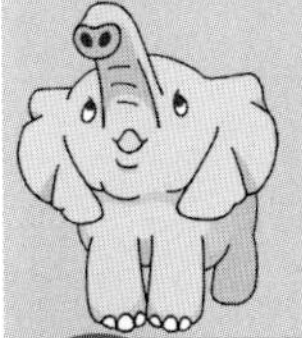

毎日対象者に介入できない場合，どのような情報から実習生に伝え，見学―模倣―実施とつなげていけばよいでしょうか？

A 対象者の症状や状態，リハビリテーションの回数によって，毎日介入できないこともあります．外来についても同様です．まずは，現在までの対象者の症状や経過を実習生に教示した上で，見学―模倣―実施へとつなげていくようにしてください．

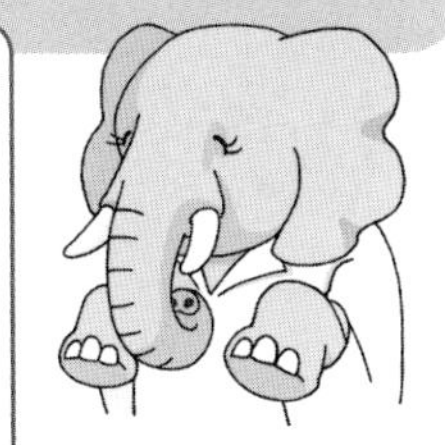

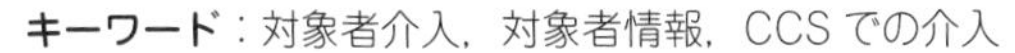

キーワード：対象者介入，対象者情報，CCS での介入

CCS では実習生も診療チームの一員です．そのため，毎日介入できない対象者においても，次の機会までに CE が実務を通して実際に行っている業務内容を実習生に伝え，対象者に対する考えかたや介入方法を共有し実習生に理解させることが重要です．その上で，実習生の強みや弱みを理解し，実習生ができるところから見学―模倣―実施へとつなげてください．また，現在に至るまでの経過を実習生に伝え，臨床思考図などを作成しながら現在対象者が抱える問題点などの整理をすることも重要です．対象者とのかかわりの中で CE が感じた変化なども実習生に伝え，次のリハビリテーションに活かしていけるよう意識させましょう．

〈段階的な展開方法の例〉

準備：入院後から現在に至るまでや急性期からの情報があれば，その症状の経過，リハビリテーションの経過を説明します．その際，臨床思考図などで経過や症状を整理します．

見学：実習生が対象者の症状の経過を理解した上で見学を始め，見学後，前回のリハビリテーション時からの変化点などについて整理します．

模倣：毎日介入できない対象者の場合は，何から模倣させてよいか悩むかもしれません．またリハビリテーションの間隔があくことで手技を忘れることもあるので，CE の見学を通して模倣できる内容を増やしていけるよう進めていきます．また，自由会話も重要なので，実習生の能力にあわせて部分的に進めていきます．模倣を行った手技はほかの対象者でも行えることがあるので，視野を広げることが必要です．その場合でも見学を飛ばしてはいけません．

実施：リハビリテーションの主導は CE でも，模倣した内容で対象者の反応を引き出せるようになってきたら，模倣を経験した手技に限定して実習生主体で実施していきます．

　長福武志

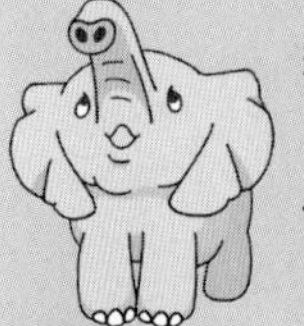

Q 24

維持期の長い対象者は障害像も多様です．認知スキルの見学（説明）が難しいのですが，さらに模倣へはどのように進めればよいでしょうか？

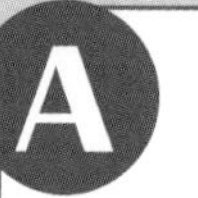

A

CE が障害像をふまえた臨床思考過程を図式化して説明すると，実習生は理解しやすいでしょう．見学（説明）したことから実習生が図式化していく模倣へ進めていきます．

キーワード：臨床思考過程の説明と理解，図式化，経時的変化

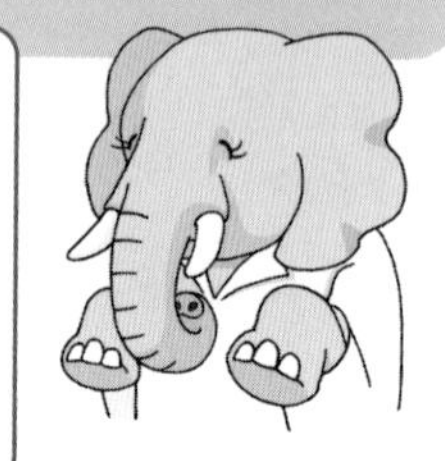

変化の乏しい維持期の対象者に対して，医療チームの立案した治療方針に基づき，障害像，目標，さらに治療プログラムを開示し説明します．維持目的が中心となる場合，どういう指標を用いて維持していると判断しているのか，実習生に説明します．その際，障害像も含め図式化しておくと，実習生の理解は深まりやすいでしょう．変化の乏しい対象者への介入を通して，見学の段階では CE の思考過程を図式化したものを説明し，模倣の段階では実習生が図式化していきます．その過程で，CE と実習生のフォーカスをあわせる作業も行います．また経時的変化を説明することで，維持できているかいないかを検証することも可能となります．CE が，どのタイミングで何をもって評価するのかを説明することが重要です．

〈段階的な展開方法の例〉

準備：医療チームの立案した治療方針に基づき，治療内容を実習生へ説明します．

見学：CE は障害像も含め思考過程を図式化し説明することで，実習生の理解を深めていきます．

見学：変化が乏しいからこそ，CE がどの時期にどういう指標で評価していくのか，そのプロセスを説明（見学）することが重要となります．

模倣：見学した内容を理解すると模倣へ移行しやすいでしょう．そのためには見学段階で繰り返しの説明が重要です．CE の思考過程が図式化されていると，実習生は理解し模倣へ進むことができます．

模倣：実習生が図式化していく作業を行い，アウトプットへつなげていきます．

模倣：経時的変化を説明することで，対象者の全体像も把握しやすくなります．

光内梨佐

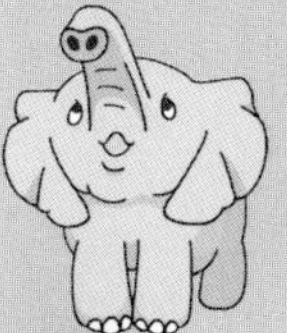

注意などの問題により実習生の見学を控えてもらっている対象児の場合，CCS を導入した実習ではどのように進めたらよいでしょうか？

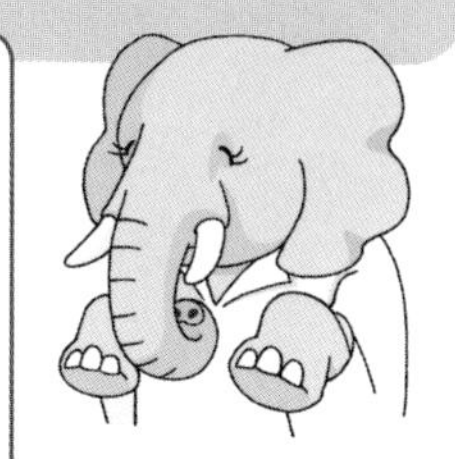

A 対象者の同意が得られないなどにより見学を控える場合は，練習プログラムの立案方法，実施方法などを図式化して，CE の思考過程を実習生にわかりやすく伝授してください．また，実習生の見学する位置や見学時間の工夫をしてみてください．ただし，すべての患者がそのときの状況や施設の事情により実習対象者とならないことを理解しておく必要があります．

キーワード：同意，見学，認知スキル

まず，実習生がかかわることができる対象者は，CE が日々かかわっている担当患者の中で，実習生の参加に同意を得た方です．対象が小児の場合は本人と付き添いの方に見学可能か確認してください．

CCS による臨床実習では，実習生もチームの一員として対象者にかかわることをしっかりと説明することが重要です．その上で，「見学を控えてほしい」という患者や家族の場合には見学を控えます．その場合，実習生には CE が実施した内容だけでなく，どのような対応をしたのか，練習プログラムをどのように立案したのか，イメージしやすい言葉や図を用いて説明してあげてください．

実習生が見学することで注意がそれるなどの事態が予測される場合は，見学を控えなくても，一度見学する位置を考えてみてください．その工夫によって見学が可能となる場合もあります．また実習生が参加することで注意がそれてしまうなら，日常生活のあらゆる場面での苦労が想像されます．その状況を実習生の参加によって確認でき，練習に活かせることがあるかもしれません．

〈段階的な展開方法の例〉見学

見学を控える場合：見学できない理由を実習生にわかりやすく説明します．その後，診療記録をもとに対象者の情報を伝えてください．その上でどのように練習プログラムを立案したのかをなるべく可視化して説明してください．

見学を控えない場合：実習生の見学位置を変更する，見学時間を最初は短く，徐々に延ばしていくなどの工夫をしてみてください．それにより見学可能になるかもしれません．

①各職種に共通の Q&A　　長福武志

Q 26

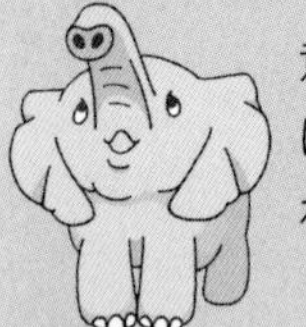

意識レベルの低下や高次脳機能障害のある対象者に対して，検査測定や治療をどのように経験させればよいでしょうか？

A 意思疎通をはかることが難しい対象者でも，見学―模倣のプロセスを経て検査測定や治療を経験させることは可能です．多様な臨床症状であることから，CE の思考過程を開示し，技術指導や徒手的操作・誘導を加えたときの反応を実習生と確認しながら模倣を繰り返していきます．

キーワード：情報共有，対象者の反応，同意

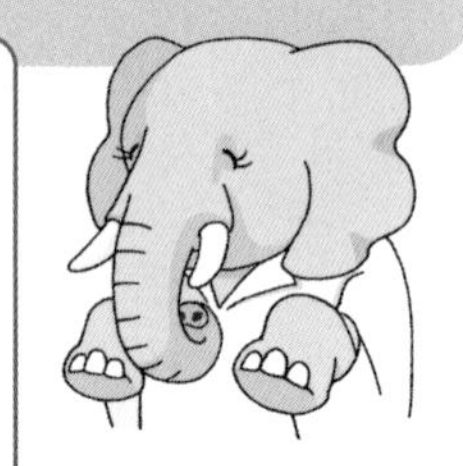

意識障害や高次脳機能障害など，いわゆる意思疎通をはかることが難しい対象者に検査測定や治療を行う場合，実習生と情報共有しながら進めていきます．臨床症状は多岐にわたるため，他職種から情報収集し，どのような連携をはかっているか，その場面に実習生を参加させることも有益です．

得られた情報をもとに，検査測定や治療の場面で，CE が観察していること，どのような反応をみているかなど，CE が多角的にとらえているものを実習生へ解説（見学）します．対象者がどのような反応をしたか，CE と実習生のフォーカスをあわせていき，模倣へ移行します．模倣では，技術指導，徒手的操作・動作誘導などを加えたときの対象者の反応を確認するなどの経験を増やしていきます．

意思疎通が困難な対象者に同意を得ることは難しいため，家族の同意が必要となります．同意が得られなければ見学（周辺業務への参加）にとどめます．また，状況や臨床症状によっては水準 3 に該当することも少なくありません．

〈段階的な展開方法の例〉

準備：実習生と情報共有しながら進めていきます．臨床症状は多岐にわたるため，他職種から情報収集し，どのような連携をはかっているか，その場面に実習生を参加させることも有益です．

見学：CE が観察していること，どのような反応をみているかなど，CE が多角的にとらえているものを実習生へ解説（見学）していきます．

模倣：技術指導，徒手的操作・動作誘導などを加えたときの対象者の反応を確認するなどの経験を増やしていきます．

加納一則

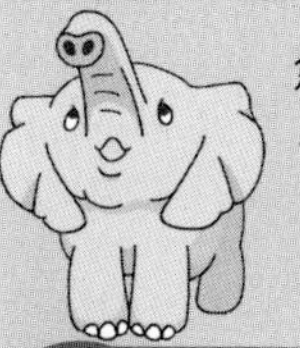

急性期・回復期・生活期での多職種連携はどのように指導すればよいでしょうか？

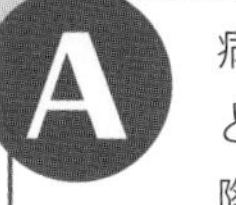

病期ごとの多職種連携の目的，しくみ，内容などについてまず説明を行います．その上で，実際の場面・やりとりを見学し，可能であればCEのサポートをしてもらいましょう．

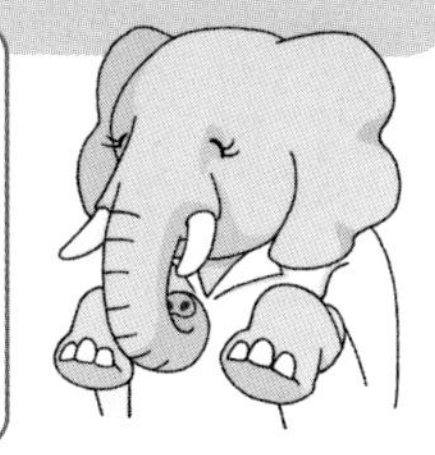

キーワード：病期別，多職種連携協業，実習生の立場

臨床では，対象者への直接的なアプローチ（評価や治療）だけでなく，間接的なアプローチ・援助を行います．対象者にどのような援助が必要で，そのためにどのような職種がかかわっていくべきか，CE の考えを実習生に説明します．

たとえば脳卒中ユニットでは，医師をはじめ多職種からなる脳卒中専門チームが，発症早期からリハビリテーションを含む診断・治療を行う体制をとっています．一例として摂食嚥下機能をあげると，医師の医学的管理のもとに ST が摂食嚥下機能を評価し，望ましい摂食時の姿勢などの情報を看護師，PT，OT に伝達し，それぞれが介入します．

十分な説明を行った上で実際の場面を見学しますが，他職種と話し合った内容をメモするなど，周辺業務として実習生が参加することは可能です．

そもそも多職種連携では，対象者の現状を理解するだけでなく，自らの専門性の熟知，十分なコミュニケーション能力，他職種の理解，関係機関の理解，チームルールなど，身につけるべき，理解するべき事項が多岐にわたります．また，連携相手の対応に対して臨機応変な対処が必要なので，実習生には模倣レベルも一部分にとどめ，見学を主にして指導することが望ましいと考えます．

〈段階的な展開方法の例〉

準備：多職種連携の意義，目的，行う上で身につけるべき能力などについて十分に解説します．

見学：多職種連携場面を見学します．見学後に，CE，他職種の目的，対応などについて解説し，CE の考えを共有します．

模倣：他職種との情報交換場面の経験（模倣）として，リハ部門内（PT，OT，ST）における情報交換の場を設けます．コミュニケーション能力，他職種の理解など，比較的理解しやすいサブスキルに重点を置き，その必要性，重要性を経験してもらいます．

①各職種に共通の Q&A 渡邉基子

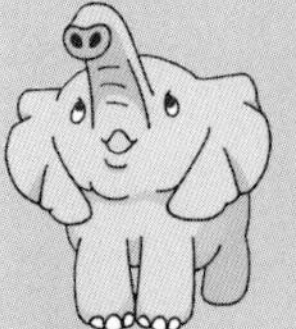

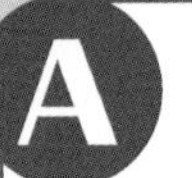

介護保険下のリハビリテーションでは多職種連携が重要です．多職種が参加するサービス担当者会議に実習生を同席させるときの工夫はありますか？

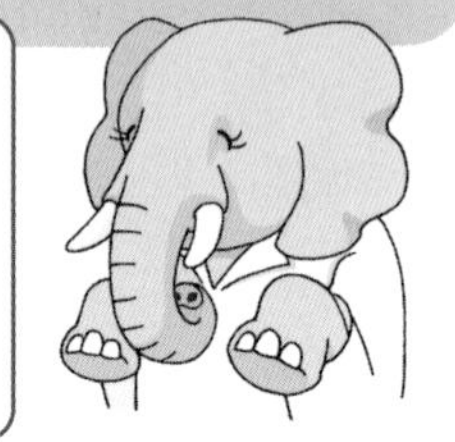

A 会議への同席では見学にとどまることが多くなりますが，その見学のしかたを工夫することで多くのことを学べます．また，メモをとる・代理発言をするなど，一部参加できることもあります．

キーワード：多職種連携協業，認知スキル，正統的周辺参加

制度上義務づけられている会議では，その説明から行います．事前学習として調べておいてもらうのも効果的です．会議の目的を説明し，多職種連携におけるセラピストの役割と発言の視点を伝えます．そして会議の対象者の状況を共有し，発言内容について事前に説明しておきます．これらの事前準備をふまえ，実際の会議においては実習生に代理発言をしてもらうなどの機会をつくることで，参加が可能になります．また会議の内容をメモしてもらい，会議後にメモをみながら内容を要約説明させることで，実習生の理解度を確認できます．これは会議録をまとめる際にも役立ちます．会議後に振り返りを行って CE の発言の意図などを説明することは，認知スキルの指導といえます．1 つの課題に対して職種により視点が異なること，そして課題解決のために役割分担することなど，多職種連携を学ぶ機会を提供することができます．基礎学習として多職種連携協業（IPW）について学んでおいてもらうと，理解が深まるでしょう．

〈段階的な展開方法の例〉

準備：施設内で行われるケア会議の場合，事前に施設ケアマネージャーに実習生が同席することの了承を得ておきます．実習生には，介護保険施設におけるサービス担当者会議の位置づけについて自己学習しておいてもらいます．会議の対象者への介入場面に同席してもらい，情報を提供します．会議前には，発言内容について実習生に事前に説明しておきます．

見学：当日は，実習生は CE の近くに座って一緒に会議に参加します．

模倣：実習生も CE と一緒にメモをとり，会議後にメモをみながら内容の振り返りを行います．課題解決のための他職種の視点と役割分担について，会議内容に照らし合わせて説明します．

中川法一

診療実績が求められる中で，実習指導はできるのでしょうか？

A 実習生を診療参加させ，助手として機能させることができれば，実績もあげながら指導することが可能です．診療の効率や効果を上げる方法を考えましょう．

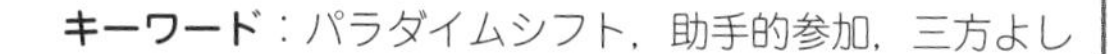
キーワード：パラダイムシフト，助手的参加，三方よし

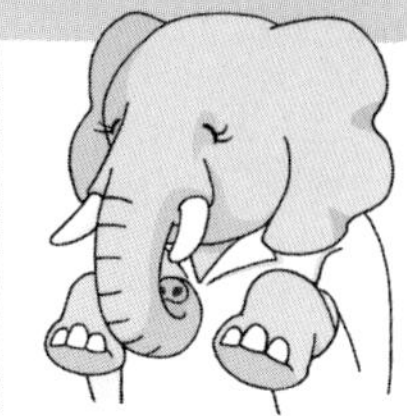

従来の臨床実習は，実習生に生じる過度のストレスだけでなく，対象者の不利益，CE の負担感，そして施設管理にとってはリスク制御など，多くの課題を抱えていました．これらの問題を払拭し，実習生が助手的な立場でかかわりながら実践的な学びを得られるのが，診療参加型臨床実習と呼ばれる CCS の実習システムです．

CCS 導入にはパラダイムシフトが不可欠です．実習生という存在を客観的に考えてみましょう．彼らは養成校で専門的な教育を受けた人材であり，かつて助手として働いていた方々とは根本的なポテンシャルが違います．この人材が助手に登用されれば大きな戦力となり，臨床活動の効率化，リスク管理の向上など，診療の質・量の好転につながります．

たとえば術直後の離床座位練習の場面では，バイタルモニター類が装着され，創部には排液チューブが挿入されています．これらだけでも助手に適切に管理してもらえたら，どれだけ安全かつ効率的な座位練習が行えるかは想像に難くありません．

あるいは歩行介助をしながら歩容観察を行う場面では，鏡を利用したり短時間ながら少し離れたりを繰り返し，効率も悪く転倒リスクを抱えながらの観察となります．ここに実習生という助手がいたら，安全に効率よく歩行観察ができます．

実習生が主体の実習場面に指導的にかかわるというかつての実習スタイルから脱却し，自らの臨床に実習生を取り込んで機能させれば，臨床は必ず効率化し実績も上がります．ただし忘れてはいけないことは，実習生に学びが生じるよう，実習生の能力を把握し，意図的に計画的・継続的な参加を考えることです．

近江商人の考えかたの根本に「三方よし」があります．これを臨床実習にあてはめるなら，「実習生よし，CE よし，対象者よし」となります．実習生の診療参加がいかに診療の効率や効果を上げるかを考えるパラダイムへのシフトが必要です．

①各職種に共通の Q&A　　酒井吉仁

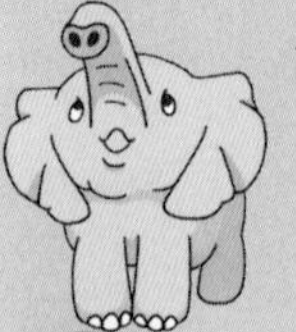

評価ができない実習生には，治療経験を積ませることはできないのでしょうか？

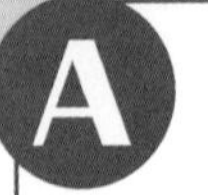

評価ができない実習生であっても，治療経験を積ませることは可能です．評価ができるようになるために，治療経験を重ねることが有益なこともあります．

キーワード：指導展開，認知スキル，運動スキル，サブスキル

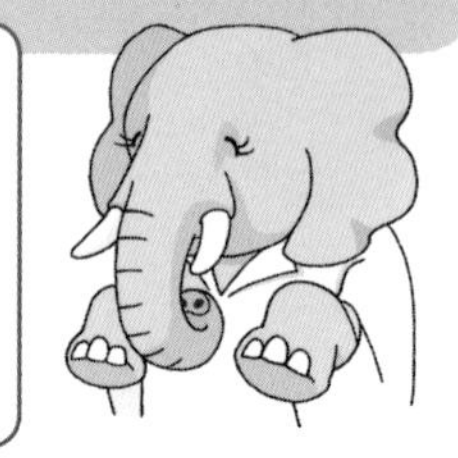

評価と治療経験を積むことについての順序性はありません．評価が実施できていなくても，治療経験を積むことが評価技術の精度向上につながることがあります．評価と治療の経験において，絶対の優先順位はありません．見学―模倣―実施の順に，実習生にできることから診療の補助としての役割を与えていきましょう．

できない評価の指導をする際には，まず，評価の何ができないのかを実習生と一緒に考えてみましょう．評価を認知スキルと運動スキルの面からとらえ，さらにそれぞれのスキルを構成するサブスキルに細分化してみるとよいでしょう．実習生の課題が臨床推論などの認知スキルにあるのか，検査・測定技術といった運動スキルにあるのかを明確にした上で，指導計画を立案しましょう．

臨床推論として問題点や目標の妥当性を理解するためには，治療経験を重ね，対象者の変化をとらえることが理解を深めることにつながります．また検査・測定技術の正確性，速度性，応用性を高めるためには，運動スキルをサブスキルに細分化し，治療経験の中で要素として盛り込めるかどうかが指導の重要なポイントとなります．

　花房謙一

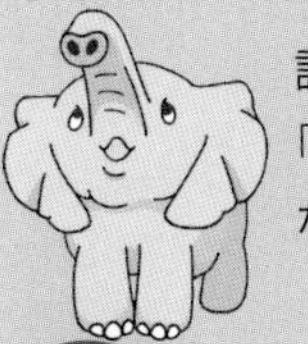

評価を計画的に進めていくよう指導するには，「見学」から「実施」まで同じ対象者で体験させないといけないのでしょうか？

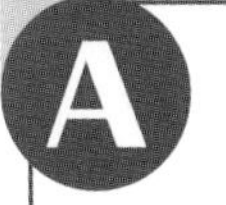

一連の評価プロセスを同じ対象者で経験させるように計画すると，無理が生じます．実習生のために対象者がいるわけではないので，同じ対象者で「見学」から「実施」まで体験させる必要はありません．

キーワード：評価プロセス，計画的，体験

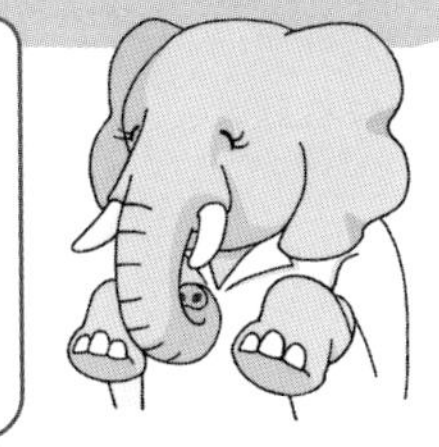

たとえば脳出血発症後間もない対象者と脳出血発症後に数週経過した対象者が同じ時期にいる場合，両者を対比させながら経験できる項目を計画することで，各項目の関連性を説明することが可能になります．

このように同じ疾患（障害）名の対象者でも，発症時期や介入時期の違う対象者において「見学」から「実施」までを体験させ，比較検討を加えれば，同じ対象者でなくても評価プロセスをより効果的に理解させることが可能です．CEは，実習生に対して意図的・計画的に体験させる機会を提供すべきですが，同じ対象者でなければならないと考えずに，技術項目として体験させられる機会を提供していきます．

このように，より多くの対象者を経験し比較検討を行うことで，実習生の経験値（知）は向上し，評価能力という暗黙レベルの精度を増すことにもつながります．

①各職種に共通の Q&A　花房謙一

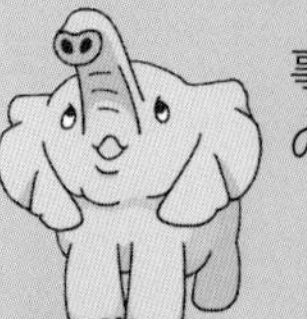

事例報告書の作成指導や添削は CE が行うべきなのでしょうか？

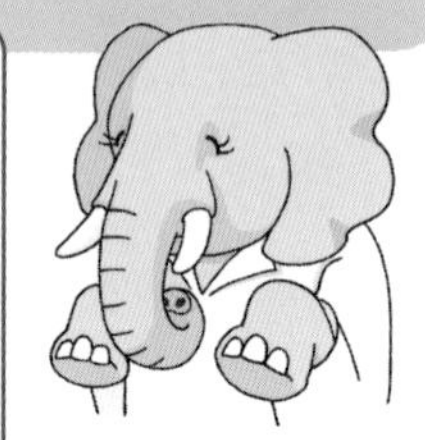

A 事例報告書などの養成校から実習生に課せられた課題（実習成果物）には，原則的に CE の関与は不要です．しかし，養成校の教育方針を理解した上で，CCS を実践する臨床活動の中で可能な支援策があるかを考えるとよいでしょう．

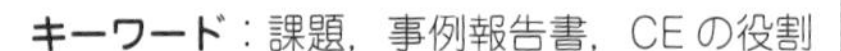
キーワード：課題，事例報告書，CE の役割

核心に触れる前に，課題には大別して性質が異なる 2 つのものがあることを理解しておきましょう．まずは CCS を行う中で明確になった修得もしくは修正すべき臨床能力の課題で，いわば実習生と CE 間で発生した実習現場で解決すべき課題です．この解決方法は本書の骨子なので，何度も読み返し理解をしてください．

そしてもう 1 つが養成校が実習生に課している実習成果物と呼ばれる提出課題で，この代表として事例報告書の作成があります．

事例報告書を課す目的やこれを用いた報告会実施の有無，実習に並行して作成させるか実習後に作成させるか，それ以前に課題としない養成校もあるなど各校の考えによりさまざまで，実習生とのチーム診療を行う中で CE が個別に対応できる（対応する）ものではありません．したがって，養成校から実習生に課せられた事例報告書の作成指導や添削は，原則的に CE が関与せず解決される「教員―実習生間の課題」であると考えておくとよいでしょう．しかし，事例報告書を課題としている養成校から実習生へ必要な情報の「開示」をお願いされることがあります．本来なら CCS を実践する中で実習生が収集可能な情報ですが，収集の機会が十分でなかった場合などが想定されます．養成校は独自の教育的配慮で事例報告書の作成を課しているので，安易に無関係のスタンスをとらずに，あくまで CCS の実践中に支援可能な手段を考えるのが CE の役割です．

従来は事例報告書の書きかたや基本的な部分への添削に時間を割かれましたが，これらはすべて学内教育の範疇であり実習前教育で学んでおくことです．もし事例報告書作成段階でタイムリーな指導が必要となれば，電話やメール（SNS 含む）を活用してダイレクトに教員から実習生へ実習時間外に対応を行います．この個別指導は，実習生への側面的支援として臨床実習自体にもよい波及効果をもたらすことを教員は理解しておくべきでしょう．

②理学療法のQ＆A

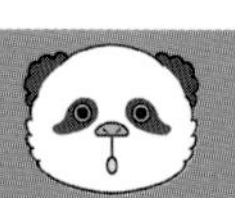

山下昌彦

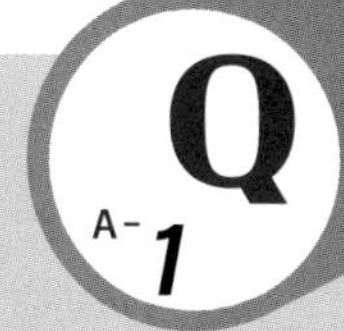

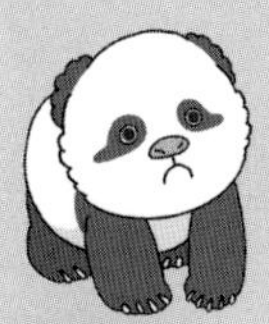

急性期脳血管疾患の対象者に対する座位練習では急激な血圧低下や嘔吐発生が容易に起こりえるので，実習生の参加は難しいでしょうか？

A リスクを伴う状況ですが，CE の補助として実習生が参加することは可能です（水準 2 に相当）．どのようなリスクが存在するか，何に注意して補助をするのかなど，事前に CE の考えを説明し実習生にも対応を考えさせることは，リスク管理や危険予測を教育することにつながります．

キーワード：リスク管理，事前説明，共有

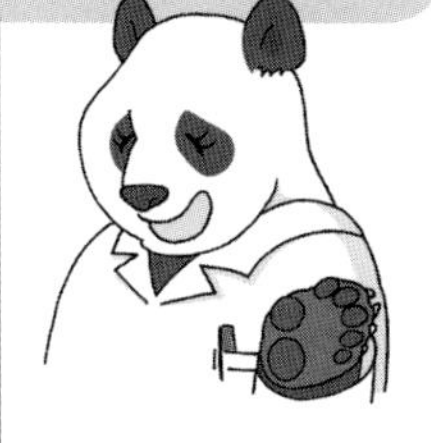

急性期脳血管疾患の対象者に対する座位練習では，臨床のセラピストは血圧変動に伴う病態変化，意識低下や嘔吐などの急変，動作中の転倒転落など，常にリスクを想定しながら介入します．その際，対象者に集中する必要があり実習生にまで気を配る余裕がない，という状況になりがちです．

一方，実習生としては，急性期脳血管疾患における早期離床練習の重要性を学ぶ貴重な機会です．当然リスクを伴う状況ですが，いいかたを変えると，実習生もその場に入らないと急性期のリスク管理を肌で学べない，ということです．CE には，リスクを想定し管理するための知識や技術を臨床場面にて実習生にわかりやすく伝える教育力が求められます．

実習生を参加させるには，まず介入前の事前説明（ブリーフィング）がポイントです．たとえば，小脳梗塞の早期離床練習では眩暈や嘔吐を伴いやすい，などの想定されるリスクを実習生に説明し共有することで，CE は事前に伝えておくことと臨床場面でなければ伝えられないことを選別し，診療中に実習生へ気を配る余裕をもてます．また CE にとって緊急を要する想定外の状況が起きた際には，実習生を速やかに診療から外すことも視野に入れておきます．

実習生が早期離床練習に参加する際は，想定されるリスクに対応した役割を与えます．たとえば血圧低下が想定される場合，実習生に血圧測定を任せることで（ただし正確な血圧測定を実施できることが条件），CE は動作介助に集中できます．そして実習生に解説しつつ介助方法や注意点を見学させ，次に実習生が動作介助し（模倣）CE が血圧を測定することで，リスク管理と運動スキルを同時に教育することができます．

 田篭慶一

Q A-2

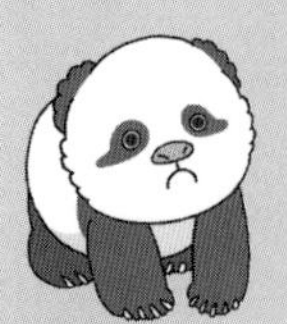

骨関節疾患術後早期のハイリスク状態（創部離開や脱臼リスク，完全免荷対応など）の対象者に対する早期リハビリテーション（評価・測定や起居トランスファー動作練習など）をどのように経験させるべきでしょうか？

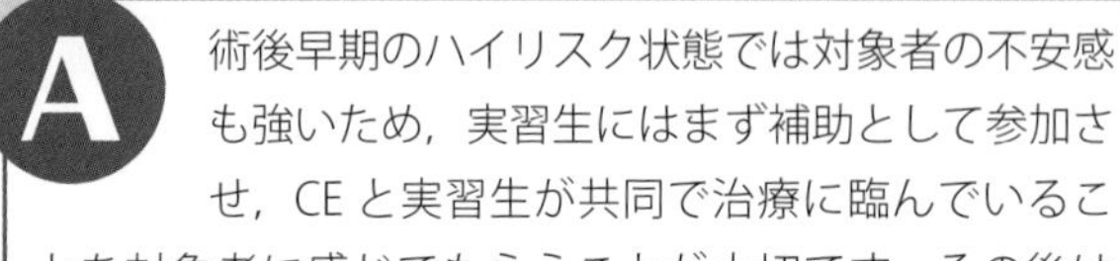

A 術後早期のハイリスク状態では対象者の不安感も強いため，実習生にはまず補助として参加させ，CE と実習生が共同で治療に臨んでいることを対象者に感じてもらうことが大切です．その後は徐々に入れ替わり，CE が補助的役割を担うようにしましょう．　**キーワード**：術後早期，リスク管理，対象者の不安

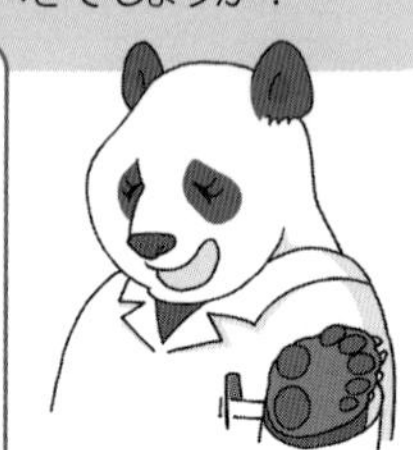

術後早期の対象者には疼痛があり全身状態や精神状態も安定していないため，安易に実習生に患肢の操作や介助を任せることはできません．また易疲労性もあり，実習生が何度も繰り返すことも困難です．実習生も特に緊張する場面であり，慎重かつ段階的に経験させる必要があります．

〈段階的な展開方法の例〉

見学～補助：限られた時間の中で評価や起居動作の指導などを実施するため，事前に治療内容やリスクを実習生と共有しておきます．それをふまえ，実際の場面では対象者と実習生の両方に説明するように声かけを行うと，対象者の理解も進み効率的です．可能なら治療初期から環境調整や軽介助などの補助行為を行わせることで，CE と実習生が共同で治療を実施している雰囲気をつくりましょう．それによって実習生に対する対象者の不安が和らぐだけでなく，実習生もチームの一員として参加している実感を得られます．

模倣：術後早期では，順調にいけば日々対象者の状態は改善しリスクは低下していくため，実習生には補助から部分的に主導する役を与え，CE が補助役を担う形をとることができます．実習生の修得スキルに応じて徐々にサポート量を減らしていきましょう．ただしあくまで CE と実習生が一緒に治療しているという雰囲気は変えてはいけません．安心な心理環境の提供は対象者の能力向上につながる可能性があり，能力向上を促して対象者からの信頼を得ることで，実習生にも臨床での貢献を実感してもらいましょう．

※注意　あくまでリスクの程度に応じた経験とする必要があり，術部の脆弱性や合併症などによっては，実習生の修得スキルの状況とは関係なく見学にとどめておきましょう．

山下昌彦

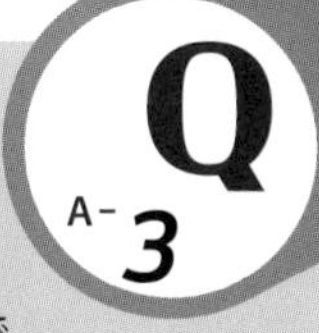

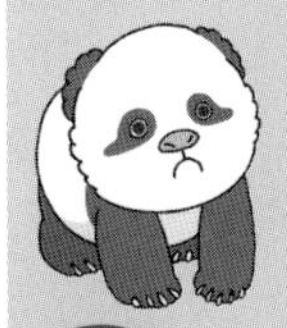

意識レベルの低い（JCS II 桁レベル）の脳血管疾患の対象者に対するベッドサイドでの早期リハビリテーションで，実習生に何を経験させることができますか？

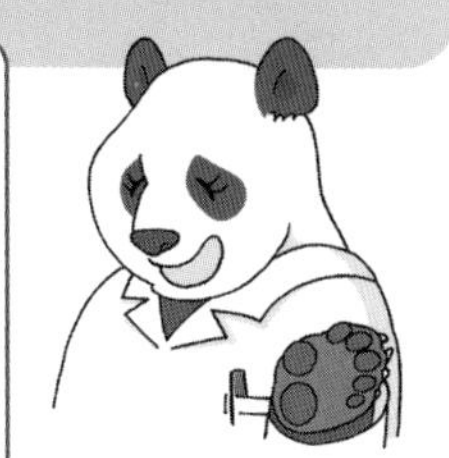

A 理学療法技術の多くは対象者の理解や協力を必要とするため，意識障害を有する場合は介入が困難です．そのような状況でも，CE が行う検査測定や評価，治療に実習生が参加することは，限られた情報から対象者の障害像を理解し治療につなげることの重要性を学ぶ機会となります．

キーワード：意識障害，診療参加型臨床実習，対象者理解

急性期脳血管疾患において，覚醒や認知が低下した対象者に PT 介入することは少なくありません．意識障害をもつ場合，対象者からの表出が乏しいためリスクを把握しにくく，また正確な検査測定や評価を行うことも難しいため，実習生にかかわらせにくいと感じることもあります．

しかし臨床の PT は，意識障害がある中でも対象者の置かれている状況を少しでも理解するため，可能なかぎり対象者のもつ障害や残存能力を評価し経過を追うようにしているはずです．意識障害のため評価困難と実習生が安易に判断しないよう，CE とともに介入する中で，限られた情報から対象者を理解することの重要性を学ばせることが大切です．

たとえば，深部腱反射や他動運動による筋緊張検査は，意識障害があっても実習生に経験させることができます．伸張反射の亢進や筋の過緊張状態が続くと，軟部組織の二次的な変性から瘢縮や拘縮を引き起こすとされるので，二次障害予防としての治療（関節可動域練習や痙性抑制としての振動刺激療法など）を見学―模倣させることも可能です．

また大声や身体刺激にて開眼するような場合，対象者の正確な返答を要する検査は困難ですが，部分的には行える場合もあります．触覚であれば，詳細な表出はできなくても触れているか否かは答えられる場合などです．この結果だけでも対象者の表在感覚が残存している可能性を知ることができ，今後の治療に活かすことができます．

学内演習では意識障害をもつ対象者に治療を行うことを想定していません．だからこそ，臨床実習の場にて CE が行っている理学療法を積極的に経験させることが，応用力を身につけることにつながります．

 山下昌彦

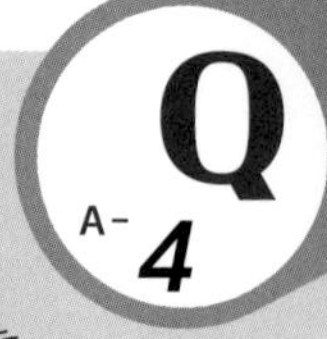

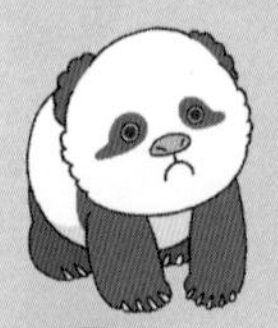

急性期脳血管疾患の対象者に対し麻痺側用の長下肢装具（KAFO）の作製を検討していますが，装具の選定や身体計測に実習生を参加させても問題ないでしょうか？

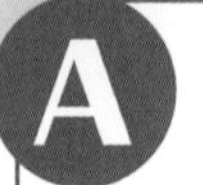

装具の選定は水準 3 に該当するため，CE の選定理由を説明する見学レベルにとどめる必要があります．完成した装具の調節は水準 2（リスクを伴う状況）なので，CE の補助として一緒に行わせることは可能です．四肢長や周径計測は水準 1 に該当しますが，装具作製のための身体計測は装具調節にも影響するため水準 2 に相当し，実習生は CE が行う計測の補助として参加します．

キーワード：装具，水準，段階的教育

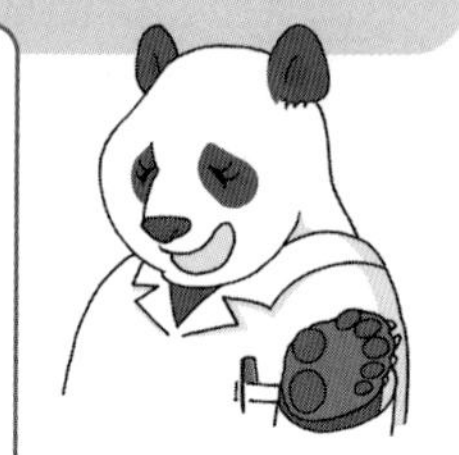

急性期脳血管疾患に対する歩行再建のための KAFO を用いた早期歩行練習の有用性は多く報告されています．一方，実習生が臨床実習にて装具に触れる機会は非常に限られているとの意見もあります．装具を扱うには，装具そのものに関する知識と身体状況にあわせて調整する技術，装具を用いた動作を観察し介助する知識と技術などが求められます．装具の選定は CE が行いますが，実習生も装具療法に参加することで，これらを学ぶ貴重な機会となり得ます．

発症早期から KAFO を用いた立位，歩行練習を行うため，下肢長や周径にあわせて支柱の長さやカフ幅を調節できる調整機能つき KAFO を置いている病院もあります．オーダーメイドと違い対象者の体型に 100% あわせることはできませんが，このような装具があれば，身体計測から装具の調節に実習生を参加させやすくなります．

座位が安全に保てる状況での KAFO の着脱介助は水準 1 となります．継手の角度調節や KAFO 装着下での動作練習は水準 2 となり，CE の補助として行う必要があります．装具選定は上記でも述べたように水準 3 となり，CE が行います．その際，「私は○○装具を選ぶつもりだけどなぜだと思う？」と問いかけることで，実習生にも装具選定に至った推論を学ばせることができます．

装具療法に関連する知識や技術は多岐にわたるため，一度にすべてを伝え教えようとすると，実習生は理解できません．CE には，眼前の対象者に装具療法を行う上で優先度の高い知識および技術から段階的に教育するスキルが求められます．

山田隆介

Q A-5

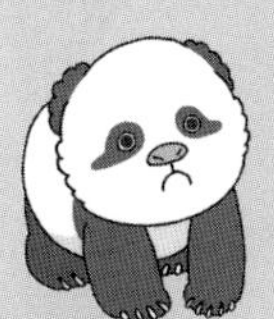

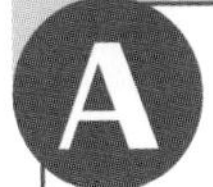

脳血管疾患の対象者で高次脳機能障害の症状（例；半側視空間失認）を有する対象者では，実習生には何をどこまで実施させてもよいでしょうか？

A 高次脳機能障害に関連した症状や病理を説明し，まずは周辺業務から参加できないか考えてみましょう．

キーワード：高次脳機能障害，観察，正統的周辺参加

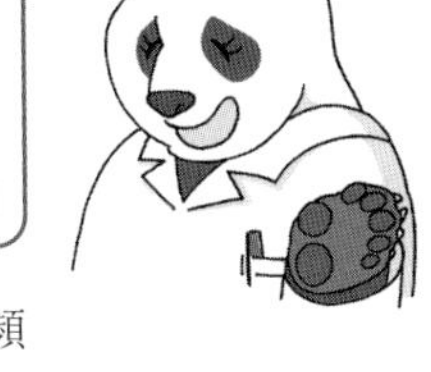

高次脳機能障害は多種多様であり，症状の重症度，出現頻度や時期も対象者によって異なることなどを説明し，臨床場面を介して理解を深めていけるよう，複数の対象者とかかわるように配慮することが肝要です．

病態の理解を深めるために実習時間中に関連書籍や診療記録などを利用して自己学習を進めることも大切ですが，目の前で出現する症状の観察を通してどのように感じたか，疑問などを実習生に言語化させることも効果的です．実習生の能力にあわせて対応していく必要がありますが，評価や治療の妨げとならない範囲で，そのつど観察上の要点や病態の解釈，生活場面および臨床場面における影響などを説明します．

〈段階的な展開方法の例〉半側視空間失認

見学：事前に臨床所見を明示して，観察上のポイントを共有しておきましょう．どのような条件（肢位や姿勢，環境など）で症状が出現し，どのような症状（視線，姿勢，四肢の反応，行為など）であるかを教示しましょう．

見学：机上検査を行う際は，手順の説明，道具の準備，実施時の手順を可能なかぎり言語化し共有しましょう．

模倣：道具の準備や後片づけ，手順の説明などを実習生に体験させていきましょう．

見学：治療前後の症状の比較には，動画や写真撮影の活用も検討しましょう．行為手順の特異性や行為の改善の程度などは見学時に見落としやすい上，記憶を頼りに比較を説明させることは，教育上過負荷となる場合があります．

模倣：肢位や姿勢によっては，徒手誘導中など（例；座位バランス練習）の際に特異的な抵抗反応を示すことがあります．その場合，実習生にはCEの徒手誘導への介添えなどから体験させていき（模倣前期），安全性が確認され次第，実習生が主体となってCEが徒手介添えし，ともに徒手誘導を実施していくとよいでしょう（模倣後期）．

　山田隆介

Q A-6

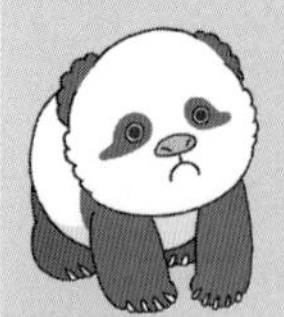

急性期の呼吸器疾患（肺炎など）の対象者に呼吸介助や排痰練習などの理学療法を実施している際に，実習生には何をどこまで経験させることができますか？

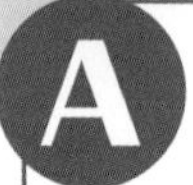

A

呼吸介助や排痰練習などの治療には，CE の補助として参加させます．評価については，水準に従い段階的に参加させていきましょう．

キーワード：水準，呼吸リハ，リスク管理

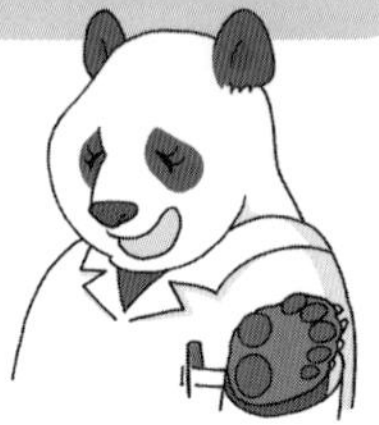

急性期の呼吸器疾患の対象者では，ベッドサイドから介入を開始します．診療記録や X 線写真，検査データなどを実習生とともに確認してから行います．

ベッドサイドでの介入の際，問診（呼吸困難感や疲労感など）やバイタルサイン（脈拍，血圧，SpO_2など），観察（呼吸数や呼吸様式など）の確認などを実習生に実施させることは可能ですが，CE は手本を示し，実習生の能力にあわせて段階的に参加させていきましょう．肺音聴診については，呼吸音の確認や副雑音の有無や部位は CE が教示し，音の特異性などを共有します．体位ドレナージや呼吸介助，排痰練習や呼吸練習の実施，離床に向けた ADL 練習や座位・立位練習については，水準に従い段階的に補助として参加させましょう．どのような介入場面においても，適宜バイタルサインなどの確認は実習生に実施させるようにしましょう．また，複数の呼吸器疾患の対象者の理学療法に参加させ，症状や回復の度合の違いについて考える機会を設けましょう．喀痰吸引の管理については実習生は見学のみとなるので，適宜説明をします．

〈段階的な展開方法の例〉肺音聴診

見学：CE が副雑音のする部位を特定し，ダイヤフラムをずらさずにイヤーピースを実習生に装着させて，副雑音や呼吸音について理解を深めます．

模倣：習熟度に応じて，あらかじめイヤーピースを実習生に装着させ，CE が聴診部位を操作し実習生に副雑音を特定してもらうようにしましょう．

〈段階的な展開方法の例〉体位ドレナージ，離床に伴う座位および立位バランス練習など

見学：観察の要点や負荷の程度，実施の際のリスクについて説明します．

模倣：補助として段階的に参加させていきます．体位ドレナージの際には体位変換時の環境整備から開始します．

山田隆介

Q A-7

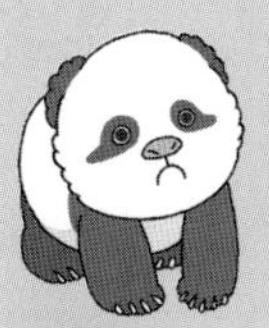

心疾患（心筋梗塞）の対象者に対して，バイタルサインなどをモニター管理しながら全身調整運動（自転車エルゴメーターなど）を行っていますが，実習生に機器類のセッティングを行わせてもよいのでしょうか？

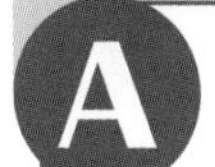

A 機器類のセッティングをさせる場合には，必ずCE の確認が必要です．急性期の理学療法となるので，水準 2 にて参加させましょう．

キーワード：水準 2，自転車エルゴメーター，心電図

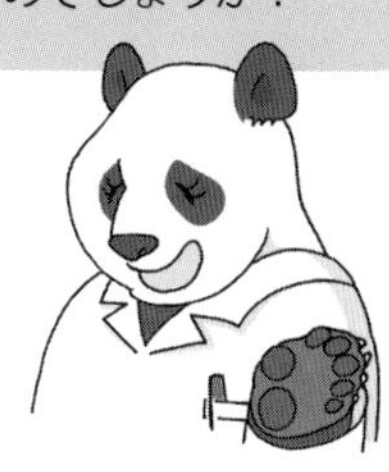

自転車エルゴメーターを使用した全身調整運動の実施にあたっては，実習生とともに診療記録を確認し，当日の状態を把握してから行うようにします．血圧と脈拍，動脈血酸素飽和度や心電図波形（不整脈の有無や ST 変化など）の確認の際は，説明を交え実習生の理解が深まるよう配慮します．その他，顔色や表情，胸痛や自覚症状の有無の確認の必要性についても説明し，問診場面に同席させましょう．点滴治療中に実施することもあるため，乗降時の転落予防の管理以外に，点滴チューブの管理にも注意するよう説明しましょう．

〈段階的な展開方法の例〉心電図モニターの管理

見学：心電図用電極を貼付し電極リード線を取り付ける際，貼付場所を口頭で説明しつつ，正しい場所を示します．

模倣前期：実習生には貼付作業の練習を促します．

模倣後期：適切に貼付できるようになったら，貼付作業を実施させます．正しく貼付できているか，必ず波形を確認し貼付場所を適宜修正しましょう．

〈段階的な展開方法の例〉自転車エルゴメーター訓練の実施

見学：運動負荷量の設定では，ボタン操作や数値の設定を教示します．実施前後のバイタルサインの解釈や転倒予防の管理についても説明します．実施中には疲労度や胸痛の有無についての聴取場面を観察させ，病態の解釈や観察の要点について説明します．

模倣：実習生に機器の操作をさせる場合は，設定完了後に CE が確認し，開始の操作は必ず CE が実施します．また，実施前後に行う準備体操および整備体操に積極的に参加させて体操を学習させ，対象者とともに実施できるように教育します．最終的には CE が見守りながら実習生が主体となって体操を実施できるように教育します．

濱田浩樹

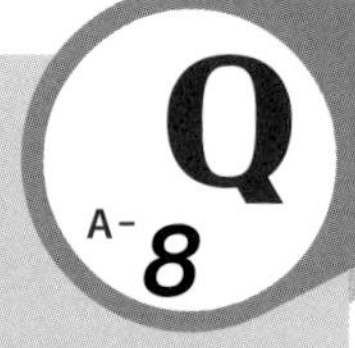

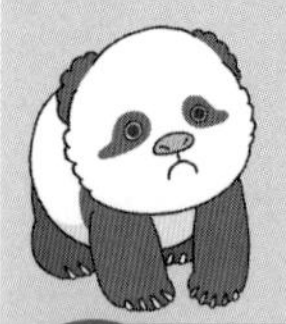

悪性疾患（がんなど）に対する術後急性期の対象者に対するベッドサイドリハでは，実習生には何をどこまで経験させることができますか？

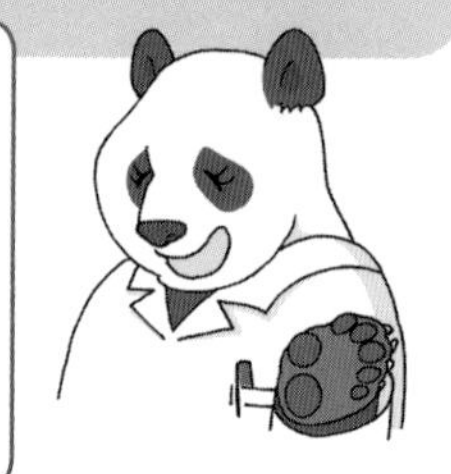

A 悪性疾患（がんなど）に対する術後リハに関しては，ルートやドレーン管理の困難さ，疼痛に対する配慮が難しいことなどから，実習生のかかわりを躊躇してしまうケースが多いと思われます．まずは実習生が参加可能な基本水準を定めることから準備しましょう．

キーワード：水準，スキル選定，診療補助

ここでは開胸術後の対象者を例にあげ，術後実施されるリハビリテーションは「体位変換」とします．そしてスキル細分化は，①対象者の氏名を確認する，②主訴や痛みを確認する，③支持基底面を小さくし側臥位へ誘導する，とします．

〈段階的な展開方法の例〉

準備：がんにより生じている問題が多様であるために，基本水準についてはがんリハビリテーションチームで検討することも考えましょう．基本水準によっては見学にとどめる場合もあるので，無理に模倣段階へ進めることのないように注意が必要です．また，実習生に経験させるためのスキル選定にならないよう，対象者に必要な診療の中から実習生の理解度に応じたスキル選定を行うことが重要となります．

見学：実習生に許容される行為と判断されれば，見学に移行します．CE は，精神面への配慮や疲労および疼痛増悪のリスクを考慮しながら「体位変換」を実習生に見学させます．この場面で CE が気をつけることは，「体位変換」について対象者に解説する姿をみせることです．対象者を無視して実習生への解説に夢中にならないように注意してください．

模倣：模倣前期の前には実習生と打ち合わせを行います．そして模倣前期へ移行しますが，3 つのスキルを同時に経験させずに，実習生の理解度に応じて 1 つだけ選択することも念頭に置いて対応します．それでもスキル選定が困難であると感じられたら，CE が行う②の記録係として，診療補助を経験させます．また実習生のかかわりについては，CE と対象者とのよりよい関係づくりも重要と考えられます．CE は普段から対象者の心に寄り添い，対象者との関係をしっかりと築いておくことが大切です．

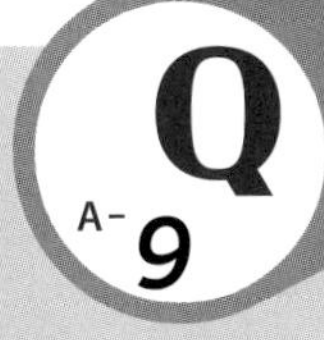

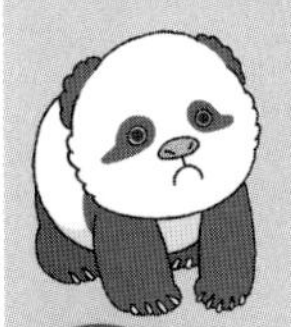

スポーツ障害の急性期リハビリテーションを実施していますが，実習生にはどの程度経験をさせることができますか？

A スポーツ障害では，機能障害と動作の関連性を考察する認知スキルの強化ができます．また検査・測定やパフォーマンステスト，動作指導においては，まず実習生自身に擬似体験をしてもらうとイメージがしやすくなります．対象者からもフィードバックを得やすいため，リスクの少ない部位への治療などから積極的に参加させましょう．

キーワード：スポーツ障害，認知スキル，疑似体験

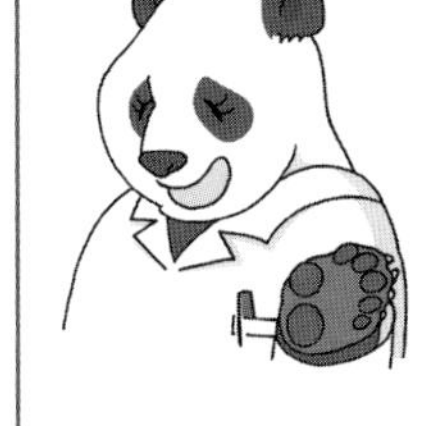

スポーツ障害を有する対象者は基本的 ADL に問題がない場合が多く，競技復帰がゴールとなるため，競技や障害特性の理解，動作分析，動作やエクササイズの指導というスキルが求められます．評価結果から疼痛の原因や受傷のメカニズムを推測したり，回復段階にあわせた運動方法を考えるなど，機能障害と動作の関連性を考察する認知スキルが強化される機会となります．また検査・測定やトレーニングの補助であれば，比較的早期から治療への参加が可能です．

〈段階的な展開方法の例〉

見学：普段スポーツをしない実習生では，競技や競技中の動作のイメージができず，見学をしていてもどの部位にどのようなストレスを感じているのかなどの理解が得られにくくなります．そのような場合，パフォーマンステストや動作分析の際に説明を加えながら実習生自身に擬似体験をさせ，正常・異常のパターンなどの体感から理解を促しましょう．正常パターンの呈示は見本動作にもなるため，対象者の学習効果の向上にも有用となり得ます．

補助〜模倣：急性期においては，患部へのアプローチは禁忌となる場合や厳密な負荷設定のため，体験させられない場合もあります．一方，患部外の問題が受傷の引き金となっていることも多く，それらに対する評価や治療であれば十分に体験させられます．特にスポーツ障害を有する対象者はアスリートや若年者が多く，対象者から疼痛や疲労度合などのフィードバックを得やすいため，CE の助言下で繰り返しての体験をさせやすい環境といえます．補助行為を行わせながら，リスクの少ない検査・測定や治療については積極的に体験させていきましょう．

 濱田浩樹

Q A-10

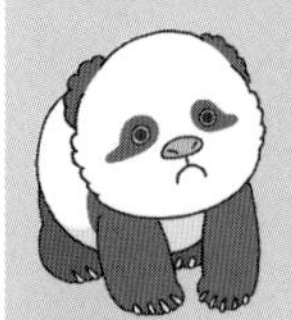

自宅退院する対象者に対し退院前指導（自主トレーニングの指導など）を実施したいのですが，実習生にはどのような経験をさせることができますか？

A 在宅生活の課題にあわせた自主トレーニング指導は，対象者の性格や理解力を考慮する必要があるため，CE にとっても難度の高い対応が必要です．実習生を参加させるためにも，スキル細分化から始めましょう．

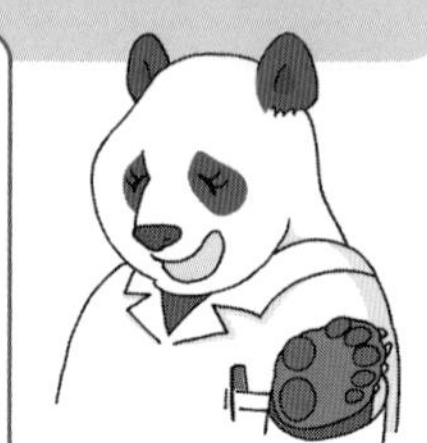

キーワード：難度の高いスキル，細分化，模倣の繰り返し

自宅退院予定の対象者に対する自主トレーニング指導は，退院後に能動的・持続的に取り組んでもらうことを念頭に置いて実施されるもので，個別性や難度が高いものです．どのようにして実習生に模倣段階を経験させられるかの迷いが生じたら，まずはスキル細分化から始めましょう．CCS では難度の高いスキルを細分化することで，実習生がかかわることを容易にしています．

ここでは体幹トレーニングの 1 つである「プランク」を例にあげます．スキル細分化は，①腹臥位をとる，②両前腕をつく，③両前腕とつま先以外は床から離す，とします．

〈段階的な展開方法の例〉

準備：CE は指導上の注意点を実習生に説明します．可能であれば，トレーニングだけのかかわりとならないよう，実習生を家屋調査に同行させ，自宅環境を確認します．

見学：CE は「プランク」について対象者に解説します．ここでは実習生へ向けた解説とならないよう注意してください．また，模倣に入る前にスキル選定を行いますが，実習生の理解度によっては，3 つの中から 1 つだけ選択するといった部分的なかかわりも念頭に置いて対応します．そして，この段階で実習生の理解度が不足し 3 つの中からの選定が困難だと感じられたら，②と③の間に「両つま先を床へつく」を入れるなど，スキル細分化をさらに進めていきます．

模倣：スキル①②③と決まれば，実習生が対象者へ指導を行います．ここで重要なことは，実習生の実施後の修正が続く間は繰り返し①②③を行うこと，そして CE が徐々に手を引くことを意識しながら修正を行うことです．

実施：修正点がほぼなくなり，CE の見守りのもとリスクを考慮しながら独力で可能となれば「実施」です．

都留貴志・神谷喜一

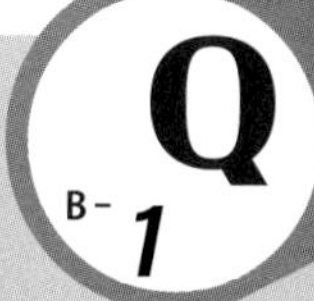

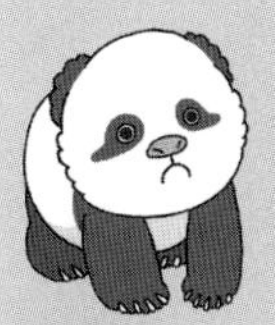

脳卒中片麻痺の対象者の立位や歩行練習時に麻痺側への支持性を向上させるための介助方法や，装具および補装具の選定基準を実習生にどのように伝えればよいでしょうか？

A 対象者の麻痺の状況によって，介助方法や装具および補装具の選定は異なります．実習では，麻痺の状況に応じて介助方法や介助量を調整していること，装具や補装具選定をしていることを教示することが重要です．また，さまざまな状況の対象者に対して判断できるように展開するとよいでしょう．

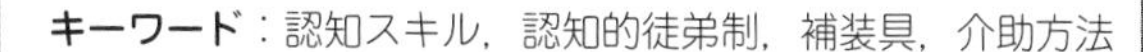
キーワード：認知スキル，認知的徒弟制，補装具，介助方法

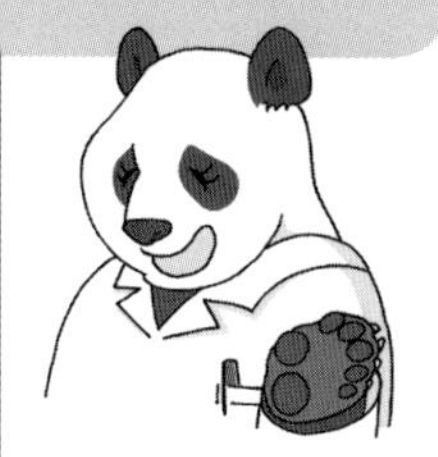

セラピストが麻痺の状況に応じて介助方法や装具および補装具の選定をしているプロセスには，認知スキルが活用されています．実習生には，どのようなプロセスで介助方法や装具および補装具の選定をしたのか，選定基準となるポイントをあげながら教示することが重要です．その際には，麻痺の状況と立位姿勢や歩行動作との関連性，回復状況に応じた装具や補装具の必要性などについて，理解できるように指導するとよいでしょう．また，1 人の対象者のみから麻痺の状態の異なる対象者には応用できないので，重症度の異なる対象者を経験させることで，認知スキルを向上させることができます．

〈段階的な展開方法の例〉

見学：事前にカルテの確認や治療場面の見学をさせ，対象者の麻痺の状況や転倒リスクについて解説し，理解してもらいます．また，どのような点（チェックポイント）を考慮しながら介助方法や装具および補装具の選定に至ったのかを説明します．

模倣前期：チェックポイントを実習生に示させて，一緒に確認するとよいでしょう．初めは重症度が同じような麻痺の対象者から始めると，実習生は理解しやすいです．

模倣後期：徐々に重症度の異なる麻痺の対象者を経験させることで，実習生は過去の経験をもとに判断し，応用力を身につけることができます．

実施：対象者に応じてどのような介助方法や装具および補装具がよいのか，なぜその選定をしたのか根拠まで確認することで，実習生の認知スキルを把握することができます．

都留貴志

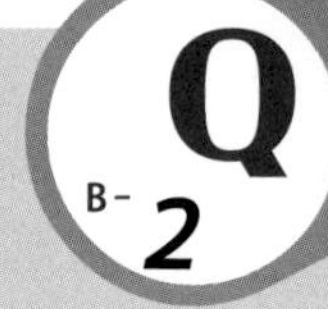

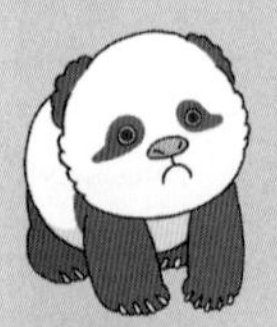

応用動作練習や屋外歩行練習のときに何を経験させたらよいのでしょうか？

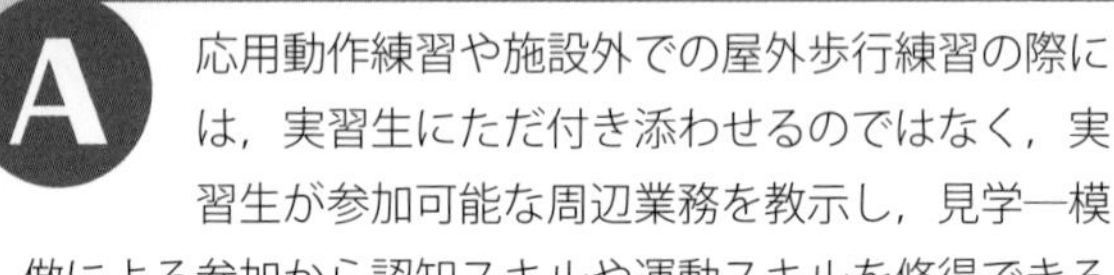

A 応用動作練習や施設外での屋外歩行練習の際には，実習生にただ付き添わせるのではなく，実習生が参加可能な周辺業務を教示し，見学—模倣による参加から認知スキルや運動スキルを修得できるように進めていきましょう.

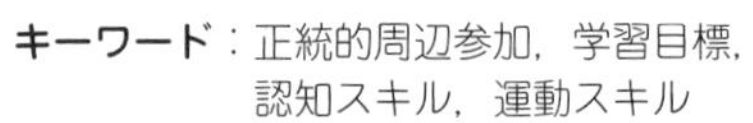

キーワード：正統的周辺参加，学習目標，認知スキル，運動スキル

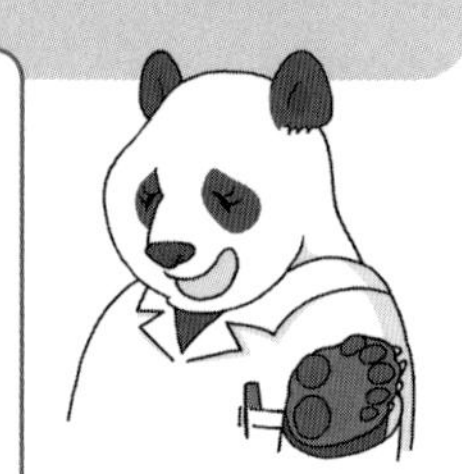

CE は応用動作練習や屋外歩行練習の際にどのようなスキルを伝えたいのかを明確にする必要があります．たとえば対象者の背景を実習生と共有した上で，必要な動作や動作を獲得するにあたり現在問題になっていることなどを整理し，実習生に教示することで，CE の臨床推論を伝えることができます（認知スキル）．また，施設外での屋外歩行練習は普段の環境と異なることから，屋内で行う歩行練習の際とは異なる見守りの方法や介助の方法などを学ぶ機会となります（運動スキル）．このように，応用動作練習や屋外歩行練習にもたくさんのスキルがあることを実習生と共有し，経験させることが重要となります．

CE は対象者に応じた応用動作練習や屋外歩行練習の認知スキルや運動スキルを指導することで，多様な障害像に対応する必要性を伝えることが重要です．指導の際には，見学だけにとどめるのではなく，実習生に参加可能な役割を与えながら，見学—模倣—実施の流れで診療参加させるように工夫しましょう．

〈段階的な展開方法の例〉

運動スキルについては，応用動作の指導や屋外歩行練習のときの転倒予防などの中心的な役割ではなく，周辺業務から経験させます．たとえば，応用動作練習では練習に必要な環境設定，屋外歩行練習では所要時間の記録といった周辺的役割を与えながら，徐々に中心的役割へと段階的に経験させる工夫が必要です．

認知スキルについては，対象者の背景から退院後に必要となる動作や動作を阻害している問題点などを考えられるように，CE は実習生へ自らの臨床思考を解説し，理解させるように経験を積ませます．

初めは同じような障害像から経験させ，徐々に異なる障害像を経験させることで，対象者に応じた臨床思考（個別性）を経験することができます．

山口裕之

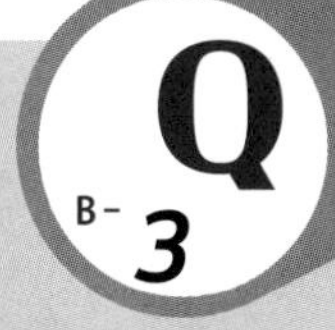

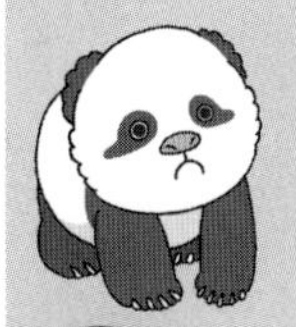

動作観察・分析の指導はどのようにすればよいのでしょうか？

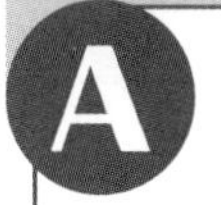

動作観察・分析は，臨床スキルのうち認知スキルにあたります．CCS では，CE の頭の中で展開される臨床推論をみえる化して，認知スキルを指導します．実習生の能力にあわせて，見学―模倣（前期・後期）―実施の順序に段階づけて臨床実習を進めていきます（第 3 章 B 参照）．

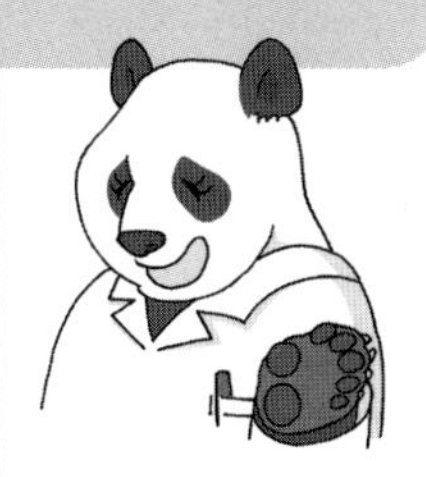

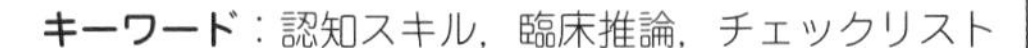

キーワード：認知スキル，臨床推論，チェックリスト

〈段階的な展開方法の例〉

初めにチェックリストで実習生の経験値を把握するところからスタートします．その際に，過去にどのような疾患・障害を抱えた症例（動作観察・分析）を経験してきたのか実習生に聞いておくことで，効率的な指導につながります．それらの情報をもとに対象者の選定を行い，動作観察・分析の指導を段階的に展開していきます．

見学：事前に「○○のタイミングで○○の現象（異常動作）がみられるよ」と観察ポイントを実習生に伝えておきます．見学中に「さっき言った現象が今からみられるよ，よくみておいてね」など具体的に指示することで，実習生がその現象を見逃さないようにします．そして見学後には「○○現象は○○評価結果（検査・測定）から○○が原因だよ」のように，CE の臨床推論を解説します（第 2 章 A 参照）．

模倣前期：同一対象者で解説した内容について，CE の助言を必要としながらも実習生の言葉で説明できるレベルです．

模倣後期：別の対象者で類似した現象（異常動作）に対して，CE の助言のもとほぼ同じ視点でとらえ，説明できるレベルとなります（第 2 章 B 参照）．

実施：CE の助言がなくても説明できるレベルです（第 2 章 C 参照）．

〈指導のポイント〉

CE が一方的に語るのではなく，実習生の表情や言葉のキャッチボールから実習生の反応（理解）を確かめながら指導を展開していきましょう．

実習生の理解を深める指導法として，臨床思考図を用いることも 1 つの有用な手段です（第 3 章 B 4参照）．

神谷喜一

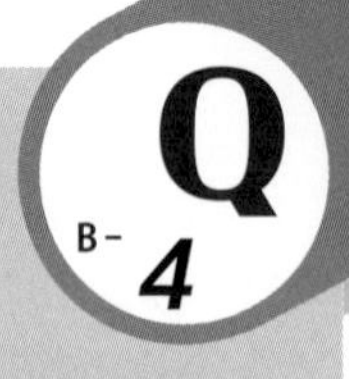

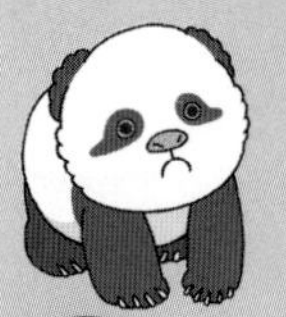

痛みや筋緊張亢進を誘発させずに指導するにはどうしたらよいでしょうか？

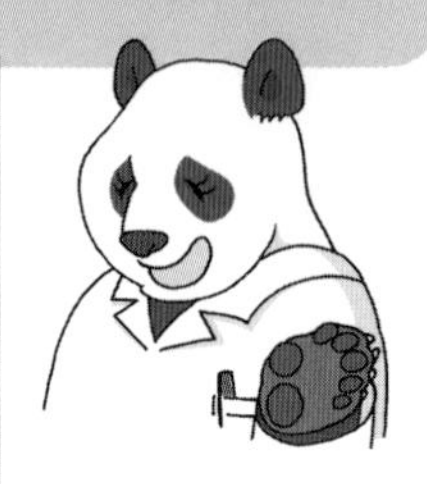

A 対象者の責任病巣による症状，回復過程はさまざまです．疼痛要因の理解や中枢神経障害による筋緊張亢進肢位や誘発動作に注意して，良的肢位や筋緊張抑制方法を教示することが重要です．見学の際には，対象者の障害像を解説してリスク管理を意識した治療介入ができるように展開していくとよいでしょう．

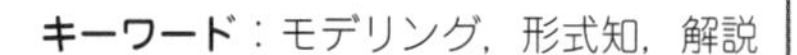

キーワード：モデリング，形式知，解説

疾患における病態や回復過程を理解していること，CE の意図しているアプローチを同じようにできることが大切です．認知的徒弟制のステップでいう modeling（見学）と coaching（模倣）の部分にあたります．

介入前に，痛みを誘発する原因や肢位を理解してもらい，関節保護しながら実習生と CE が運動方向を相互理解しておく必要があります．

さらに CE の治療場面を見学させる際には，解説を加えながら実際に確認してもらいます．同一対象者の回復過程を継続して確認していく場合や，同疾患を呈した他対象者を見学させます．治療内容の中で，アプローチのしかたを確認しながら繰り返し見学―模倣することで，間違った行為が起きないようにしておくことが大切です．さらに，対象者間の相違点も解説することで理解が深まります．解説を教科書的な内容や表現（形式知）にて行うことで，これまで養成校で学習した内容にもつながり，実習生は理解しやすくなるでしょう．

〈段階的な展開方法の例〉

準備：介入前に疾患における病態や回復過程を理解しているか確認しておく必要があります．

見学：CE の治療場面を実際に見学します（modeling）．疼痛部位の保護のしかたや，保持しながら筋緊張を和らげ誘導していく際のハンドリングや運動方向を解説します．繰り返し見学させることで，理解が得られているか確認します．

模倣：理解が得られた後にサブスキルにて治療内容を細分化することで，模倣も可能です（coaching）．対象者によってリスクが高い場合や実習生介入の承諾が得られない場合などは，見学にとどめておくべきです．

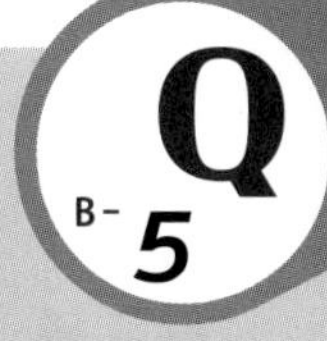

神谷喜一

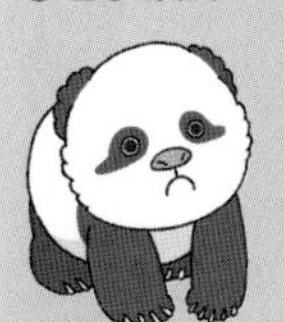
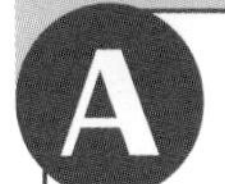

脳卒中片麻痺障害の回復過程における分離運動を促通する際に，実習生にどのように参加させればよいでしょうか？

A 片麻痺の回復過程が理解できるよう Brunnstrom stage を一緒に確認し，あわせてステージに沿った促通や負荷のかけかたを経験させていきましょう．

キーワード：認知スキル，模倣，評価

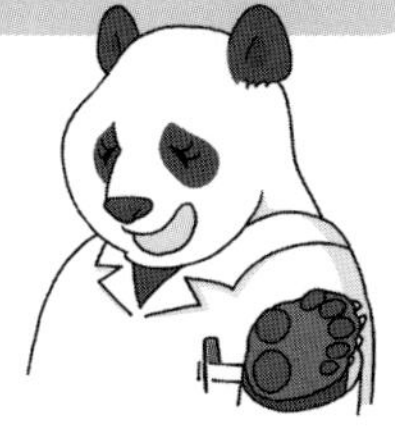

介入前に対象者の発症状況や回復過程を情報収集します．
さらに疼痛，筋緊張，筋力，深部感覚，関節可動域などのリハビリテーション評価もあわせて確認します．

見学場面では，実際の動作と事前の情報内容を照らし合わせます．そこからどう治療展開していくかを解説していきます．

模倣場面では，CE のハンドリングを確認するために，実際の声かけや運動方向への誘導，抵抗のかけかたを学んでいきます．CE は一緒に手を携えながら誘導していきます．認知的徒弟制のステップでいう coaching にあたります．

意図的にほかの脳卒中の対象者にも介入することで，Brunnstrom stage の違いによる動作確認や評価・治療内容も理解することができるでしょう．

〈段階的な展開方法の例〉

準備：事前に発症状況や回復過程を確認し，さらに CE のリハビリテーション評価もあわせて情報収集します．

見学：CE から Brunnstrom stage を含めたリハビリテーション評価を解説しながら，分離運動促通場面をみてもらいます．また別ステージの対象者も見学することで，リハビリテーション評価基準の明確化をはかります（modeling）．

模倣前期：介入する際，運動スキルでは，サブスキルによって分離運動の誘導のしかた，抵抗のかけかたなどを確認していきます．認知スキルでは，教科書的な内容や表現（形式知）にて説明しながらも CE の経験値に基づく知識（暗黙知）の部分も加えると，発想の展開につながるでしょう（coaching）．

模倣後期：1 人の対象者の回復過程に継続して介入していくことや，同疾患を呈するほかの対象者の治療場面も見学―模倣しながら共通性，相違性を確認することで，臨床経験値が上がり，評価の精度や治療技術が向上します（scaffolding）．

神谷喜一

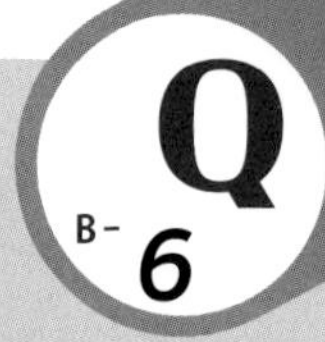

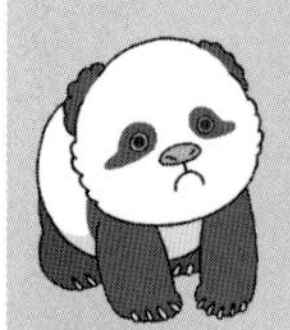

運動麻痺や深部感覚の改善，姿勢制御をはかるアプローチをどのように経験させたらよいでしょうか？

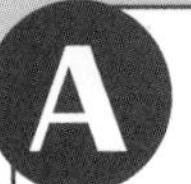

対象者の責任病巣と障害について関連づけるよう教示しましょう．リハビリテーション評価に基づいて，実際の動作場面を確認することが大切です．どのような障害があり，動作にどう影響しているか，そのつながりを確認し理解することが必要です．また，治療プログラムの目的まで理解させておくとよいでしょう．

キーワード：みえる化，見学，模倣，正統的周辺参加

事前に障害による影響をフローチャートにすると，理解が得られやすいでしょう．

運動麻痺や深部感覚障害において，視覚や声かけ，または体性感覚によるフィードバックによって正常な姿勢や運動ができるよう高めていく理論を理解させておく必要があります．

見学場面にて障害像を確認し，それに対する治療プログラムの目的や方法，さらにどのような効果を狙っているのかを教科書的な内容や表現（形式知）で解説しながら治療場面を見学させます．

あわせて転倒や転落などのリスク面も説明しておくとよいでしょう．認知的徒弟制のステップでいう modeling になります．

模倣においては，CE の治療を理解するために，CE に代わり実際の声かけや運動方向への誘導のしかた，抵抗のかけかたをつかんでいきます．

〈段階的な展開方法の例〉

準備：対象者の障害像を事前確認します．口頭説明とあわせてフローチャートなどでみえる化すると，実習生は理解しやすくなります．

見学：見学場面にて実際の動作を確認しながら，どういった治療法でアプローチするかを解説します．また，期待する効果まで説明していきます（modeling）．

模倣：実際に実習生が CE と立ち位置を代わり，対象者へのハンドリングや負荷のかけかたを CE の指導のもとで実践していきます（coaching）．その際に，対象者からの手ごたえや反応を CE と振り返る時間を設け，継続的に確認作業を行い，次の臨床場面に臨めるようにしましょう（scaffolding）．

 神谷喜一

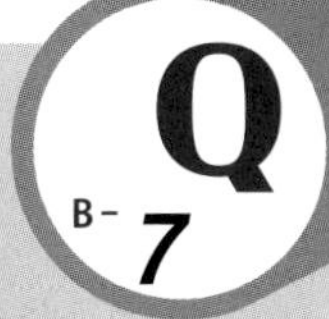

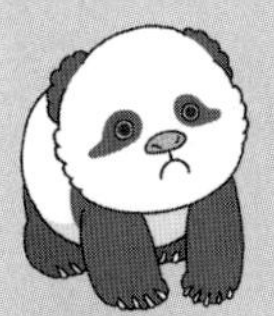

基本動作能力や FIM など，実際の動作場面のリハビリテーション評価からみる優先的アプローチを実習生に伝えるにはどうすればよいでしょうか？

A 実習生は検査測定から得た課題をもとに統合解釈し，治療プログラムを立案しがちです（ボトムアップ的視点）．対象者の基本動作能力や FIM などのリハビリテーション評価，または実際に行っている ADL 場面からの治療プログラムを教示するとよいでしょう．

キーワード：トップダウン的視点，リフレクション，探究

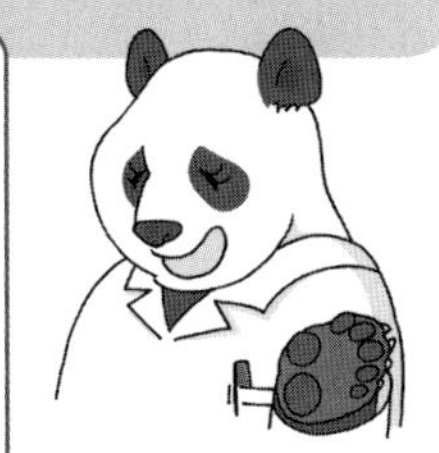

検査測定結果から課題を抽出し治療プログラムを立案するボトムアップ的視点ではなく，実際の動作場面から治療プログラムを立案するトップダウン的視点を提示します．

臨床では，対象者の実際の動作場面を実習生と一緒に確認しながら動作分析していきます．その動作の起因となる障害を確かめるために，検査測定にて検証します．これらの取り組みにより，実習生が立案するボトムアップ的な視点からの治療プログラムとのつながりを強化することができます．認知的徒弟制のステップでいう reflection の部分にあたります．

さらにほかの動作や別の対象者でも繰り返しボトムアップ的視点とトップダウン的視点のそれぞれから検証していくことで，問題解決の過程を確立していくことができます．認知的徒弟制の exploration にあたります．

〈段階的な展開方法の例〉

準備：実習生が立案した，検査測定結果から課題抽出した治療プログラムについて確認します．実習生と意見交換する際には，みえる化できるような関連図などもあわせて提示したほうがよいでしょう．

見学～模倣前期：臨床場面では，基本動作や行っている ADL について CE がヒントを与えながら動作分析していきます．そして動作の裏づけをとるために，検査測定を行います．

模倣後期：ボトムアップとトップダウンの両視点から繰り返し検証することで，問題解決の過程が確立し応用力が高まっていきます．

神谷喜一

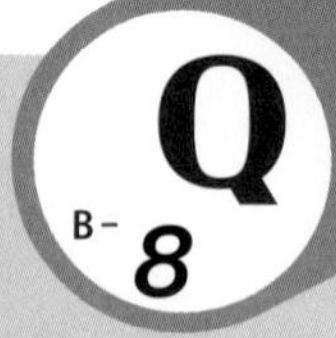

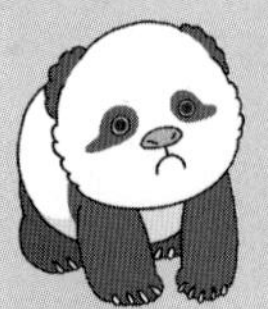

病棟での安全なトランスファー技術の習得を促すために，実習生にどう介入させたらよいでしょうか？

A 実習生がさまざまな介助レベルに応じたトランスファー動作指導ができるようになるには，リスク管理や介助量に応じたトランスファー動作方法を教示する必要があります．トランスファー動作を細分化し，安全な水準から介入させていきましょう．

キーワード：トランスファー，細分化，サブスキル，正統的周辺参加

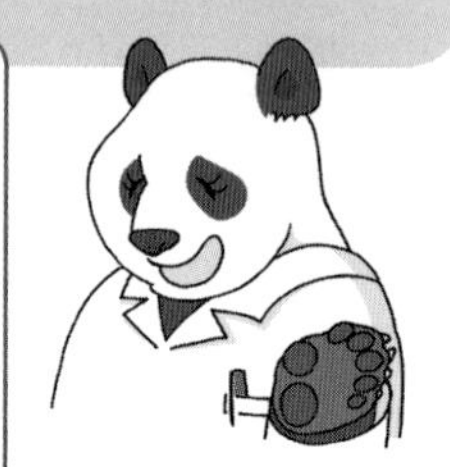

トランスファー動作は，1つの動作として取り組むには大きな課題となります．対象者の動作を確認しながら，どこを介助するか，介助量は必要最小限か，転倒の危険性はないかなど，対象者の身体機能を活かしつつリスク管理に注意しながら取り組めるよう教示します．それにはトランスファー動作を以下のサブスキルに細分化して取り組むことが重要です．

①事前の情報収集（疾患，合併症，疼痛，筋力，関節可動域，バランス能力，認知など），②端座位姿勢（座面の安定性，姿勢保持，足底接地，車椅子設置場所など），③立ち上がり動作（両下肢への重心移動，把持する場所，立位姿勢，バランスなど），④方向転換動作（両下肢の方向転換，バランス，車椅子との距離など），⑤着座動作（殿部への重心移動，車椅子の確認，着座スピードなど）．

応用として，介助レベルを自立・見守り→一部介助→半介助→全介助と進めていき，さまざまなケースで対応できるよう繰り返し実践することが大切です．また，実習生に腰痛などの身体的負荷がかからないようにアドバイスしましょう．

〈段階的な展開方法の例〉

見学：トランスファー動作を細分化して解説します．

模倣：運動スキルとしての修得をめざします．サブスキルに細分化して実践することで，スキルの修得状況が確認できます．

認知スキルとしては，介助レベルの判断やトランスファー手順を説明できるか，身体的負荷がかからない方法を理論をもって説明できるかなどを確認するとよいでしょう．

一方，転倒・転落や擦過傷を起こす可能性の高い対象者については，水準として見学にとどめておくべきです．

神谷喜一

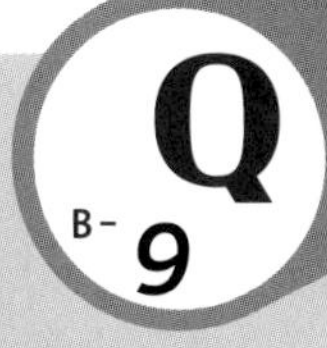

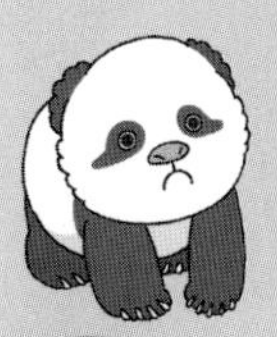

在宅復帰するための課題動作に対し，目標レベルをどう設定するか実習生に理解させるにはどうしたらよいでしょうか？

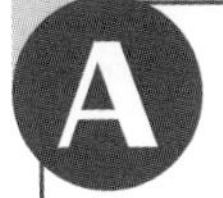

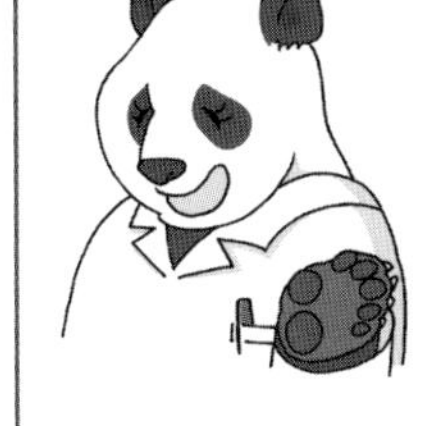

家屋環境やキーパーソンを含めた対象者を取り巻く環境は多様です．ここでは入院前情報や発症後の回復状況を鑑みて，退院後の在宅復帰場面を想定したリハビリテーション目標を教示することが重要です．入院前後の身体機能の変化やできる ADL 状況をふまえて，在宅復帰レベルを明確にする必要があります．たとえ障害が残ってもそれを代償できる人的・物的資源を有効活用する方法を提示するとよいでしょう．

キーワード：認知スキル，細分化，経験値

「目標レベルの設定」は，あらゆる条件をふまえた内容で理解させる必要があります．認知スキルをサブスキルに細分化して説明すると理解を得やすいでしょう．入院前の生活レベル，疾病による障害の影響，その後の身体機能回復状況，在宅復帰するための必須条件，たとえ ADL 自立できなくてもそれを代償できるサービス資源の提案などを説明して，理解させることが重要です．

実習生を意図的に在宅復帰場面にかかわらせることで経験値を積み重ねていき，在宅復帰するために必要な目標レベルか判断できるよう成長を促すことが大切です．

〈段階的な展開方法の例〉

準備：入院前情報（身体機能，ADL 能力）や入院後の身体機能的変化，「できる ADL」を情報収集します．

見学：動作確認しながら，目標とする ADL レベルについて根拠を含めて説明します（modeling）．

模倣前期：実習生には，生活場面を想定した課題動作について，見学と模倣を繰り返しながら実践介入させます．

模倣後期：退院前家屋調査に同行し，リアルな生活場面を確認することで，目標レベルが妥当なのか確認（articulation）していきます．CE と意見交換することで在宅復帰に必要な ADL 基準が明確になります（reflection）．

実施：さらに別の対象者でも同様に実践して共通性や相違性をみつけ，探求心が芽生えていくよう取り組むことが大切です（exploration）．

長福武志

Q C-1

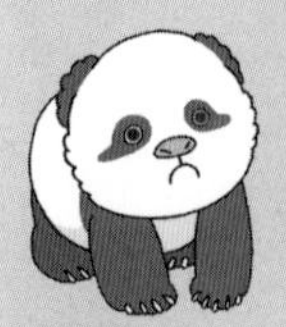

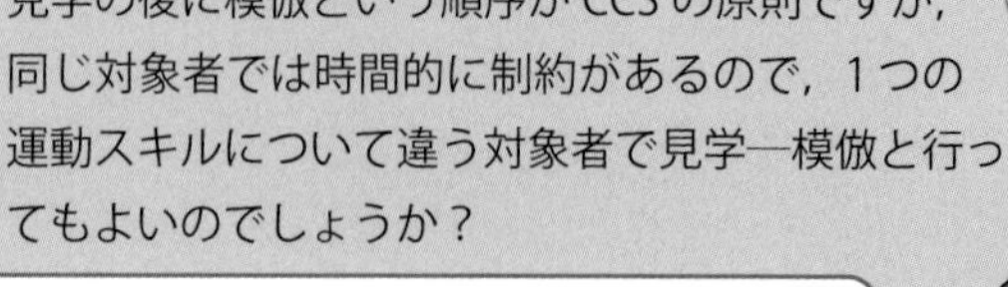

見学の後に模倣という順序が CCS の原則ですが，同じ対象者では時間的に制約があるので，1つの運動スキルについて違う対象者で見学―模倣と行ってもよいのでしょうか？

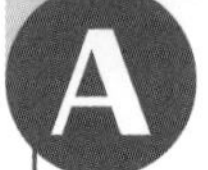

運動スキルをサブスキルに細分化することで，違う対象者でも見学―模倣のプロセスを経て学習することが可能です．

キーワード：運動スキル，サブスキル，リスク管理，チェックリスト

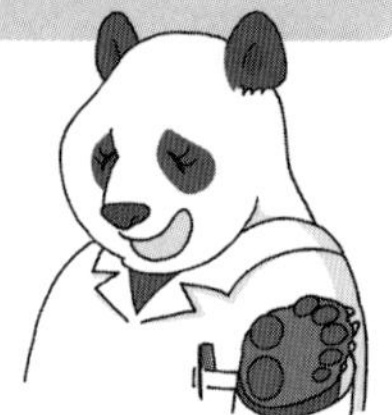

生活期では同じ対象者に毎日かかわれる機会は少なく，時間的な制約があります．そのようなときは，違う対象者を通してスキルの修得につなげていきます．

ある運動スキルをサブスキルに細分化します．CE はサブスキルを説明しながら見学させます．対象者によって当然リスクは変わります．違う対象者を通して見学させるためにはそのリスクの違いを十分に説明する必要があり，CE にはリスク管理の徹底が求められます．CE はリスクを押さえた上で，見学の段階で説明したサブスキルから模倣へ進めていきます．CE は水準を考慮し，実習生に技術指導しながら繰り返し模倣させる機会を設けます．細分化したサブスキルを1つひとつ説明し模倣させていくと，運動スキルとして実施の段階（サブスキルの集合体が運動スキルです）となります．

対象者ごとに，何のサブスキルを説明し技術指導したのか，CE は実習生と一緒にチェックリストで確認していくとよいでしょう．1つの運動スキル修得のために複数の対象者を経験しますので，個別性，共通していることを把握することも重要となります．

〈段階的な展開方法の例〉

準備：1つの運動スキルをサブスキルへ細分化します．対象者が変わっても，リスクを十分に説明して見学―模倣のプロセスを踏んで修得へつなげていきます．

見学〜模倣：細分化したサブスキルを，見学―模倣へと進めていきます．サブスキルの集合体が運動スキルとなるため，1つひとつのサブスキルを積み重ねていきます．対象者ごとに，サブスキルの経験値や理解度をチェックリストで確認します．

実施：CE の直接監視のもと実習生へ役割分担され，治療プログラムの中で実践します．

加納一則

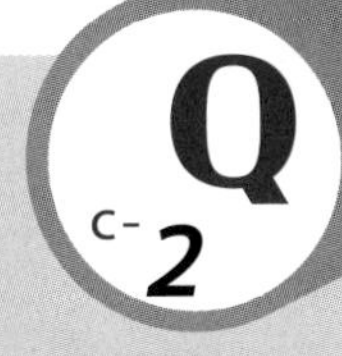

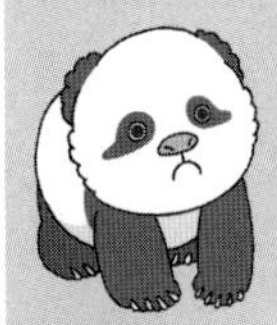

脳卒中片麻痺で車椅子生活中心の対象者に自宅内での生活指導をする際，見学―模倣はどのように進めればよいでしょうか？

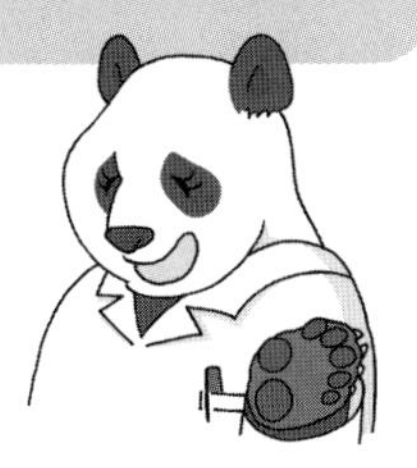

A 在宅では対象者の状態や生活環境はさまざまです．片麻痺で車椅子中心の対象者がどのような生活を送っているケースがあるか，事前説明を入念に行います．また見学前には実習生に経験してほしい点を説明し，模倣については実習生による事前学習の上で実際の模倣を行うと，学習効果は著しく向上します．

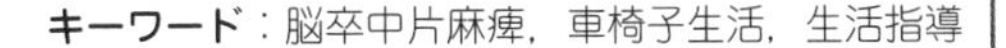

キーワード：脳卒中片麻痺，車椅子生活，生活指導

チェックすべき項目が多く，対象者や家屋状況により多様な場面が想定されることから，事前に見学するポイント（細項目）を実習生に示し，CE と実習生のピント調整を行います．

対象者への介入場面では，①対象者の健側機能，動作能力と自宅環境（物的・人的）が合致しているか評価を行い，合致しない場合は，②さらに健側機能の改善が期待できるのならどのような機能や活動を改善させるのか，③健側機能改善が難しい場合は環境を調整する方向で行います．

生活期で担当する片麻痺の対象者は，発症後の経過が長期になっているケースが多く，まず身体的機能の改善が可能か評価・判断します．その評価の流れの中で実習生は助手として見学―模倣を行っていきます．実際の生活指導場面では，さまざまな状況・環境で限られた時間内に実施しなければならず実習生は見学中心になるので，事前に実習生による自己学習が実施できれば模倣もスムーズでしょう．

〈段階的な展開方法の例〉

準備：片麻痺で車椅子中心に生活している対象者の状況を想定し，必要な臨床能力などについて十分に説明します．

見学：想定した評価や生活指導場面を見学させ，CE がその場で何を考え生活指導を行ったのか実習生に解説します．

模倣：事前に予定している場面を実習生に伝え，自己学習を促した上で CE の支援を受けながら行い，さらに CE の補助的活動を行います．

実施：在宅で CE の見守りを受けながらであっても，実習生単独で行うことは難しいでしょう．別に時間をとり，CE に対して実習生が説明・実施して，実習生の理解度を測ります．

舟川和孝

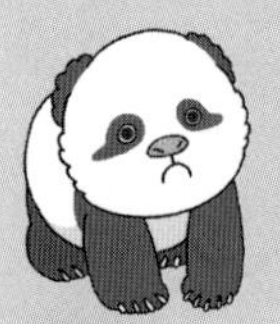

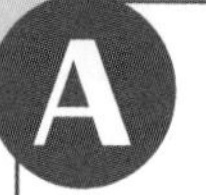

外来では疼痛軽減を目的として診療にあたることが多いのですが，限られた時間内で実習生にはどのように診療参加させるのでしょうか？

A 診療時間の制約がある中で指導に時間を割くと対象者の不利益が懸念されますが，CE が診療しながら目的や注意事項などを解説することは可能です．また，ホットパックや渦流浴の準備，後片づけなどは何度も指導することなく実習生でも行えます．このように周辺業務から診療参加させるとよいでしょう．

キーワード：外来，物理療法，時間の制約

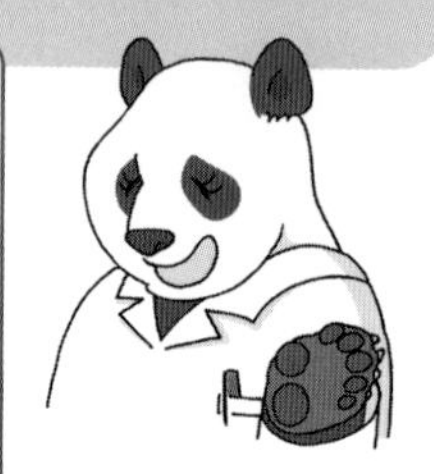

スタンダードな物理療法機器（ホットパック，渦流浴など）や低出力レーザーなどは扱いかたを指導すれば実習生でも比較的容易に模倣が可能です．ただし，創傷や感染リスクがある場合やがん治療に関する場合は水準 3 に該当するので，見学までにとどめます．水準 2 である超音波や電気刺激，極超短波，牽引療法などは CE の補助としてできる範囲で参加させます．物理療法を安易に考える現場もあるようですが，対象者の状態は毎回同じとは限らず，実習生が間違いなく実施できるという確約もありません．したがって，リスク管理や効果判定の点からも実習生任せにしてはいけません．

疼痛軽減を目的とした関節モビライゼーションなどの徒手療法もありますが，実習生には実施困難であり見学にとどめるべきです．しかし，実習生が助手としてかかわり（模倣前期），対象者と一緒に施術後の効果を確認できることでモチベーション向上になっている様子をしばしば経験しています．

〈段階的な展開方法の例〉渦流浴

見学：ただお湯に浸けるだけでなく水中で運動することが有効なので，必要があれば CE が手を入れて運動を促しながら解説をします．

模倣：実習生も同じように運動を行います．

実施：安定してできるとよいでしょう．

〈段階的な展開方法の例〉超音波療法

見学：目的や出力，導子の操作方法などを説明しながら行います．

模倣：CE が手を添えて導子を操作します．

実施：平坦な部位などで問題がなければ実施となりますが，アキレス腱などの狭い部位は模倣までが安全です．

加納一則

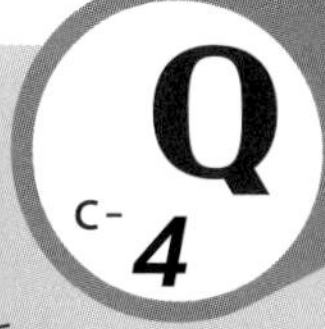

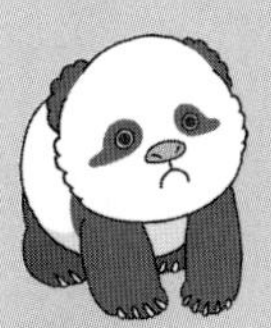

社会復帰・職場復帰を目的に屋外歩行練習や公共交通機関の利用練習などを行う場合の見学―模倣の進めかたがわかりません．どのように指導計画を立てるのでしょうか？

A 事前に行うべき細項目を整理し，対象者の評価，屋外や公共機関での状況が想定できれば，どの手順まで行う（見学―模倣させる）か計画を立てることが可能です．

キーワード：外出練習，施設外練習，公共交通機関

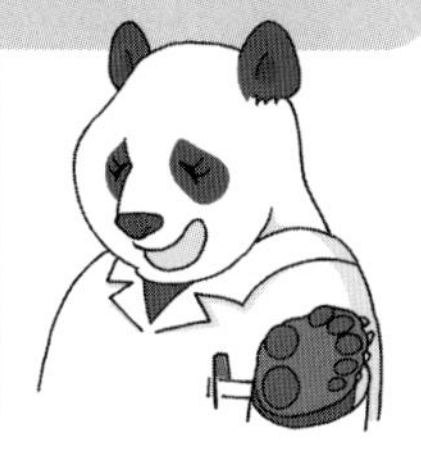

屋外歩行や公共交通機関の利用練習では，ほかの技術スキルと同じく，CEが行う手順を説明し見学を行い模倣へ移行しますが，PTがここにかかわる意義，目的，内容を十分に説明して行っていくことが大切になります．

1つ目に，屋外歩行や公共交通機関の利用練習が実施できるか否か，事前に対象者の動作能力評価（平地歩行能力はもちろん，急停止や方向転換などの安定性，動作持久性の評価など）を行います．これらは室内での評価のため繰り返し見学―模倣が行いやすく，積極的に実習生の補助的活動を取り入れるよう計画します．

2つ目に，実際の環境やバリアの存在を想定し，屋外歩行などを実施する前に室内でシミュレーションを行い，必要なら練習を行います．これもある程度時間が確保できるのであれば，指導計画に組み入れます．

そして3つ目に，実際の屋外歩行や公共交通機関の利用練習を行う中で，想定どおり実施できるか否か評価します．その評価の実際については実習生も十分見学可能です．

〈段階的な展開方法の例〉

準備：屋外歩行，公共交通機関の利用練習の意義・目的，実施する上でPTの視点で行うべき評価内容，身につけるべき能力などについて十分に解説します．

見学：あらかじめ見学ポイントを実習生に伝えた上で行い，見学後に事前の評価・想定と実際との違いなどについて解説し，CEの考えを実習生と共有します．

模倣：多くの細項目の中でCEの補助的活動を行いながら，事前に予定した細項目のいくつかをCEの補助を受けながら行います．練習前の室内での能力評価やシミュレーションでの評価など，繰り返し見学―模倣がしやすい項目を中心に進めていきます．

 舟川和孝

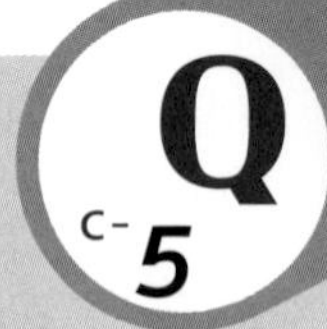

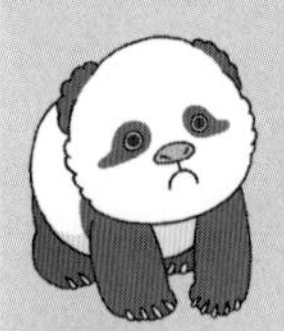

外来や訪問では見学—模倣できる運動スキルの項目が急性期や回復期に比べて少ないのですが，どのように増やしていけばよいでしょうか？

A 外来や訪問の対象者では，実生活の中で多種多様な問題点があがります．それぞれの場面で不自由な動作を各運動に分解し，さらに細分化していくと，必要な運動スキルを抽出することができます．

キーワード：外来・訪問，運動スキル，チェックリスト

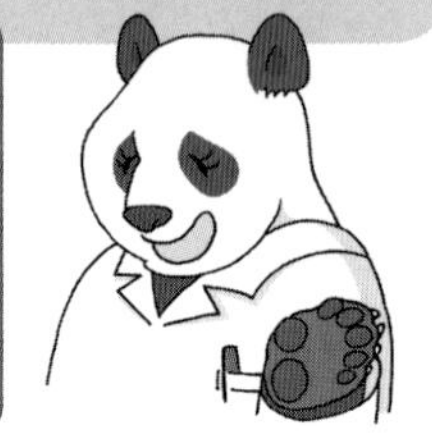

外来の場合は頻度や時間に制限がある反面，多くの対象者を経験することができるので，その特性を利用してさまざまな運動スキルの指導を行うことが可能です．

訪問の場合，個々の住環境や生活様式に照らし合わせた運動機能の改善は重要ですが，運動スキルには環境整備や家族指導などが含まれることを認識させた上で実習生に指導するとよいでしょう．

外来や訪問では，入院中には気づかなかったことや生活に密着した問題点が発見されます．さらに，対象者ばかりでなく家族からの情報収集もヒントになります．

入院患者と違い，外来や訪問の対象者に理学療法を毎日実施することは少ないでしょうから，あらかじめ実習生に現在の状態や経過をしっかりと説明しておきます．先に述べたようにさまざまな問題点があげられますが，実習生がそれを整理することは難しいので，CE 主体でリストアップと優先順位設定を手本として提示すると，実習生の認知スキル向上に役立ちます．また，CE が対象者や家族へ適切な対応をする様子をみせることも，実習生にとって貴重な体験になります．

実習生にチェックリストのすべてを経験させることは困難であり，項目を埋めることが実習の目的ではありません．実際の現場で CE が何をどのように考えて，どうアプローチしているか，さらにその効果判定までを意図的に経験させるとよい実習になるでしょう．

 酒井吉仁

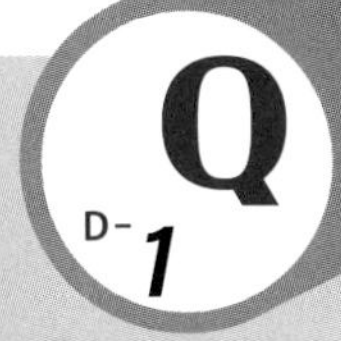

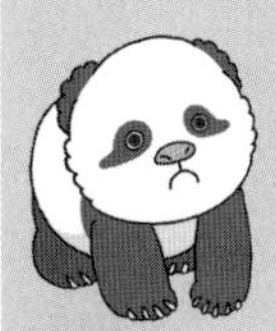

ビデオ動画で動作分析をさせたほうが臨床場面で動作分析させるより効率的と考えたら，ビデオ動画で取り組ませてもよいでしょうか？

A 実習生に臨床場面で動作分析させるより効率的ということで単にビデオ動画で動作分析を行うのであれば，学内演習で事足ります．臨床実習では，臨床現場で行わなければ意味をなさない動作分析に取り組ませることが必要です．

キーワード：診療参加型臨床実習，臨床スキル，動作分析

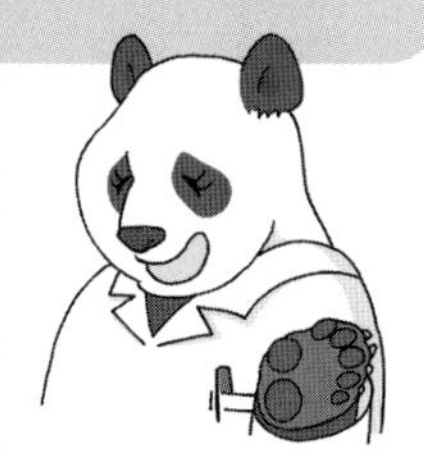

CE が診療時間内にビデオ動画を用いずに動作分析を行っているのであれば，CE はどのように動作分析を行っているのかを指導し，実習生はその行為を見学—模倣—実施の段階を経て学習していく貴重な機会を得ます．

ビデオによる動作分析は 1 つの方法ではありますが，学内教育でもできることです．臨床実習で行うのであれば，診療時間内にはその場でできる動作分析を行い，診療後にビデオを用いて実習生に CE の分析内容などを伝え動作を再確認させるなど，活用方法を考えてみましょう．

また，治療による変化の事前状態などを振り返るための参考としてのビデオ動画の活用は有効です．単に分析に終わらせるだけでなく，治療による変化をあわせて動作を分析し，動作異常を引き起こしている問題とその対応としての治療介入効果の検証過程の学習に活用させましょう．

竹井和人

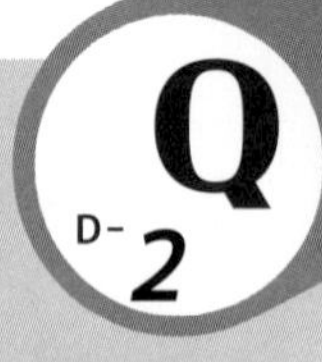

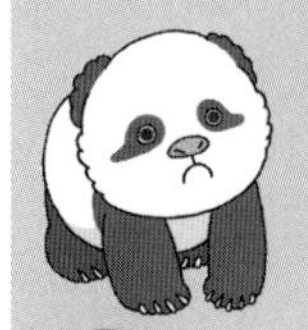

疼痛に対して過敏な対象者の疼痛評価は，どのように指導すればよいでしょうか？

A

実習生が不用意に評価することで，症状はもちろん関係も悪化する可能性があるため，実習生の介入には慎重を期します．しかし CE の評価を見学させる，経過観察からの考察を経験学習させるなど，見学にとどめながら認知スキルの向上をはかることはできます．

キーワード：リスク管理，信頼関係，包括的な視野

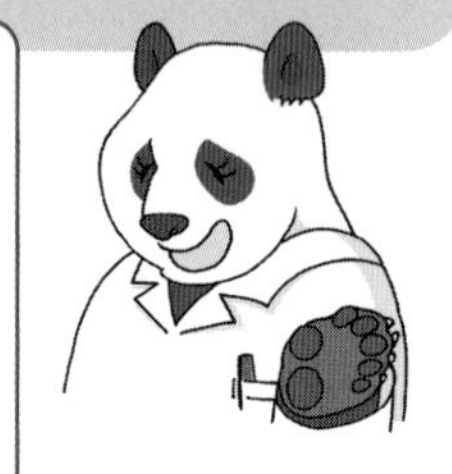

疼痛を訴える対象者は多く，実習生も評価をする機会が多い症状です．しかし状態によっては非常にリスクが高く，不用意に実習生が評価を行うと，対象者への侵襲はもちろん，実習生との関係性，ひいては CE との関係性をも壊してしまう可能性があります．そのため，疼痛に対して過敏な対象者の疼痛評価を行う場合，疼痛の程度や状態によって評価の方法を十分に検討する必要があります．あえて荷重をかけたり関節を動かしたりして疼痛の程度や部位を確認するような場合には，特に注意が必要です．痛みの感じかたは人それぞれで，炎症症状や骨折の程度，術創部の状態，関節の変形などの臨床症状の程度と対象者の疼痛に対する訴えは関連しないこともあります．また，性格的に疼痛を我慢する人もおり，口頭で疼痛の訴えがなくても表情や筋緊張に変化のある対象者は数多くいます．疼痛の訴えがあるときもないときも，対象者の表情や筋緊張の変化などの逃避的反応を観察させることは可能であり，そのような情報から疼痛の有無を判断する能力は非常に重要です．

経過観察による疼痛の評価も重要です．前日の状態や夜間の状態から疼痛の原因を考察し，生活上の問題点を検討することが可能です．どのような問診をすると疼痛の把握につながるかなども指導のポイントになります．

疼痛の評価を行う際には，疼痛を増悪させないことが重要です．そのため無理な介入はせず，実習生は見学にとどめておくことも重要になります．

疼痛は対象者の感じかたに依存するところがあり，客観的に評価しにくい項目です．あわせて，疼痛は快適な生活を阻害する大きな要因となり，重要な評価項目でもあります．疼痛の評価を包括的な視野でとらえることが指導の重要なポイントとなります．

竹井和人

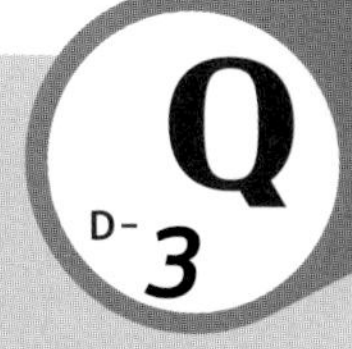

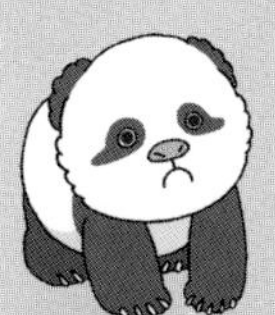

座位・立位バランスの獲得をめざした理学療法技術をどのように指導すればよいでしょうか？

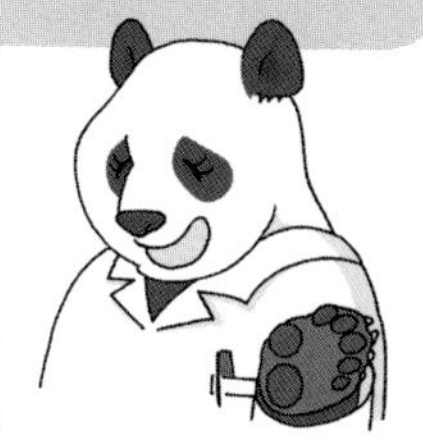

A 座位・立位の安定性を獲得する理学療法は，多くの疾患で必要とされるプログラムです．転倒リスクなどを考慮して段階的に実習生を参加させ，バランス能力の低下の原因を包括的に検討し，評価・治療に関連づけることが重要です．

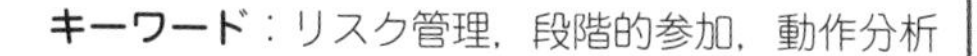
キーワード：リスク管理，段階的参加，動作分析

転倒経験は転倒の内因にもなり，座位・立位バランスの獲得をめざす対象者にとって，転倒の防止はリスク管理上非常に重要となります．バランス能力の中でも端座位での静的なバランス能力，動的なバランス能力は，体幹機能の改善やさまざまな ADL 能力の改善，歩行を含む基本動作能力の改善のために重要であり，安全かつ効果的に実施をしていく必要のある理学療法技術です．実習生は単に見学をするにとどまらず，実際に治療に参加することで転倒リスクに対しての意識づけを行い，どうしたらより安全にバランス能力の獲得ができるか，CE と意見交換を行いながら実践的なかかわりができます．具体的には，後方へ転倒しないように支えられる場所はどこか，端座位で動的な要素を増やすにはどのような介助・誘導を行うとよいかなど助言を行いながら実習生を参加させることで，実習内容の充実をはかりつつ，対象者はより安全にトレーニングができます．

バランス能力によりリスクも変わるため，たとえば立位において足を踏み出すなど大きく支持基底面が変わるような場合やより強い動的バランスとして外乱を加えるような場合には CE と実習生の 2 人 1 組で実施し，静的バランスへの介入場面では実習生が担う部分を増やすなど，状況に応じて方法を検討することで，安全にバランス能力への参加ができます．

バランス能力が低下する原因はさまざまで，疾患名だけでは分類できないほどいくつもの原因が影響しあった結果です．動作分析を行いバランス不良の原因を考えることができたら，歩行などと同様に筋力の増強や麻痺の改善，疼痛の軽減といった機能障害レベルに対するプログラムがバランス能力の改善へとつながる治療となり得る，ということを実習生に気づかせることも大切です．

井口 茂

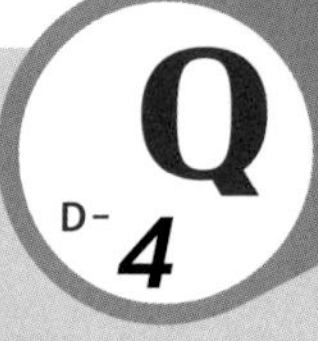

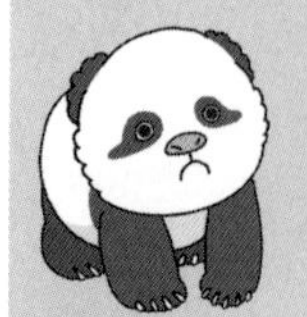

物理療法を実習生に任せてもよいのでしょうか？

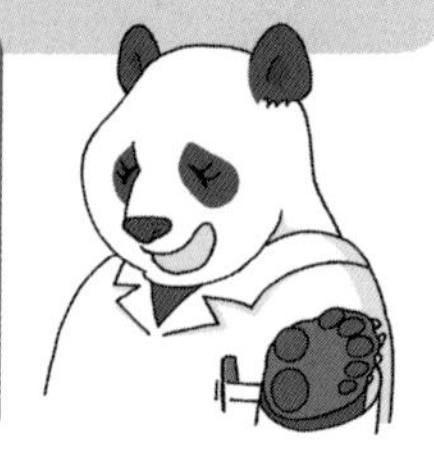

A 物理療法は機器によってはリスクを伴うので，実習生に任せることはできません．機器の準備や後片づけなどの周辺業務は可能ですが，実施に際しては常にCEの指導・監督のもとで行ってください．

キーワード：物理療法，周辺業務

臨床実習において，物理療法は周辺業務にとどまり，実習生が経験できていない現状にあります．物理療法は実習生の水準に留意することで見学―模倣―実施へ移すことができます．対象者に実施する物理療法の目的を理解し，適応と禁忌，治療部位，操作方法，治療中および治療後の症状を確認して行います．以下にホットパックと超音波療法を例に指導の展開方法を示します．

〈段階的な展開方法の例〉ホットパック

準備～見学：加温槽の温度や使用するタオルの準備などを指示・確認させます．そして実際の対象者へのオリエンテーション，ホットパックの包みかた，治療部位へのあてかた，施行後のホットパックの処理などを見学させます．さらに施行中および施行後の皮膚の状態に留意するよう指導します．

模倣～実施：周辺参加であるホットパックの準備・確認から実際の施行の見学を繰り返し，模倣から実施へとつなげていきます．実施に際しては適宜，対象者の治療部位，禁忌事項などを確認させます．

〈段階的な展開方法の例〉超音波療法

臨床的な適応の広がりに伴い，創傷部への照射も実施されていますが，照射対象によってはリスクが増す場合があり，物理療法の水準に照らした指導が必要です．

見学：実際の超音波の照射場面を実習生に見学させます．その際，対象者に対する治療目的や超音波の照射範囲，導子の動かしかたを説明します．

模倣～実施：見学を繰り返した後，次の治療場面で実習生に導子をもたせ，CEと同様の照射範囲，導子の動かしかたを行わせます．超音波照射は腰部や足部など部位によって導子の動かしかたが異なるため，模倣段階でもCEが導子を一緒にもち動かしかたを指示します．そして模倣を繰り返し，実施へと移行します．

使用する機器の使用方法を理解し，症例の適応と禁忌を確認させながら段階的に物理療法を指導していきます．

井口　茂

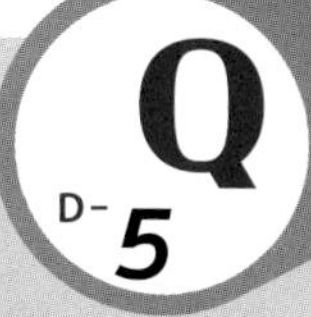

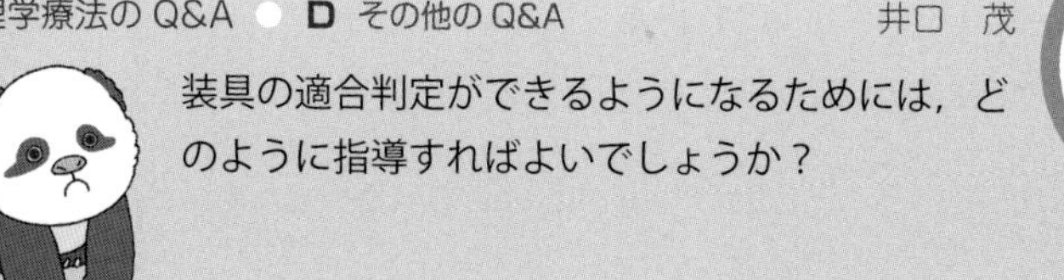

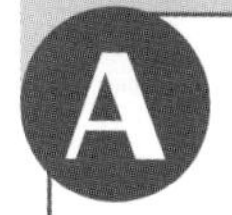

装具の適合判定ができるようになるためには，どのように指導すればよいでしょうか？

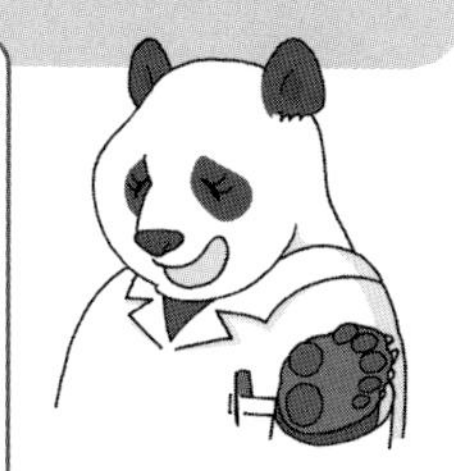

A 装具の適合判定は，診療チームの方針によりCEが実施するものです．実習生においては装具使用者の装具装着の介助と補助，装着後の歩行分析，着脱後の状態確認などを通して，適合判定につながる事項を経験させるよう指導していくことが望ましいでしょう．

キーワード：装具，適合判定，チーム医療

装具療法は，運動器障害における変形の予防および矯正や，中枢神経系障害の下肢装具におけるアライメント調整による歩行獲得など，その適用範囲は広く，さまざまな障害に用いられています．適合判定には多くの臨床経験や義肢装具士とのやりとりが必要であり，臨床実習において実習生が経験できる機会は少ないかもしれません．実習生が直接，装具の適合判定にかかわることは難しいため，適合判定にかかわる事項を細分化し経験させていきます．

〈段階的な展開方法の例〉

片麻痺の対象者のプラスチック製短下肢装具の適合判定を例に，まず実習生に対して使用している装具の目的，矯正する変形や角度，歩行時のアライメントについて説明し，さらに対象者の麻痺の程度，感覚，立位バランス，歩行分析の評価結果などとの関連性について説明します．実習生が行った測定評価の結果と照らし合わせることも有用な指導となります．

見学：実際の治療場面においてCEが行う装具装着の手順を見学させ，矯正方法，固定方法を確認し，立位での静的アライメントのチェックポイントを説明します．

模倣～実施：数回の見学後，次の治療場面において実習生に装具装着の介助・補助を模倣させ，装着できているかを確認します．装具歩行の動的アライメントについてはCEの歩行動作の誘導と指示の中で見学―模倣し，実施へとつなげていきます．下肢装具のチェックとしては，装具歩行終了後に皮膚の状態，装具の圧迫による疼痛などを観察し，必要に応じて報告させます．

対象者の装具を用いた運動療法の中で，装具装着時の変形の矯正，角度矯正や歩行時の荷重およびアライメントの変化などを確認させていくことで，装具の適合判定の指導につなげていきます．

橋村康二

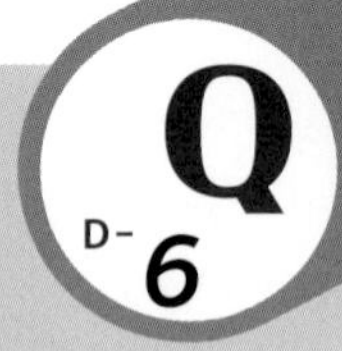

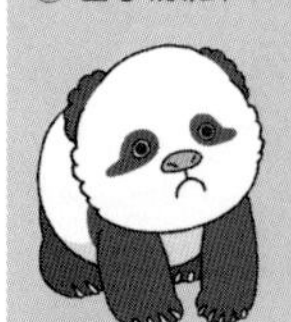

COPD の対象者に対する 6 分間歩行など，実習生がしてみたいというスキルはやらせても問題ないでしょうか？

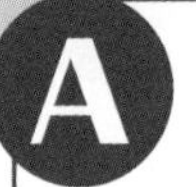

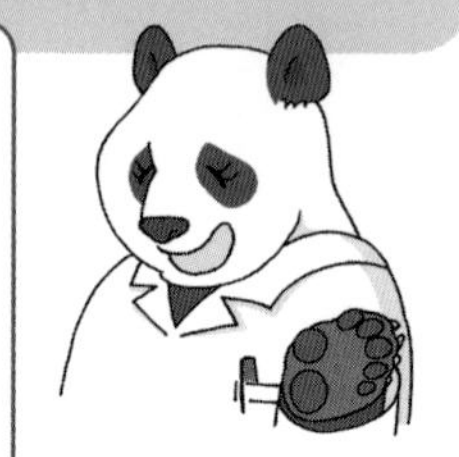

A 業務に必要のないことを実習生の希望だけで実施することは対象者の不利益となるため避けるべきです．しかし，ほかのセラピストの中に実施予定者がいれば，指導の一部を代行してもらうことで経験させられる可能性はあります．対象者の同意は，実習生の希望ではなく治療上の必要性を理由に得ることが肝要です．

キーワード：診療参加型臨床実習，代行指導，同意

CCS は，日々の業務に参加させて経験を積ませながら学ばせる「診療参加型臨床実習」が基本です．日々の業務で実施している評価や治療は，対象者にとって必要なことを実施しており，実習生がしてみたいことを実施しているわけではありません．そのため，業務上必要性のないことを「実習生がしてみたい」という理由だけで実施させることは適切ではありません．

しかし，実習生が積極性をもちやりたいといってきたことは，なるべく経験させてやりたいのも正直なところです．たとえば，ほかのセラピストの業務で実施予定かどうかを確認し，実施予定のセラピストがいれば，指導の代行を依頼し業務に参加させるなどの工夫をすることで，経験させることができます．

実施させる場合は，実施前に実習生が評価の目的などを説明できるかを確認することが要となります．加えて，対象者に同意を得ることは CE の役割であり，その際，「実習生が必要といっているから」ではなく対象者の治療の一環として必要であることを，対象者に説明できなければなりません．

橋村康二

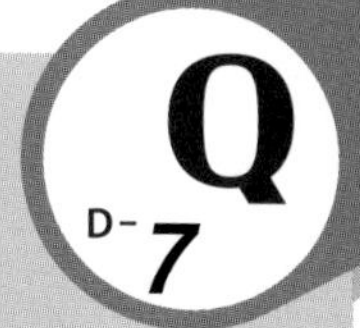

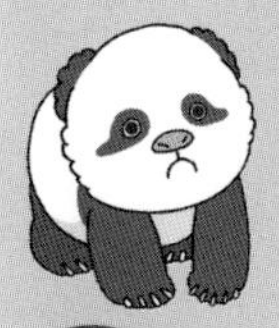

退院前訪問指導に実習生を連れていく場合，見学だけでよいでしょうか？

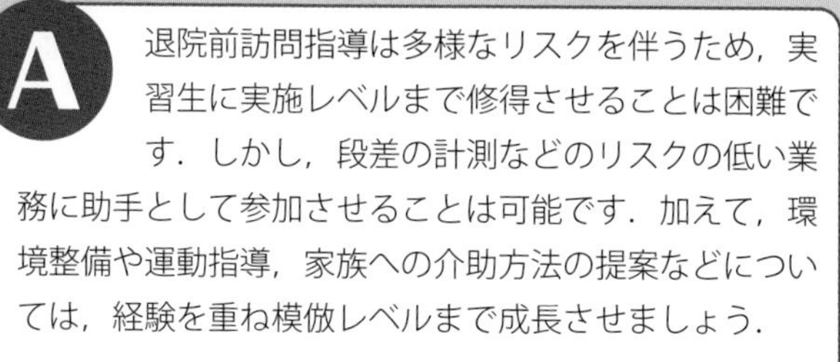

A

退院前訪問指導は多様なリスクを伴うため，実習生に実施レベルまで修得させることは困難です．しかし，段差の計測などのリスクの低い業務に助手として参加させることは可能です．加えて，環境整備や運動指導，家族への介助方法の提案などについては，経験を重ね模倣レベルまで成長させましょう．

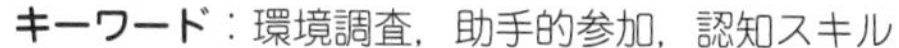

キーワード：環境調査，助手的参加，認知スキル

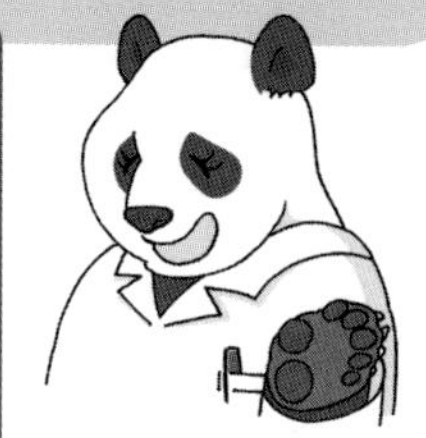

対象者の自宅を訪問することで環境などを的確に調査・分析し，場合によってはその場で環境整備の必要性を判断し提案することや，家族指導も行います．ほとんどの場合 CE にとっても初めての訪問となるので，実習生に何を経験させ考えさせるかといった事前の指導計画が立てられない上に，家族への指導や住環境整備の提案についてはリスクも生じます．こういった理由から，退院前訪問に関する業務を実習生に実施レベルまで修得させることは困難です．

しかし，段差の高さ，浴室やトイレの入り口の幅の計測などの住環境の調査の一部について，計測ポイントの判断は CE が行い実習生に指示を出して計測させることで，実習生を業務に参加させることができます．

また，退院前訪問の業務の多くは認知スキルなので，経験を重ねることで模倣レベルまで成長させることが可能です．そのためには，実習全体の計画の中で可能なかぎり退院前訪問の機会を設けておく必要があります．また，実習生には事前に対象者の心身機能の状態や動作能力について分析させ，必要な環境条件や介助方法を想定させておくことが前提となります．その上で訪問による環境調整や家族の状況分析を行わせ，必要な住環境の整備や家族に対する介助指導について考えさせましょう．

日本理学療法士協会による『臨床実習において実習生が実施可能な基本技術の水準』においても，住環境整備や家族教育などに関しては見学にとどめるべきとされています．しかしいずれは実施レベルを求められるため，実習生のうちに少しでも業務に参加させ，イメージ形成を行っておくことは必要です．

 中川法一

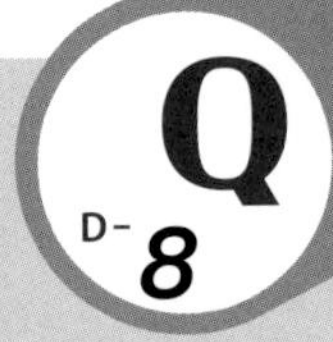

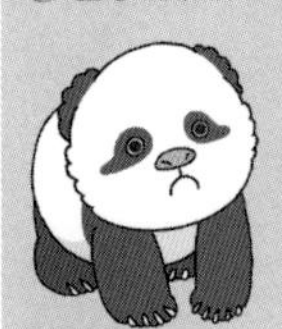

歩行が安定した対象者の屋外歩行練習は，実習生だけで実施させてもよいでしょうか？

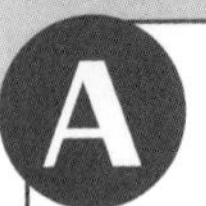

A 一見，実習生だけでの実施が可能にみえる行為であっても，CEの監視下を外れ実習生が単独で実施することは容認されません．臨床実習の前提である違法性の阻却条件を確認しましょう．

キーワード：診療参加型臨床実習，違法性の阻却，直接監視下

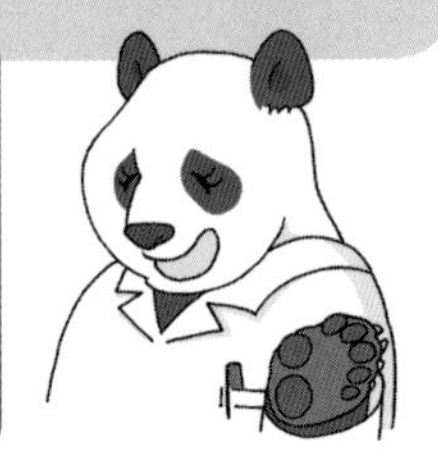

現在の臨床実習は『既に十分な基礎教育を終えた学生に，教員がその裁量の下で適当と信ずる「ある程度の医行為」を，自分の直接監督下で，患者の許可を得て実習させても，違法性を阻却する』という1991年の医師法の解釈変更により実施可能とされています．したがって診療参加という行為は，CEが展開する理学療法場面に実習生が補助的に参加することとなります．

屋外歩行練習を実習生に実施させたい場合にも，以下の4項目に示す**違法性の阻却条件**に照合しながら考える必要があります．

①侵襲性のそれほど高くない一定のもの．

②一定の要件を満たす指導医による指導と監督．

③実習生に対する事前評価．

④対象者の同意を得る．

①については，日本理学療法士協会が示す水準では歩行練習への参加は推奨項目（水準1）になりますが，その前提として，屋外歩行練習の目的，実習生が参加する場合の役割を明確にして，事前に説明しておく必要があります．

②については，厚労省の基準に合致した講習修了は最低限のレベルと考え，CEとしての日々の研鑽が重要です．重要なことは，**歩行練習中のCEによる監督が不可欠**であることです．

③については，養成校による基準をクリアした学生が臨床実習に赴いているという前提で診療参加をさせているわけですが，チェックリストによる事前情報や見学—模倣という過程の中で実習生の能力を直に把握しておく必要があります．

④は①～③が適切に行われていなければ成立しないものと考えておくべきです．

③作業療法のＱ＆Ａ

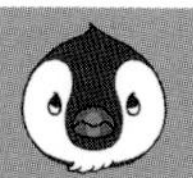

 小岩伸之

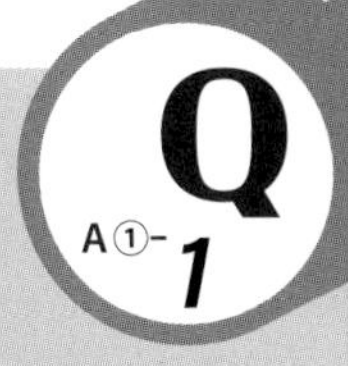

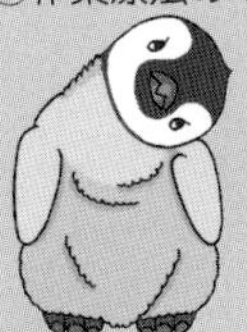

急性期作業療法におけるスプリントの作製では，過去に実習生が経験しているものであれば見学—模倣を経ずに実施してもよいでしょうか？

A スプリントはオーダーメイドが主となるので，過去に作製経験があっても，対象者ごとにCEの作製場面の見学—模倣を経てCEの工夫やコツを伝えながら実施に進めましょう．

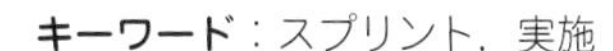

キーワード：スプリント，実施

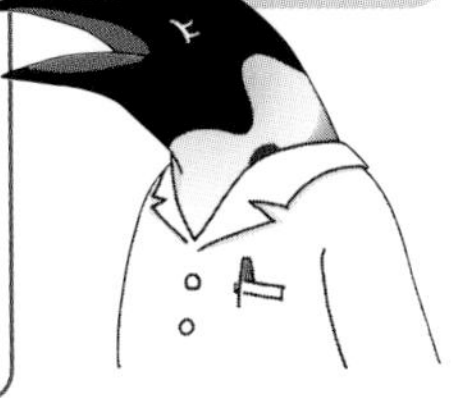

スプリント作製の原理原則に大きな違いはなくても，対象者1人ひとりの疾病や障害，生活や仕事にあわせた作製技術や考えかたを**1回でも多く学ぶことが大切**です．

見学では，作製場面のほかに，対象者の画像データや手術法，作製目的や効果を解説します．CEが臨床現場で行っている素材シートからの切り出しかた，加熱した素材の取り扱いかた，モールド時の圧のかけかたなどのスキルをできるだけ言語化し，**工夫やコツを伝えること**が大切です．

模倣では，型紙法であれば採型の練習を重ね，実際にスプリント作製の模倣に入りますが，初学者でも取り扱いやすい素材から進めましょう．チェックアウトのポイントも加えて解説します．

実施の段階となり，実習生作製のスプリントが治療上および機能上の目的を満たし，圧迫・擦過などの皮膚トラブルや装着リスクがないなどの安全性が確認できれば，インフォームド・コンセントを実施した上で対象者に渡します．実施となっても実習生にすべてを任せずに，CEの監督下で進めます．

〈段階的な展開方法の例〉

見学：スプリントの目的と効果，対象者にあわせてどのように工夫しているか，実際の作製場面やスプリントを装着した作業場面などをみせながら解説します．

模倣：比較的作製しやすいカックアップスプリントや母指対立スプリントの作製から模倣を始めます．型紙法では，ルールに則った型紙の採型練習を重ね，実際のスプリント作製に移ります．仮装着時にCEがチェックアウトを行い，そのポイントを解説します．

実施：仮装着時のチェックアウトを実習生が行い，その場でCEが再チェックします．実習の進度にあわせてさまざまなスプリントを作製させます．難易度の高いスプリントは，CEの作製工程のうち実習生に任せられる作業をみつけ分担します．

 小岩伸之

Q A①-2

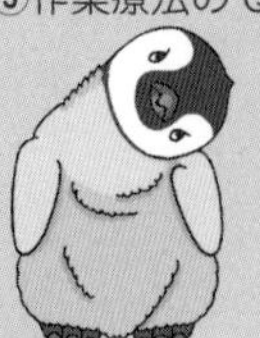

急性期における運動器障害作業療法で，痛みの強い対象者でも実習生に診療参加させてもよいでしょうか？

A 実習生が疼痛部位を直接触らない作業療法場面から参加させましょう．実習生のかかわりによって痛みが増悪しないように，十分な配慮のもと実習を進めましょう．

キーワード：疼痛

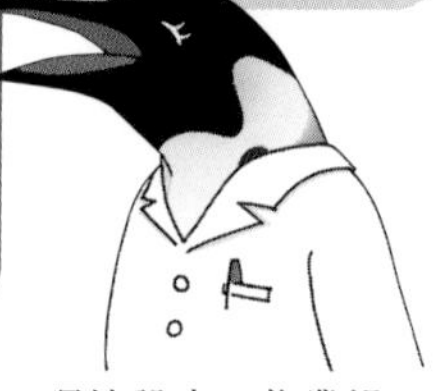

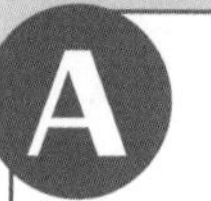

痛みの強い対象者に対する作業療法では，ポジショニングや環境設定，作業場面の工夫，疼痛部位以外の関節可動域練習など，実習生が疼痛部位に触らないことから参加させます．VAS（visual analog scale），NRS（numeric rating scale）などの主観的疼痛評価や，消炎鎮痛を目的とした寒冷療法の準備などは早期から分担していきます．

疼痛部位の自動関節可動域練習では，対象者と実習生が一緒に運動することで傾聴や共感を伴う交流を経験させます．受傷機転が転倒であれば，下肢筋力訓練やバランス練習，二重課題による認知機能訓練などのプログラムに参加させます．痛みへの意識をほかに向けるための作業療法プログラム（好きな作業，楽しい作業）にも参加させます．

痛みの強い対象者の場合は特に，信頼関係が重要となります．CE からみて実習生の対象者対応に大きな問題がなければ，疼痛部位の他動関節可動域練習などに参加させます．最初は痛みの出ない運動範囲から始め，徐々に自制内の痛みの範囲へと模倣―実施を進めます．

痛みの強い対象者の徒手療法では，実習生が対象者の表情や言動の変化を察知し最終可動域感を感じることができるかどうか，**CE の十分なサポートと見極めが重要**です．

〈段階的な展開方法の例〉

ステップ 1：**疼痛部位への徒手療法は見学にとどめ**，疼痛部位以外の徒手療法や痛みの評価，寒冷療法，自主プログラムは実習生の模倣―実施に進めます．

ステップ 2：実習生による疼痛部位への徒手療法は**痛みのない運動範囲のみ**，模倣―実施に進めます．心身機能のみではなく生活行為向上を目的とした活動参加へのアプローチも同時に進めます．

ステップ 3：疼痛部位への徒手療法では，CE の十分な管理下で**痛みが自制内の運動範囲**まで模倣―実施を進めます．

 小岩伸之

Q A①-3

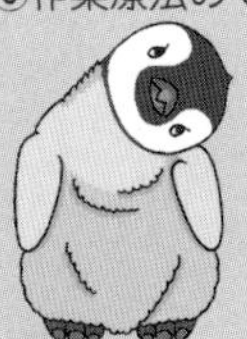

中枢神経系障害の急性期作業療法では早期のトイレ動作自立が目標になることが多いですが，リスクが高い対象者の一連のトイレ動作の見学—模倣—実施はどのように進めたらよいでしょうか？

A トイレ動作は，特に急性期の中枢神経系障害では転倒リスクの高いADLの1つといえます．

安全な模倣—実施を進めるために，CEと実習生の役割分担を意識して進めましょう．

キーワード：リスク管理，トイレ動作

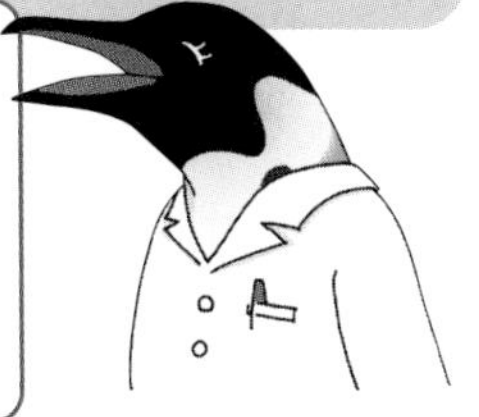

トイレ動作には，トランスファー・移動，下衣操作，お尻を拭く動作など多くの工程があります．また，現状のトイレ使用状況にあわせた練習が実施されます．バランスを崩さないように下衣操作をする注意機能が必要で，転倒リスクが高い動作です．

急性期ではさらに，チューブやカテーテル，モニターの管理（①各職種に共通のQ&A，Q1参照）にも目を配らなければなりません．

転倒リスクを低減させて安全に模倣—実施を進めるためには，一連のトイレ動作を**いくつかの工程**に分け，どのような援助が必要か解説します．

模倣は座位・立位が安定している対象者から始めます．転倒リスクが高い対象者では，安全な場面から始めるとよいでしょう．たとえば，立位やしゃがみ込み練習より，お尻を拭く動作に必要な座位バランス練習や殿部へのリーチ練習はより安全です．

実習生が実施する段階では，壁やコーナーを背にした立位などの環境設定により安全性を確保できます．どのような場面でも，実習生が実施する間CEは**すぐに手を出せる距離**で見守りましょう．

実施の段階になっても，中重度の身体機能障害や認知機能障害で介助量が多い場合には，CEが主となり実習生を補助として診療に参加させます．

〈段階的な展開方法の例〉

見学：トイレ動作の工程分析とそれらへの介入方法，トイレ動作に伴う急性期のリスク管理，PTや看護師との協業，心理的配慮などを解説します．

模倣：ベッドサイドで立位が安定している対象者を中心に，模倣前期ではトイレ動作を細分化したアプローチから，模倣後期ではポータブルトイレや病棟トイレへの移動を含めた実際場面の指導へと進めます．

実施：CEは近位見守りと環境設定により安全性を確保し，実習生が実施します．

田原真悟

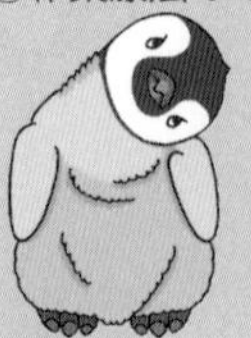

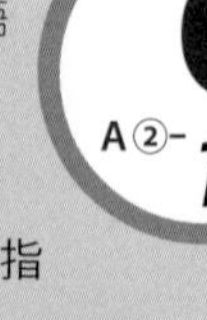

刻一刻と変化する回復期の脳卒中片麻痺対象者の上肢機能訓練について，見学―模倣―実施の段階を追った診療参加が追いつきません．どのように指導すればよいでしょうか？

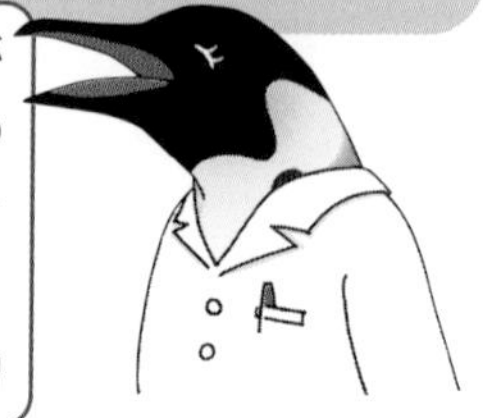

A CCSでは，タイムリーな評価をCEと実習生が共有することができます．さまざまな対象者の回復段階に沿った上肢機能訓練に診療参加できるような工夫が必要です．

キーワード：上肢機能訓練，細分化，診療参加型臨床実習

在宅復帰や社会復帰をめざす上で，上肢機能訓練を段階的に施行し，対象者の潜在的能力を最大限に発揮してもらうよう介入することは，OTの大切な役割です．

従来型の実習指導では実習生が特定の対象者のみを受け持つケースが多く，脳卒中片麻痺対象者の上肢機能の変化に評価が追いつかず，実際の臨床とかけ離れたアプローチとなってしまう場面もみられました．CCSでは実際の臨床場面に実習生が診療参加していくことが基本となるため，タイムリーな評価をCEと実習生が共有できます．また細分化された診療参加により，1人の対象者だけでなくさまざまな重症度や内容の上肢機能訓練に診療参加することも可能です．従来型の実習指導と異なり，対象者の変化には柔軟に対応できるといえます．しかし，経時的な変化をさまざまな対象者で経験する必要があるため，CEは診療参加に偏りがないよう注意して実習の計画を立てる必要があります．脳卒中片麻痺対象者の上肢機能訓練の診療参加に関する具体的な計画の方法を以下に紹介します．

〈重症度別の診療参加〉

たとえばBrunnstrom stageのステージ別に診療参加を計画することで，各重症度の上肢機能訓練を経験することができます．実習生が同じステージの上肢機能訓練の違いや共通点を実際の臨床の中で考えるように導くことで，よりよい学習になるでしょう．

〈治療別の診療参加〉

関節可動域練習や筋緊張のコントロールといった徒手的な治療，机上での道具を使った治療，上肢の自主練習など，治療別に診療参加を計画することも，幅広い治療技術を経験するのに役立ちます．

各病院・施設によって重症度の評価や治療方法が異なることもあります．実習指導用に独自のチェックリストを作成しておくこともCCSを進める上でのひと工夫といえます．

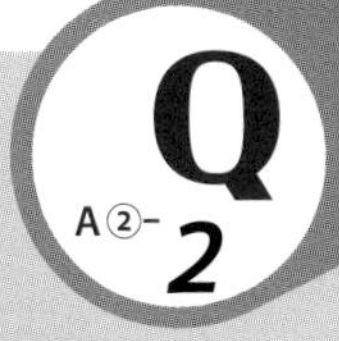

田原真悟

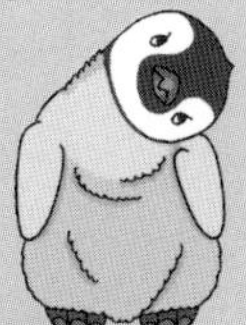

自助具の作製ではどのように見学—模倣—実施するとよいでしょうか？

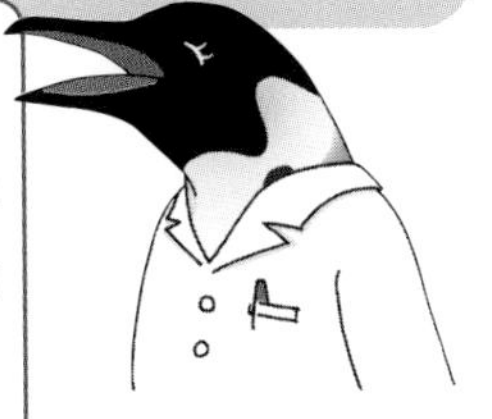

A 対象者がいきいきと自助具を使う様子を見学することで，実習生の前向きな意志を引き出すことがポイントです．また適切な段階づけを行い，さまざまな対象者の自助具作製を見学—模倣—実施の順に進めていきましょう．

キーワード：自助具，見学—模倣—実施

自助具の作製は豊富な経験を必要とし，難易度の高い作業療法の1つです．実習生も難易度が高いという意識で実習に臨んでいるケースは多く見受けられます．

見学では，「難しそう」という意識を「おもしろそう！」といった興味に変えられるように導いていくことが大切です．そのためには，臨床でしかみることのできない対象者の生の声に接する機会が重要です．大腿骨頸部骨折の対象者がソックスエイドを使用する場面を見学し，「これがあると本当に楽になります」と生の声を聴いた実習生が目を輝かせ，前向きにほかの対象者のソックスエイドの作製に取り組んだという経験もあります．

『自助具は，「一時的あるいは永久的にしろ，身体に障害を持ったものが，その失われた機能を補って，いろいろな動作を可能ならしめ，または容易ならしめ，自立独行できるように助ける考案・工夫」と定義され，必ずしも用具だけを指すわけではなく，例えば上着のボタンをマジックテープへ変更することや，握り柄への滑り止め加工など生活用具に対する工夫や改良もその範疇に含まれる（松本義彦：手作り自助具の工作技術，三輪書店，東京，p. v，2004)』といわれるように，自助具の作製は難易度の段階づけが可能なため，難易度の低い順に経験してもらうこともポイントです．技術項目単位での受け持ちが可能なCCSの特徴を活かし，さまざまな対象者の自助具使用・作成を見学—模倣—実施していくことで，効果的な学習につなげることができます．

自助具作製の難易度の例

低	中	高
上着ボタンをマジックテープへ 太柄スプーン（ペン，歯ブラシ） 滑り止めマット設置 など	ループつきタオル 台つき爪切り リーチャー など	ソックスエイド 万能カフ カットアウトテーブル など

田原真悟

Q A②-3

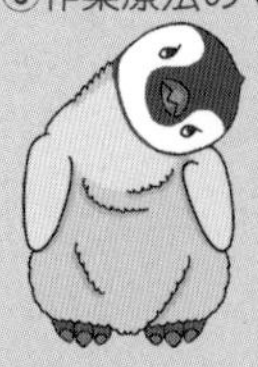

回復期病棟では車椅子での移動やトランスファー，トイレ動作などの身辺処理動作（以下，ADL動作）をタイムリーに評価し，自立へ向けて他職種との交渉を行う必要があります．実習生のペースにあわせていたら練習が進みません．どのようにしたらよいですか？

A

CCSでは実習生が診療に積極的に参加することが基本です．ADL動作の評価や練習，他職種との連携に関してもタイムリーに診療参加させることがポイントです．

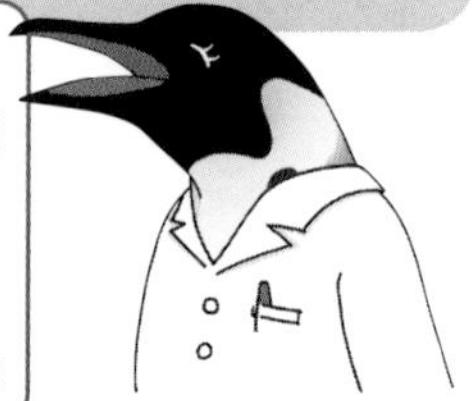

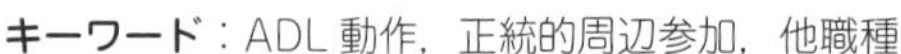

キーワード：ADL動作，正統的周辺参加，他職種

従来型の実習では，基本的に実習生が特定の対象者を受け持ち，心身機能の評価を基準としてADL動作の評価につなげていく場合が多いかと思います．その一方で，同じ対象者を受け持っているCEは，別場面でADL動作を評価し看護師などの他職種と協働してADL動作の自立を進めています．このような状況ではCEと実習生が異なることを行っているため，対象者側は不安や不信感を抱いてしまいます．

CCSでは，普段CEが対象者に施行している臨床活動に実習生が参加していくことが基本です．ADL動作の評価や練習，他職種との交渉に関してもタイムリーに診療参加させることがポイントです．1つひとつのADL動作について，見学―模倣―実施の過程を経られるよう指導します．また，実習生に補助として診療参加させることが大切です．たとえば，トイレ動作では尿とりパッドや衣服をとってきてもらう，立位の介助をしてもらっているうちにCEが下衣操作を行うなど，ADL練習をともに経験してもらいます．診療参加することでタイムリーにADL動作練習が進めば，実習生としてはやりがいや達成感を感じられます．対象者からしても練習がスムーズに進み，双方によい結果となることも多いです．細分化された技術項目での参加とし，さまざまな対象者のADL場面の経験を積んでもらうことも，ADL動作の介入能力を高めるのに大切です．

看護師との交渉や介護士へのADL動作指導などの他職種との連携に関しても，同じように見学―模倣―実施の順で診療参加させます．見学から始め，臨床での他職種に対する知識の使いかたを体験してもらいましょう．あくまでも診療参加における補助的な位置づけではありますが，診療チームのタイムリーな流れの中で実習生を参加させることがポイントです．

 田原真悟

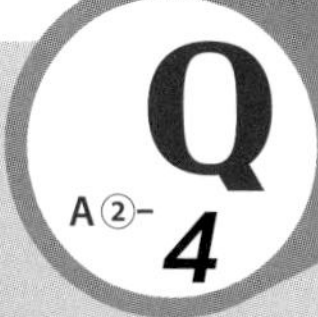

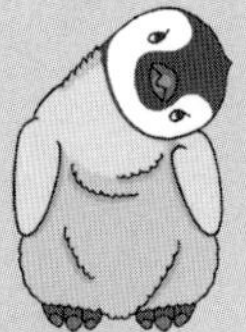

回復期病棟にてトイレ動作や入浴動作の不用意な見学は，対象者の自尊心を傷つける恐れがあります．うまく参加させられるポイントを教えてください．

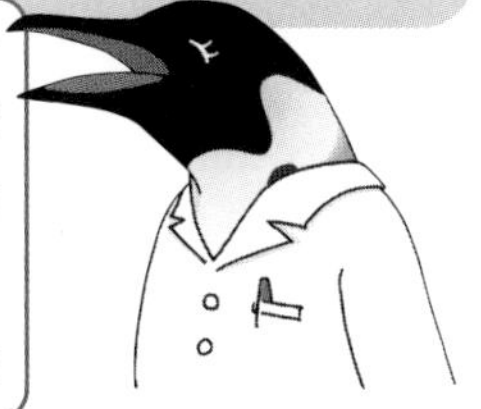

A 心理的配慮が必要な場面には，事前に詳細なオリエンテーションをする時間をつくることがポイントです．また，対象者に配慮しつつ正統的周辺参加を促すことが大切です．

キーワード：トイレ動作，入浴動作，正統的周辺参加

トイレ動作は毎日複数回行われ，とてもニーズの高い作業です．また，ほかのADL動作と比べて排泄の失敗は自尊心を傷つけやすく，心理面に強く影響するといわれています．入浴動作は工程が複雑で，障害が起こると介助を要する頻度が最も高いADL動作です．介助や実際の練習時には衣服を脱ぐ必要もあるため，対象者は羞恥心を抱きやすく，診療時には心理的配慮が必要です．

従来型の実習では，実習生は身体機能の評価が完了した後に応用的動作であるADL動作の練習や介助に移行するのが一般的でした．CCSでは，診療に参加しながら見学―模倣―実施の順で経験し，現場で学習を重ねます．『臨床実習で許容される臨床技能の水準とその条件』の中で，入浴と排泄は水準2（CEの監視下で，補助として実施できる項目および状態）として定められています．トイレ動作と入浴動作への診療参加のポイントとして，対象者からのニーズが高い作業であることや，その反面心理的に負担がかかりやすい作業であることを，CEが経験をふまえて自分の言葉で語ります．現場のOTの認知スキルを十分に学習させてから見学に入ることで，実習生に心理的配慮の必要性を理解させます．心理的配慮が必要な場面には，事前にこのようなオリエンテーションの時間をとることがポイントです．

診療参加の中では正統的周辺参加を進めていくことも重要なポイントです．実習生が何もせず見学していると，対象者の羞恥心や自尊心の低下を助長する恐れがあります．正統的周辺参加として，トイレ動作であれば実習生に立位の補助や車椅子の操作をしてもらう，入浴動作であれば更衣の準備や清拭の一部を手伝ってもらうなどの工夫をすることで，対象者の心理的負担を軽減し，参加自体も円滑に実施することができます．

 柴田美雅

Q A②-5

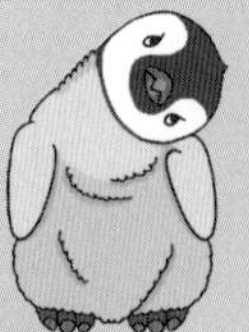
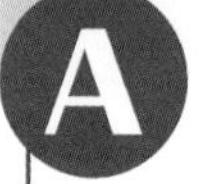

回復期の作業療法では対象者のADL場面に評価・介入することが多いのですが，初めて対象者の「食事」場面に実習生を同伴させるとき，どのように診療参加を進めていったらよいでしょうか？

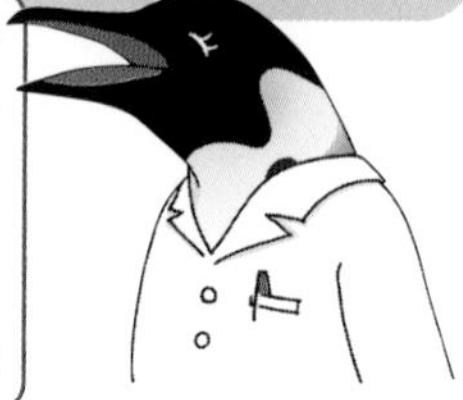

A 食事場面においても見学―模倣―実施の流れで診療参加を進め，食事場面で特に重要なポイントとなる視点を解説し，見学を進めていきましょう．

キーワード：見学前の解説，意図的な見学場面の設定

〈段階的な展開方法の例〉

見学前準備：「対象者は，利き手の運動麻痺や感覚障害により現在中等度の介助が必要です．食事動作が自立することを目標に，自助具の検討や環境調整も含めて介入していこうと考えています」など，評価・介入の目的をあらかじめ解説します．実習生が見学前に利き手について確認済みで感覚障害の検査を実施していれば，「○○さんの利き手はどちらでしたか？　感覚障害はどのような状態でしたか？」と，食事に関連する心身機能面の障害像について確認しておくことも見学の質を高めます．

「今回は○○さん自身でできていることと，介助されていることを確認します．特に利き手である右手のスプーンの操作のしかたを観察し，感覚障害が動作にどのような影響を及ぼしているのかを考えながら見学してください」と観察の標的となる場面や観察時に考えてもらいたいことを解説します．

見学中：OTが対象者へ実施内容を説明する際の説明のしかたや言葉の選びかたなど，実習生は多くを学ぶことができます．「今スプーンをもっている感覚は反対の手に比べてどの程度ありますか？」という問いかけに対し対象者が「もっている感覚が鈍いです．左手と比べたら半分くらい」と答えるなど，対象者とやりとりしながらOTが確認している場面も重要です．実習生に理解してほしいことや気づきを促したい場面が確認しやすいように，意図的に対象者とのやりとりをみせることがポイントとなります．

〈見学後の指導展開例〉

CEのねらいを超えて観察できたことがあれば，どのような点でそれがよいのかを伝え，しっかりとほめましょう．CEの考えをふまえ見学することから，徐々に実習生自身の視点も備わり，その後の診療参加をより前向きなものへと促進させるでしょう．

田原真悟

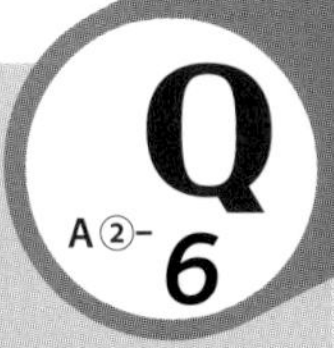

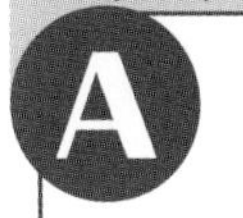

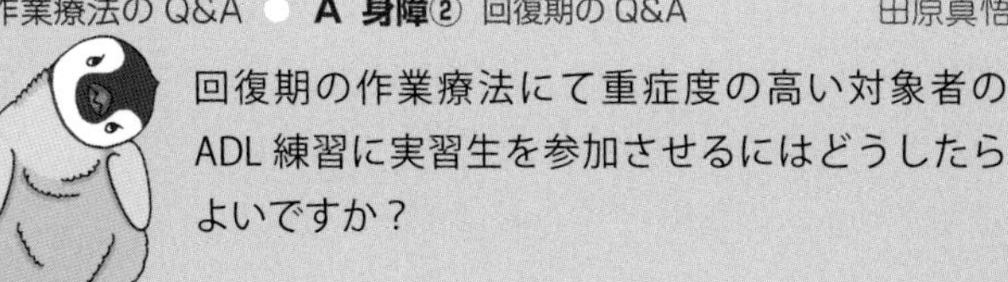

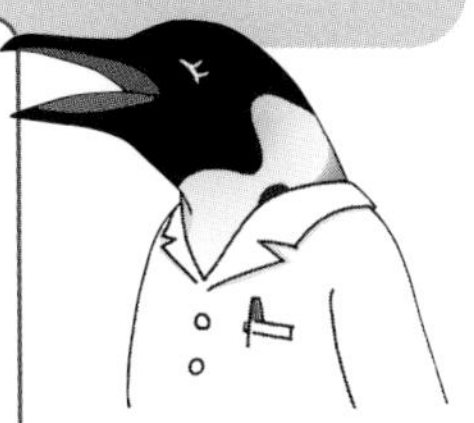

A まずは補助として実習生が行えることから参加させましょう．繰り返し模倣しながら徐々に実施につなげていきます．さまざまな重症度の対象者の ADL 練習に診療参加させることも，学習を促進するポイントです．

キーワード：重症対象者，ADL 練習，正統的周辺参加，三方よし

近年の回復期病棟では，重症対象者の受け入れ割合や回復率が入院基本料に反映されていることもあり，重度の障害をもった対象者も多く入院しています．重症度の高いケースに対し，従来型の実習教育では「実習生の適応ではない」，「経験がないため実習生には診せられない」など，なかなか診療参加させられないか見学のみとなっていたケースが多いと思います．CCS では，見学—模倣—実施の手順と正統的周辺参加の観点から考えることで，実習生の参加は可能です．たとえば重症度の高い対象者のトイレ動作練習を行う場合，見学時，正統的周辺参加にて更衣の補助や陰部の清拭の補助を実習生が担当し参加することができます．模倣にて CE とトイレでの立ち上がりや更衣のポイントなどを練習してから，実際に CE が補助に入る形で実習生が主体でトイレ動作練習を実施できるように経験を積ませます．練習の効率化にもつながり，実習生が診療参加することで対象者にも実習生にも CE にもメリットがある「三方よし」の臨床実習となり得ます．

また CCS では，細分化された技術項目単位でさまざまな対象者の ADL 練習への診療参加が可能です．このシステムを利用して重症度の低い対象者の ADL 練習の参加もあわせて行うことで，目的とする ADL 動作の学習を促進することができます．先ほどあげたトイレ動作を例に考えてみましょう．軽介助の対象者のトイレ動作に参加することで，介助時のセラピストの立ち位置や声かけのタイミングなど，重症度の高い対象者との練習時の共通点や，介助や声かけの必要量の違いを経験を通して学習することができます．経験をさせながら CE が練習のポイントを端的に解説することで，より深い理解につながります．結果的に，重症度の高い対象者のトイレ動作練習の技術も向上し，幅広い障害像に対応できるように成長していきます．

 田原真悟

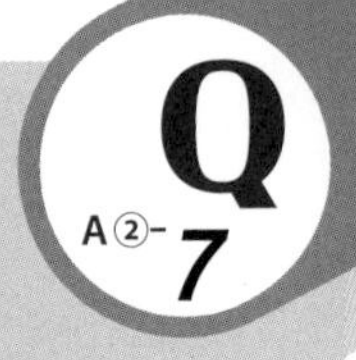

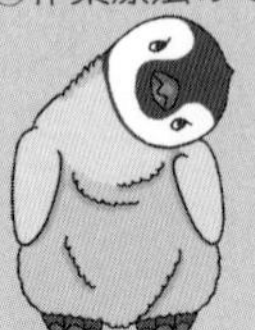

回復期病棟にて，最近必須となっている機能的自立度評価表（FIM）を用いたアウトカム評価についてどのように経験してもらえばよいですか？

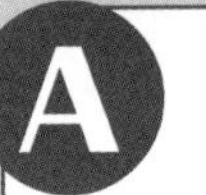

さまざまな対象者のADL練習への診療参加を経験しながらFIMの各項目の学習を進めます．また，退院前の対象者への診療参加を通して，アウトカム評価の制度や運用について理解を促していくことが大切です．

キーワード：ADL練習，細分化，診療参加型臨床実習，FIM

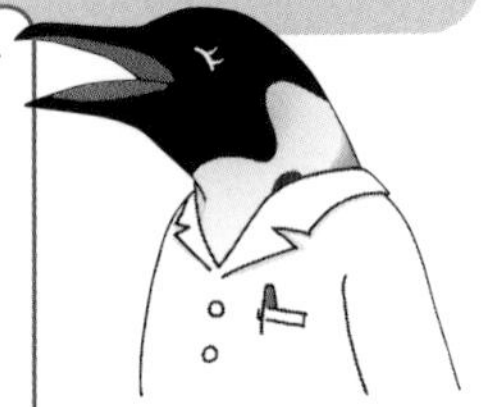

2016（平成28）年の医療保険改定から，回復期リハビリテーション病棟ではアウトカム評価を行うこととなりました．文献にも『現在は，ほぼすべての病棟でFIMによるADL評価が実施されている．ただし，FIMの採点は十分な学習が必要であり，採点者への教育は必須である（近藤国嗣：回復期リハビリテーション医療——これまでの20年，これからの20年．*Jpn J Rehabil Med* 58（5）：468-481，2021）』とあるように，実習生の段階からFIMを十分に理解し臨床で利用できるように学習を進めていく重要性は高いといえます．

従来型の実習では，受け持ちの対象者のADL動作の評価をすべて実習生が行い，「できるADL」以外に「しているADL」を評価し解釈するにはかなり時間がかかり，指導の難易度も高いものでした．CCSでは，限定された対象者だけでなく診療参加を進める中でさまざまな対象者のADL動作をCEとともに評価し解釈する機会をつくれます．見学に入る前にCEが「これから更衣動作練習を行います．FIMでの更衣動作の点数を予測しながら見学をしてみましょう」というふうに促し，見学後に実際の「しているADL」について詳細を指導して理解を促すといった工夫をすることで，FIMの理解につながるでしょう．

FIMを用いたアウトカム評価の制度や運用方法についても指導します．1人の対象者の入院時から退院までのFIMの変化や，どのくらい在院していたかなどを診療中に解説します．対象者の変化のイメージがついたところで実際のFIMデータをみせながらアウトカム評価に関する制度や計算式について解説することで，臨床での生きた経験をもとに認知スキルが定着しやすくなります．

FIMを用いたアウトカム評価は多職種連携が基本となるため，カンファレンスなどの連携の場にも可能な範囲で実習生が参加することで，より学習を進められるでしょう．

 田原真悟

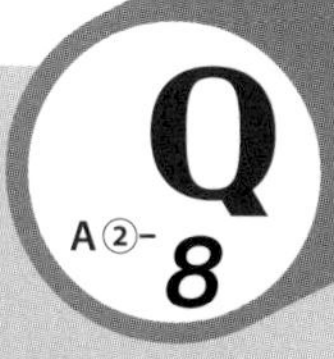

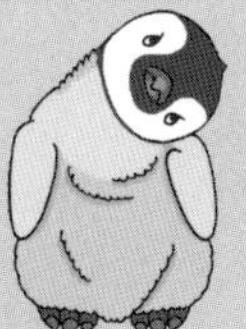

当施設には早番業務と遅番業務があり，OT が実際の ADL 場面で介入しています．実習生にはどのように診療参加させたらよいですか？

A

実際の生活場面に近い病棟での ADL 練習は実習教育にはとても有用です．早番業務や遅番業務でも，見学―模倣―実施の流れで診療参加が可能です．ただし，通常の勤務時間に慣れてからスタートするなどの配慮が必要となります．

キーワード：早番業務，遅番業務，ADL 練習

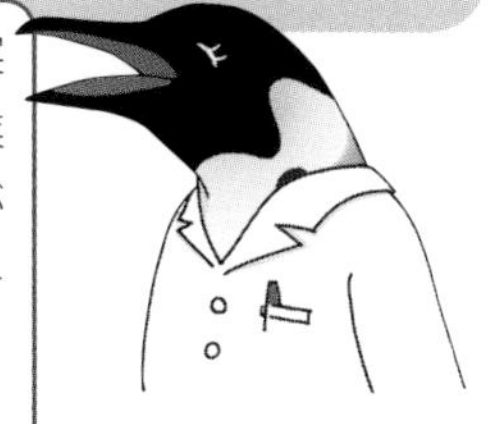

早番業務や遅番業務では，実際の生活場面にて一連の ADL 動作への介入が行いやすいという利点があります．早番業務や遅番業務には，生活に必要な作業に焦点をあてた OT の活躍の場面が多くあります．

CCS の考えかたでは，自施設で OT が実際に早番業務や遅番業務を行っているならば，実習生も早番業務や遅番業務の場面で診療参加することが推奨されます．通常の勤務時間で学んだ ADL 練習に対する運動スキルを実際の場面で確認し，技術の定着をはかるとてもよい学習場面でもあります．また，生活場面にて実際に対象者に触れ，治療経験をすることで，実用的スキルの向上をはかることもできます．通常の練習場面で実施できていても，早番業務や遅番業務時間での実際の ADL 場面では対象者の能力と ADL の介助量が乖離することが多々あるため，注意が必要です．通常の練習場面で実施できている ADL 練習でも，早番業務や遅番業務では CE が注意を払い，まずは見学からスタートするのがよいでしょう．また，早番業務や遅番業務は通常の業務時間とは異なるので，実習生にストレスがかかることがあります．参加に際しては実習生の心理状況や移動時間，疲労度などに十分に注意を払いながら支援をしていく必要があります．

〈早番業務や遅番業務への診療参加のポイント〉

- 普段とは違う環境となるので，まず，通常業務での実習に慣れてから開始しましょう．
- 人的環境も変わるので，CE と同じ勤務日を設定しましょう．
- 通常の業務時間に早番業務や遅番業務でかかわる対象者の ADL 練習に診療参加しておくことで，学習を効果的に進めることができます．
- 勤務時間が変わることで実習生の生活リズムも変化します．早番業務や遅番業務の次の日を休暇にするなど，体調面への配慮も十分に行いましょう．

田原真悟

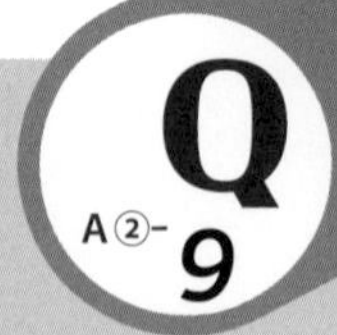

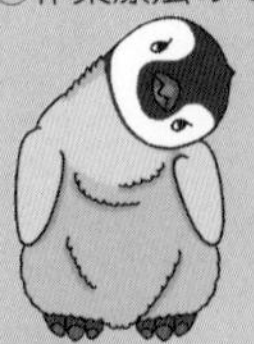

実習生が対象者の身体機能や精神機能を十分に評価できていない状況で，応用的な作業である家事動作への診療参加をさせてもよいものですか？

A CCS では，臨床で日々用いられているトップダウンアプローチを実習生とともに展開することが可能です．積極的に正統的周辺参加させることが大切です． **キーワード**：家事動作，正統的周辺参加

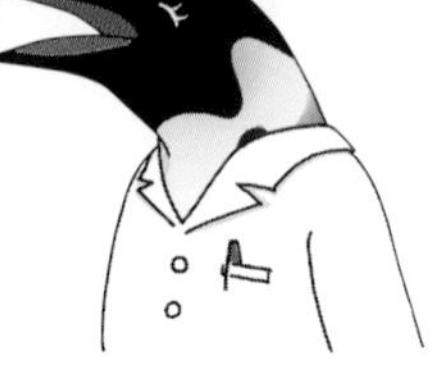

従来型の実習では，身体機能や精神機能といった要素機能を実習生 1 人で評価し，レポートにて全体像をまとめた後に応用動作である家事動作について考えなければなりませんでした．結果的に，実際の臨床実習場面で家事動作の学習機会は少なかったかもしれません．

CCS の考えかたでは，臨床で日々用いられているトップダウンアプローチを実習生とともに展開することが可能です．応用的な動作である家事動作練習の見学から開始します．このとき，CE は介入しながら家事動作から身体機能や精神機能の診かたを解説していきます．実習生は CE の臨床思考過程をその現場で学び，経験し学習します．家事動作練習の中に正統的周辺参加することで，学習が促進されます．たとえばほうきとちりとりを使った掃除練習では，対象者の立位動作の評価と安定性確保を CE が担い，ほうき操作を対象者が担い，ちりとりでのごみの回収補助を実習生に担当させることで，診療参加を進めることができます．実際の作業場面で役割をもち診療参加することで，CE，対象者，実習生の間で一体感が高まることや，実習生自身のモチベーション向上にもつながることが多く，学習の促進が期待されます．CE が作業中または作業後に対象者の作業遂行能力や身体機能，精神機能の評価を詳細にフィードバックすることで，臨床の生きた知識の学習が促進されます．実習生からの疑問や質問があれば，その場で解決することも大切です．

また，CCS では技術項目単位での受け持ちが可能なので，1 人の対象者だけでなくさまざまな対象者の家事動作にも参加させ，見学―模倣―実施の過程を経ることで，応用的スキルが必要な家事動作の診かたを身につけることができます．

田原真悟

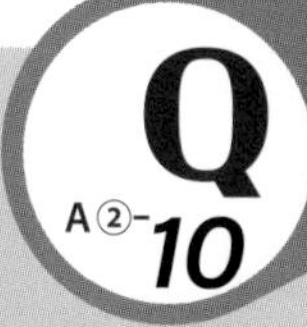

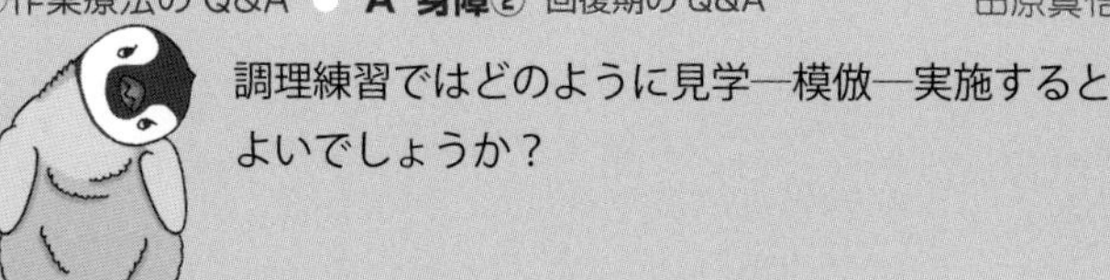

調理練習ではどのように見学―模倣―実施するとよいでしょうか？

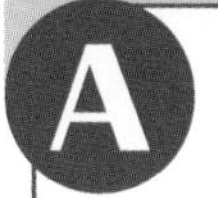

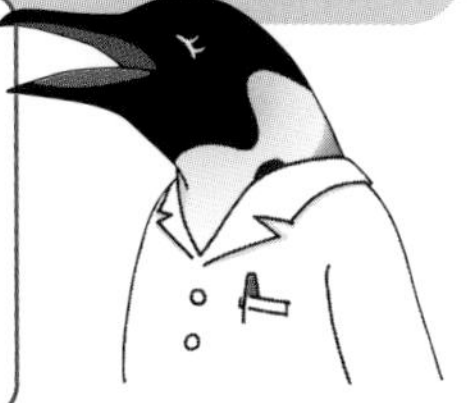

A 実際の調理練習に実習生が正統的周辺参加することで，臨床場面を体験し学ぶことができます．CE はその場で体験を通した臨床思考過程を提示していきましょう．

キーワード：調理練習，正統的周辺参加

調理は多彩な能力を必要とする作業で，どのように実習生を診療参加させるか迷うことも多いと思います．基本的には，Q9 であげたようにトップダウンアプローチを実習生とともに展開することが大切です．実習指導時だけでなく調理練習では，対象者が作業する場面にセラピスト側である OT が参加せず一方的に評価する方法をとると，対象者の緊張感が高まって失敗体験につながりやすく，治療効果が十分に得られないことがあります．理学療法治療としても実習指導としても，調理練習時に正統的周辺参加していくことはとても大切です．実際の調理練習場面に実習生を同伴し，対象者の助手として材料の準備や洗い物，片づけなどを行ってもらうことで，実習生にも役割を与えます．CE は対象者の扱う食材や調理器具の操作の安全管理や調理補助に治療的に介入していきます．安全性に配慮し，実習生にも模倣での参加を促していきます．CE は治療中または治療後に，その対象者にとっての調理練習の意味を説明します．そうすることで，実習生は CE の臨床思考過程を現場で学ぶことができます．調理経験のない実習生も多いと思います．CE は，調理練習に参加させる前に実習生に調理に興味をもってもらい，主体的な学びを引き出せるよう工夫することも大切です．

〈調理に興味をもつことができた実習生の一例〉

21 歳男性実習生，実家暮らしでほとんど調理経験はありませんでした．調理練習に参加した際，対象者に「あなた料理やったことないの？　○○は簡単でおいしいからつくってみたら？」とレシピを教授してもらい，休暇中にその料理をつくることとなりました．悪戦苦闘の末料理を完成させ，後日できた料理の写真とともに味や体験を対象者に報告しました．すると，「よくできたね．△△もつくってみたら？」と対象者との関係もより良好になり，実習生も調理に興味をもつことができ，主体的な学びにつながりました．臨床でしか体験できない「対象者の言葉」はとても大切です．

 田原真悟

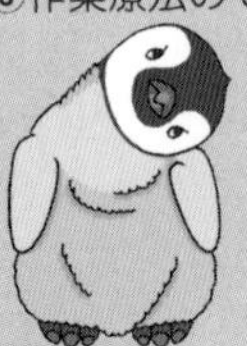

Q A②-11

回復期病棟にて，余暇活動や創作活動を利用した作業療法過程をどのように経験してもらったらよいでしょうか？

A 見学—模倣—実施の順で診療参加することで学習を促進していきます．余暇活動や創作活動は各病院の作業療法部門の特色が出やすい部分でもあるため，独自のチェックリストを作成するなどの工夫も効果的です．

キーワード：余暇活動

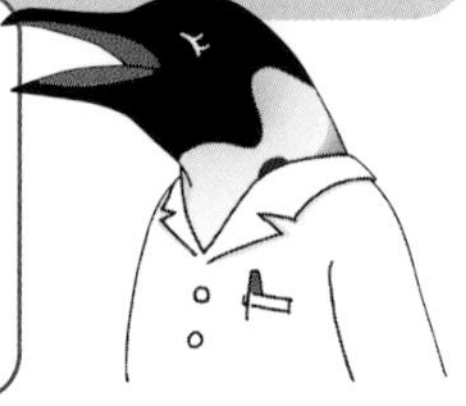

『創作活動は，自分自身の存在意義を確認し，他者とのつながりをもつくっていく．その意味は深い（宮﨑明美：特集 作業療法における作品づくりの意味．作業療法ジャーナル 47(2)：109, 2013)』といわれるように，余暇活動や創作活動の提供はOTの大切な役割です．CCSでは，この余暇活動や創作活動を利用した作業療法過程も見学—模倣—実施の順で診療参加させていきます．

余暇活動はほかの治療手技などと異なり，各病院の作業療法部門の特色が出やすい部分でもあります．そこで，各病院の作業療法部門で使用頻度の高い余暇活動や創作活動を独自のチェックリストに落とし込んでおくという工夫も，学習を進める上で効果的です．たとえば折り紙手芸やネット手芸，革細工，マクラメ，歌唱などを多用している病院は，これらの作業に則したチェックリストを作成することで，実習生がどの程度の作業を経験し学習できているのか確認することができます．余暇活動や創作活動は作業療法ならではの介入手段ですが，うまく工夫し活用することで，さまざまな効果を期待できます．同時期の3名の実習生で，歌唱に使う「歌詞カード」を作成してもらいました．実習生同士意見を出し合い，工夫して協業しました．体験を通して作業の理解につながり，よい人間関係もつくられた一例です．

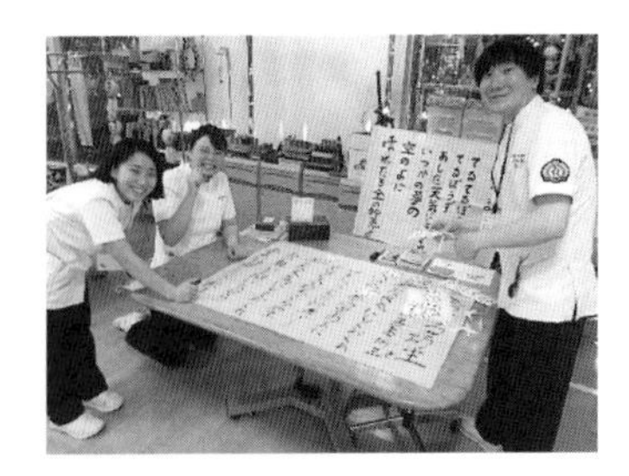

協業する3名の実習生

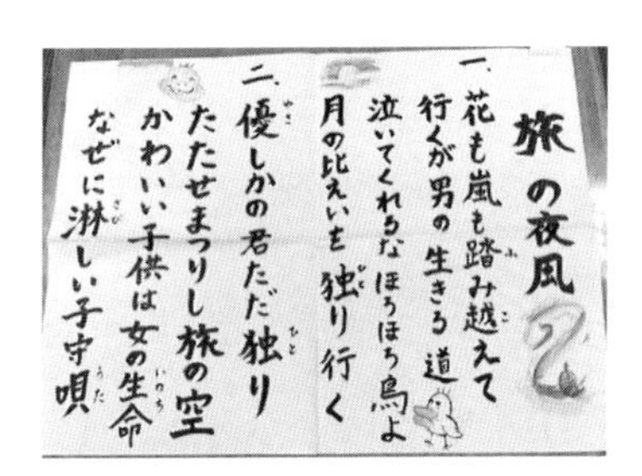

完成した作品

 田原真悟

Q A②-12

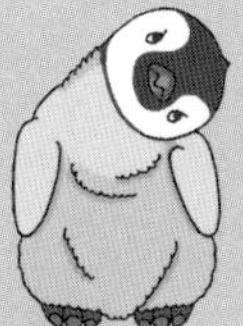

回復期病棟にて，退院前に対象者の自宅を訪問しての実生活場面を想定したOT介入場面には，実習生を同伴させてもよいですか？　その場合，どのように診療参加させればよいでしょうか？

A

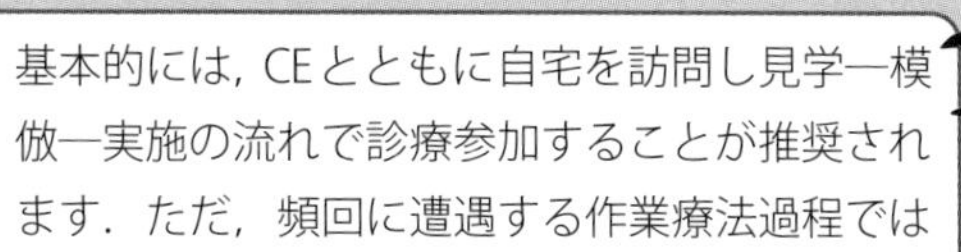

基本的には，CEとともに自宅を訪問し見学—模倣—実施の流れで診療参加することが推奨されます．ただ，頻回に遭遇する作業療法過程ではないため，実習生の診療参加には十分な配慮と準備が必要です．

キーワード：在宅支援，自宅訪問，社会的スキル，正統的周辺参加

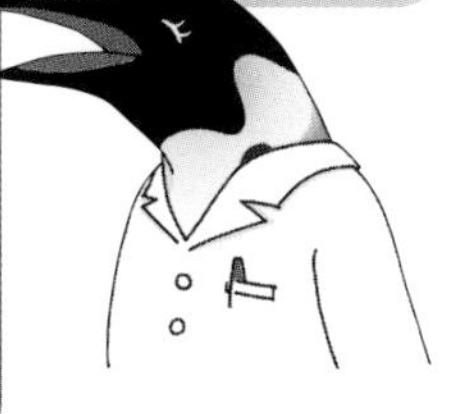

退院前に対象者の自宅を訪問し，実生活場面を想定したOT介入を行うには，経験から培われる要素の多い実用的スキルが必要です．かなり応用的な要素が強く，従来型の臨床実習では同伴は難しいか，同伴しても見学のみの対応となってしまうことが多かったように思います．

CCSでは，基本的にはCEとともに自宅を訪問し，見学—模倣—実施の流れで診療参加することが推奨されます．『臨床実習で許容される臨床技能の水準とその条件』の中では，訪問による作業療法は水準2（CEの監視下で補助として実施できる項目および状態，第2章D参照）として定められているので，実習生には補助として診療参加させます．ただ，頻回に遭遇する作業療法過程ではないため，実習生の参加には十分な配慮と準備が必要です．実習生は，普段の実習環境である病院とは違う対象者の自宅で，初めて家族やケアマネージャーと対面することになります．この機会に，社会人としての身だしなみや言葉遣いといった社会的スキルに関する指導を事前に行っておくことが大切です．そして自宅訪問後に正のフィードバックを十分行うことで，社会的スキルの定着につながります．

自宅訪問に補助的にでも参加することを通して，対象者が自宅で実際に作業する様子をみて感じることが臨床経験となり，実用的スキルが育まれます．以下に自宅訪問時の正統的周辺参加の例をあげます．

〈自宅訪問時の正統的周辺参加の例〉

- 住宅改修のための段差の高さや廊下幅などの計測と記録．
- 車椅子や歩行補助具，足台やシャワーチェアなどの必要物品の運搬と管理．
- 家族や他職種との話し合いの議事録作成．
- 計画書や報告書の作成補助．

 田原真悟

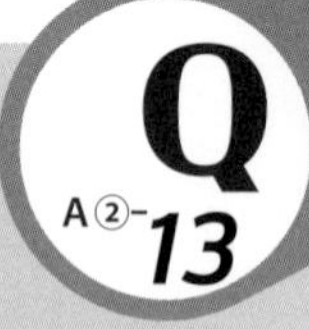

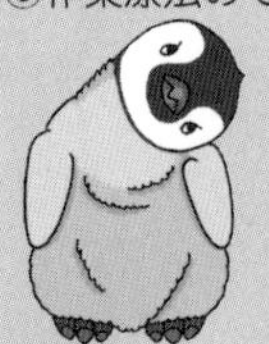
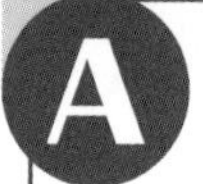

回復期病棟にて外出練習や公共交通機関の利用練習など，施設外での練習を行うことが多々あります．このような作業療法場面への診療参加はどのように行えばよいですか？

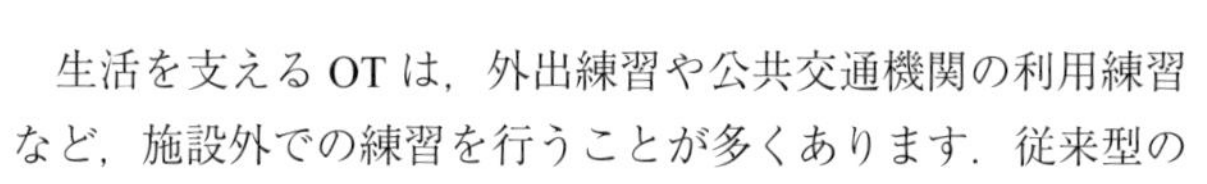

A 施設外練習では，事前準備の段階から実習生を参加させることがポイントです．

キーワード：施設外練習

生活を支えるOTは，外出練習や公共交通機関の利用練習など，施設外での練習を行うことが多くあります．従来型の実習では「施設外での練習には経験値が必要なため，実習生には実施させられない」といった声も多く聞かれました．CCSでは，実際の作業療法場面で遭遇する事案には可能な範囲で参加し，経験することが推奨されます．実際に，交通機関や手段の利用は，『臨床実習で許容される臨床技能の水準とその条件』の中でも水準2（CEの監視下で，補助として実施できる項目および状態）として定められています（第2章D参照）．施設外の練習でも，正統的周辺参加をしながら見学―模倣―実施の流れで経験できるように実習生に診療参加させます．施設外練習では，事前準備の段階から実習生を参加させることがポイントとなります．

施設外での公共交通機関の利用練習を例に解説します．地図をみての目的地の決定，交通機関の時刻表の確認，所要時間の確認などは，施設外練習を成功させる上でとても重要です．実習生もこのような準備段階から参加することで，認知スキルを学ぶことができます．CEは事前準備の中から対象者の高次脳機能や性格を評価できることを実習生に説明することで，臨床思考過程を学ばせることができます．実際の施設外の練習時には，実習生にただついてこさせるのではなく正統的周辺参加させることが重要です．準備の段階で予測したバス停までの歩行時間の記録や，もしものときに必要と考えられる物品の管理（車椅子や歩行器，水分補給用の水筒，バイタルセットなど），休憩時のリラックスのための会話など，参加できる場面が多いのも施設外練習の特徴です．実習生がこのように診療参加していくことで，練習の効率化や安全性の向上にもつながり，結果として対象者のメリットとなることをCEが十分理解しておくことも大切です．

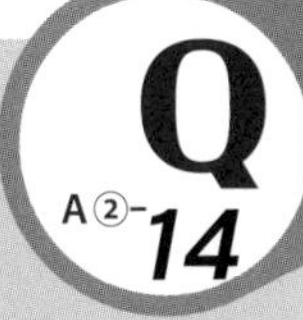

 田原真悟

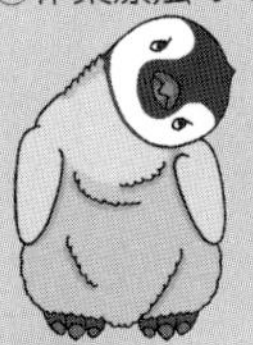

作業療法では，自立支援に向けて，OT が手を出さずに見守る場面もたくさんあります．そのときに実習生の見学がただみているだけにならないようにするにはどうしたらよいでしょうか？

A 対象者の作業の支障にならないよう配慮しつつ，見学中，実習生に役割をもたせたり，同じ作業を経験させたりと工夫しながら診療参加を進めましょう．

キーワード：見学，作業

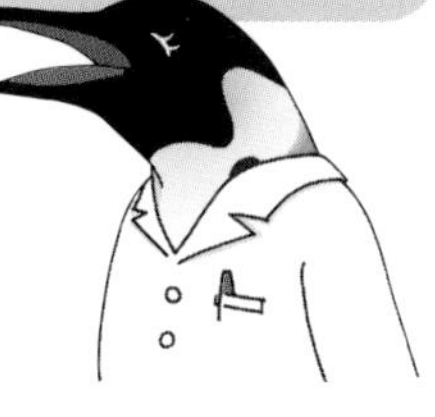

在宅復帰前の ADL・IADL 動作練習や，対象者の個別性のある余暇・仕事といった作業を利用した介入時には，OT が手を出さずに見守る場面もたくさんあります．このような場面への実習生の参加は，認知スキルを磨き実用的スキルの学習につなげることのできる大切な場面です．対象者の障害像や作業への取り組みを目の前にして，実習生が養成校で学んできた普遍的な知識に肉づけするように，CE の経験を詳細に解説しながら指導することがポイントです．また実習生に正統的周辺参加させることも，学習を進める上でポイントとなります．このような場面では，対象者が自分の世界に没入し集中して作業を行う場面が多いため，対象者の作業の支障にならないよう常に配慮が必要です．

たとえば半側視空間失認の評価・治療のための末梢課題の提供場面を考えてみましょう．CE が課題の説明を行い，実習生にはタイムキーパーを任せます．対象者の作業中，CE と実習生は見守ります．CE は作業の支障にならないように気をつけながら，現在進行形で対象者の状態を解説していきます．介入後には課題の結果をみながら解説をし，実習生のもっている普遍的な知識と臨床での知を比較することで，実用的スキルの向上をはかります．

書道や絵画などの余暇的な作業を見守ることもあります．実習生とともにそれらの作業を見守る場合，実習生にその作業を対象者とともに体験してもらうことも，経験値を上げ学習を進めるポイントとなります．対象者と実習生が同じ作業を経験することで互いの共感から信頼関係の構築にもつながります．CE は，作業工程分析に基づき，対象者の困難性や自立を妨げている要因について対象者にていねいに解説します．対象者自身から実習生にそれらを語ってもらえるようになるよう，対象者—CE—実習生のよいトライアングルが形成されるとよいでしょう．

田原真悟

Q A②-15

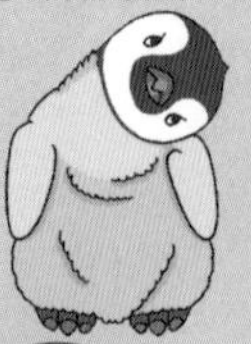

認知症の行動・心理症状（behavioral and psychological symptoms of dementia；BPSD）が著明に合併した運動器疾患の対象者の作業療法には，どのように実習生を診療参加させればよいでしょうか？

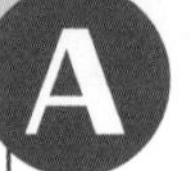

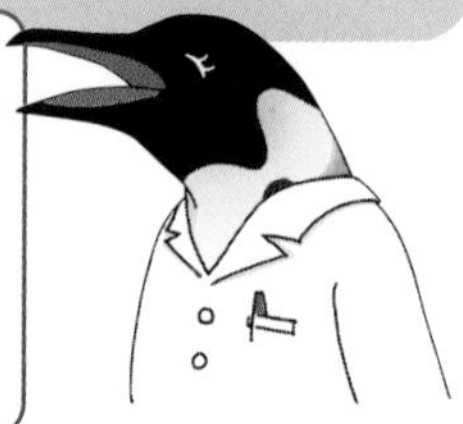

A

見学―模倣―実施の流れでCEとともに診療参加させましょう．BPSDの問題に向き合うCEの背中をみせることが実習生の経験値となり，実用的スキルを身につけるチャンスとなります．

キーワード：認知症，BPSD

認知症を有しBPSDが著明な対象者では，日々の対応時に拒否があったり，対応に経験値が必要だったりと主診断である運動器疾患の評価が難しいため，従来型の実習では実習生の受け持ちが困難なことも多くありました．CCSでは，認知症でBPSDが著明な対象者に関しても，見学―模倣―実施の流れでCEとともに診療参加することが可能です．BPSDへの介入は千差万別で，CEも苦悩することが多いのが現状ですが，毎回実習生を参加させるようにしましょう．CEの苦悩も含めた認知症のBPSDに対する臨床思考過程を語り，実習指導に活かしていくことが大切です．教科書ではわからない，BPSDの問題に向き合うCEの臨床でのリアルな背中をみせることが実習生の経験値となり，実用的スキルを身につけるチャンスとなります．ともに悩み，環境設定や意味のある作業の発見によりBPSDが改善される場面に立ち会うことができれば，実習生の感動を呼び，臨床経験として蓄積されて，実用的スキルは向上することでしょう．

〈認知症対象者と実習生のかかわりの一例〉

70歳代，女性．認知症を有しBPSDが著明で，介護拒否や治療上の指示を守れず徘徊してしまうなど，回復期病棟での生活に支障が出ていました．CEと実習生（20歳代，女性）との3者関係で介入することで，徐々に馴染みの関係となり，介入中は落ち着いて練習できることが多くなりました．対象者は特に実習生に対し，孫に対するように心を開き，ともにメモリーノートの記入作業を行うまでにBPSDが改善されました．人間関係の中で実習生にしか提供できない作業もあるということを，CEとして実感し感心した一例です．実習後，対象者が主体的に実習生にあてた手紙にも心を打たれました．

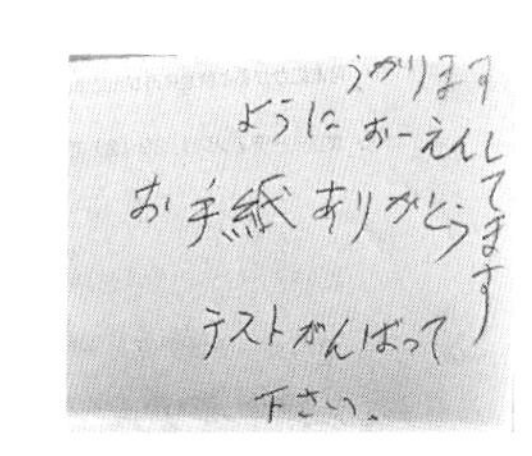

お手紙ありがとう
テストがんばって
下さい。
うかります
ように おーえんしてます

対象者が実習生にあてた手紙

 渡邊基子

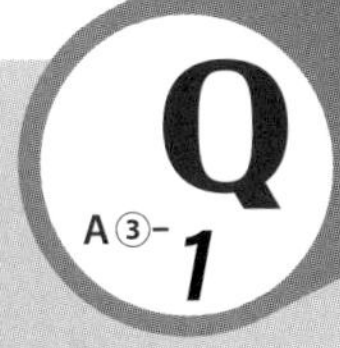

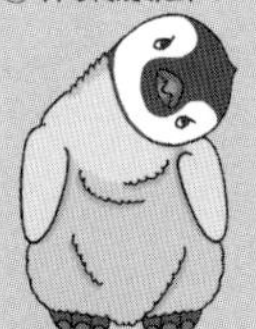

介護保険下の対象者には，かかわれる時間が限られています．その状況で実習生にどのようにかかわってもらえばよいのでしょうか？

A 限られた時間だからこそ，スケジュール管理が重要となります．CE はあらかじめ実習のスケジュールを立案し，対象者・実習生両者にとって有意義な時間が過ごせるように準備しましょう．

キーワード：チェックリスト，即時フィードバック，スケジュール管理

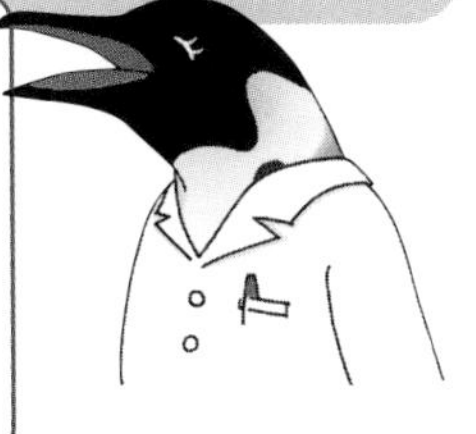

CE は 1 日のスケジュールを立て，実習生にはどの対象者の何をどうするのか（見学―模倣―実施）を計画します．各対象者でかかわる内容・方法が異なるため，実習生には技術単位でかかわってもらうことが多くなります．あらかじめチェックリストを確認し，実習生の経験内容を把握しておくことで，実習生にかかわってもらう内容を選定しやすくなります．技術単位でのかかわりを意識することで，対象者 A さんで見学済みのものは B さんでは模倣から開始できることもあります．ただし対象者に特異的なこともあるため，介入前にカルテを閲覧しておいてもらうことも有効です．フィードバックは臨床現場で即時的に行うのが理想です．このときに対象者が置き去りにならないよう留意し，対象者も巻き込んで実習生と話ができるとよいと思います．隙間時間を活用し，なるべく対象者ごとに実習生と振り返りができるとよいでしょう．

〈段階的な展開方法の例〉

たとえば介入時間が 20 分程度の場合は，介入自体がピンポイントとなります．

準備：介入前に，その日の介入内容・目標を説明します．今日，実習生は何をするのかを伝えます．たとえば，見学のみとか手関節の可動域練習は模倣などです．

見学：介入中の対象者への説明を実習生にも聞いてもらい，介入の妨げにならないように配慮して実習生へのフィードバックも行います．介入終了後，移動や手洗いの時間などを利用して実習生からの質問を受け付け，フィードバックを行います．

模倣：CE と一緒に対象者にかかわってもらいましょう．

 渡邉基子

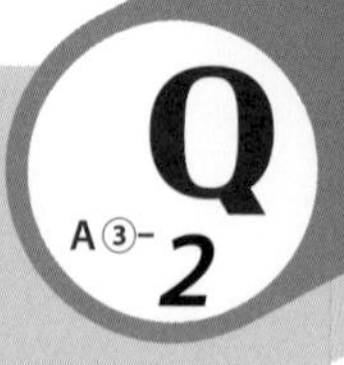

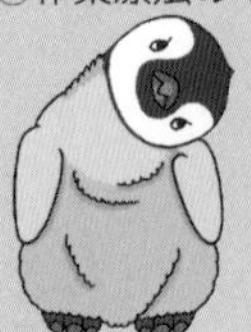

生活目標設定のためには他職種からの情報収集が必要ですが，どのように実習生にさせればよいでしょうか？

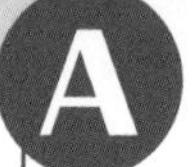

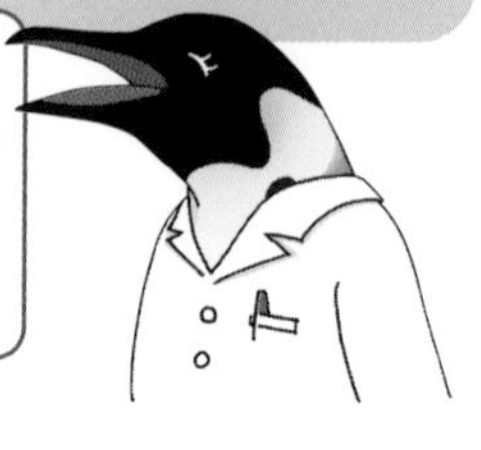

A 何の準備もなく実習生が他職種のところに行って情報収集することは避けましょう．CE と一緒に事前に準備をしておきましょう．

キーワード：情報収集，他職種，シミュレーション

各職種に関する実習生の理解度を確かめておきましょう．
たとえば対象者の家族情報をどの職種に聞くのが適切かは，各職種の役割を理解していなければ判断できません．理解が不十分な場合には，各職種の役割について調べ学習をしてもらうとよいでしょう．その上で知りたい情報を列挙してもらい，それらをどの職種から聞くかを明確にしておいてもらいます． CE がそれを事前に確認した上で，情報収集するようにします．臨床業務では日常的に他職種からの情報収集を行っています．その場面に同席させ，やりとりを見学させるとよいでしょう．CE が行う情報収集のうち 1 項目を実習生に質問させるなどやりかたを工夫することで，模倣させることができます．CE を他職種に見立て情報収集の練習をしておきましょう．CE は，言葉の使いかたなども含めてアドバイスを行い，実習生が 1 人で情報収集ができるよう準備をしましょう．

〈段階的な展開方法の例〉

対象者の睡眠状況を確認する場合を考えます．

準備：実習生から，対象者の睡眠状況を知りたい理由を説明してもらいます．CE は実習生の思考過程を把握し，理解にずれがないか確認し，あった場合は修正します．その後，その情報をどの職種から収集するか確認します．対象者にかかわる職種の役割について事前に自己学習しておいてもらうとよいでしょう．

見学：CEが日程調整を行い，実際に実習生が情報収集に行くまでの間に，CEが他職種から情報収集する場面に同席させ，やりとりのしかたを見学させておきます．

模倣：情報収集の際の質問のしかたなどを説明した上で，時間が許せば CE が質問される役になり，実習生が情報収集をする練習を行います．事前に確認した内容で他職種からの情報収集をやらせてみます．対象者のようなリスクは少ないので，十分な準備の上でトライさせることも必要です．

実施：実習生は CE からのアドバイスを活かして，実際に該当する職種から情報収集をします．

渡邊基子

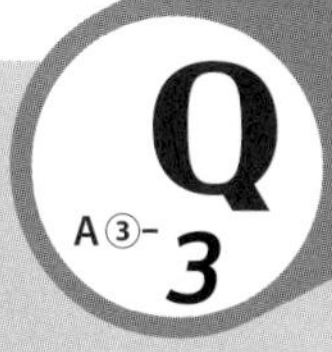

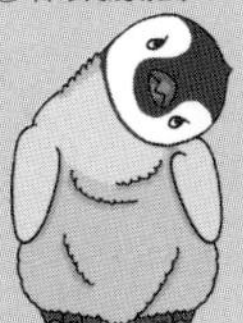

言語的コミュニケーションが困難な重度認知症対象者と実習生がかかわるときの指導のポイントはありますか？

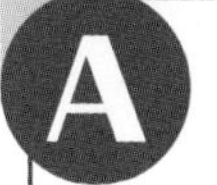

見学から始め，模倣へと進めていきましょう．ただ見学するだけでなく，CE が意図的に行っていることを意識しながら見学できるとよいでしょう．

キーワード：コミュニケーションスキル，認知スキル，臨床思考過程

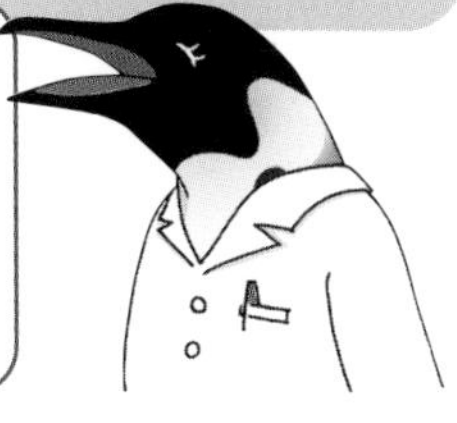

〈段階的な展開方法の例〉

準備：CE がこれからかかわる対象者についての情報を提供し，CE が意識しているかかわりのポイントを説明します．

見学：実際にかかわっている場面を見学してもらいます．コミュニケーションスキルや重度認知症者の特徴などについて，事前に調べ学習をしてもらうと理解が深まるでしょう．見学後，実習生が気づいたことを話してもらい，CE の臨床思考過程との相違を確認します．

模倣：実習生が実際にかかわるときには，自分が何を意識するのかを実習生の言葉で説明してもらいましょう．CE 同席のもと，実習生にかかわってもらいます．対象者の反応を引き出せない場合には，CE がその場で介入し，対象者が反応するように修正します．実習生へのフィードバックでは自分のかかわりと対象者の反応を振り返ってもらい，CE がかかわったときの対象者の反応との違いについても考察してもらいます．

実施：その違いを認識できたら，次回かかわるときのポイントをまとめてもらい，次回のかかわりに活かしましょう．実習生は相手が変わると対象者の反応が変わることを目の当たりにすることになり，これがコミュニケーションスキルの重要性に気づくよい機会となるでしょう．

渡邊基子

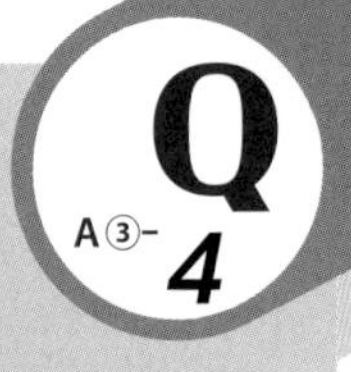

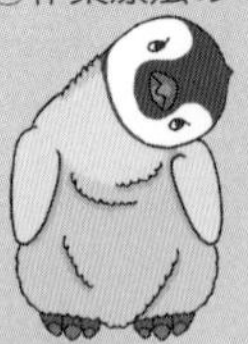
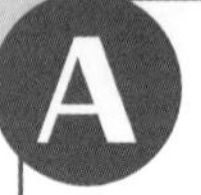

施設内居室などの環境調整の介入には，実習生にどのようにかかわってもらえばよいのでしょうか？

A 正統的周辺参加として，環境調整を行う意図を説明し実習生が理解した上で，実際に補助的作業を一緒に行えるとよいでしょう．

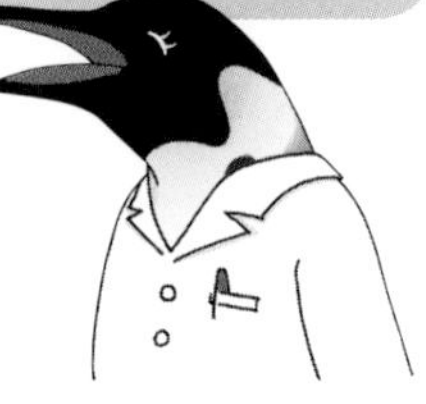

キーワード：環境調整，臨床思考過程，正統的周辺参加

まずは，対象者の状況と環境調整を行う意図を説明します．
なぜ環境調整を行う必要性があるのか，どのように変更するのか，なぜそのように変更するのかなど，対象者の状況をふまえた環境調整を行う思考過程を説明します．実際に環境調整を行う居室に行き，具体的な調整方法を説明します．物の移動などは一緒に行ってもらいましょう．対象者に実際に動作をしてもらい不具合がないかを確認する場面では，実習生にも意見を述べてもらうようにするとよいでしょう．翌日以降に再度居室を訪れて，対象者の動作場面を確認します．環境調整を行ったら終了するのではなく，その後の経過をフォローすることも重要であることを伝えましょう．その他，日常的に人・作業・環境の関連性を意識し，環境調整の重要性を伝えられるとよいでしょう．

〈段階的な展開方法の例〉

夜間はベッドサイドでポータブルトイレを使用する対象者のベッド周りの環境調整をする場合でみてみましょう．

準備：ベッド柵の選定では，ベッド柵につかまり下衣操作をするため L 字柵を設置しますが，この CE の思考過程を実習生に説明します．

見学：L 字柵を設置するときには，その一部を実習生にも手伝ってもらうとよいでしょう．実際に対象者に動作を行ってもらって動作確認する場面にも同席させ，事前に想定していた状況であるかどうかを一緒に確認します．対象者本人だけでなく，夜間に対応した介護職からも実施状況について情報を収集します．環境調整は，環境を調整したら終わりではなく，その後の使用状況までをも確認することが大切であることを，一連のプロセスを通じて実習生に伝えます．

渡邊基子

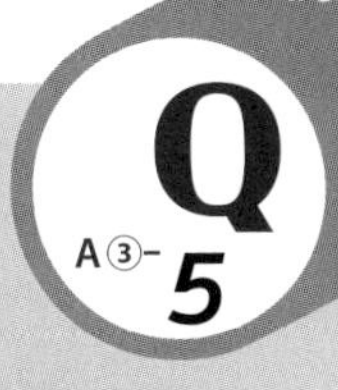

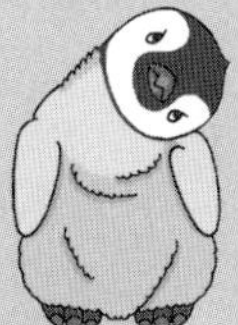

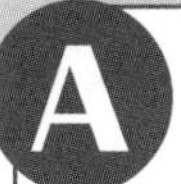

施設内で行う集団活動には，実習生にどのようにかかわってもらえばよいのでしょうか？

A 集団活動に求められる OT の役割を段階的に経験できるよう，スケジュールを立てましょう．

キーワード：集団活動，グループダイナミクス，見学—模倣—実施，認知スキル

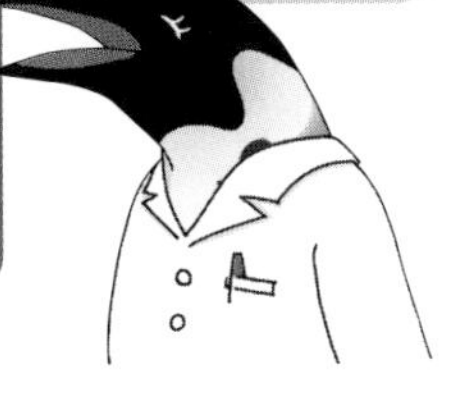

参加者の状況，集団活動の内容・ねらいを説明し，まずは見学してもらいます．活動内容によっては一緒に行ってもらうのもよいでしょう．参加者として一緒に活動することで，活動の分析が行いやすくなります．グループダイナミクスを活用する場合には，事前にグループダイナミクスについて調べ学習をしておいてもらうと，CE の説明の理解が深まるでしょう．援助が必要な対象者がいる場合には，まず CE が援助している場面を見学してもらい援助のポイントを説明します．そして，CE の監督下で実習生に援助してもらうとよいでしょう．そうすることで，CE はほかの対象者の活動に目を配ることができます．何回か活動に参加したら，活動最初の挨拶などを実習生に行わせるのもよいでしょう．集団活動の一部分でも，実習生が実施できそうなことは行ってもらうようにしましょう．

〈段階的な展開方法の例〉

レクリエーションの場合，CE がリーダーとなり，レクリエーションを行う場面に参加してもらいます．

準備：参加者の状態とレクリエーションのねらい・流れを説明しておきます．

見学：1 回目は見学で，実習生にも一参加者としてレクリエーションに参加してもらいます．活動後に参加者としての気づきなどを話してもらい，フィードバックを行います．2 回目も参加者として参加してもらいますが，リーダーである CE の言動に注目して参加するよう指示します．活動後，実習生が気づいたリーダーとしてのポイントを話してもらい，CE の思考過程との相違を確認しながらフィードバックを行います．

模倣：3 回目は模倣で，リーダーである CE の隣に位置して参加します．立ち位置が変わることで，視野・視点が変わることを経験してもらいます．

実施：4 回目は実施で，あらかじめ実習生にその旨を伝え，最初の挨拶や体操の一部を実習生に担当してもらいます．5 回目以降は徐々に担当箇所を増やします．

渡邉基子

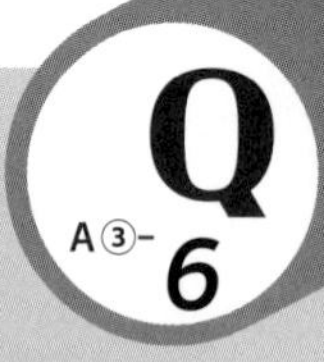

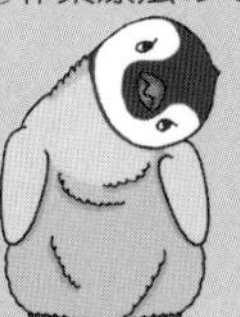

介助を要する対象者の介助は，どこまで実習生に経験させてよいのでしょうか？

A 介助する動作・介助内容にもよりますが，一律に介助は見学のみというわけではありません．実習生が安全にできることを見極めて行わせられることもあるので，CEが適宜判断しましょう．

キーワード：水準，運動スキル，認知スキル，介助技術

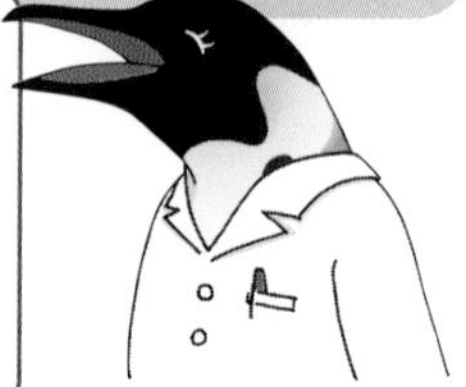

正統的周辺参加として，CEが行っている介助の一部分を行ってもらうこともできます．たとえばトランスファー動作の介助の際に，実習生に車椅子を適切な位置にセッティングしてもらうことができます．また端座位での靴着脱介助の際に，座位保持をCEが行い，靴着脱を実習生に行ってもらうことができます．立位・移動を伴う動作の介助は転倒・転落のリスクが高いため，実習生のみで行うことは避け，CEの監視下で行います．認知機能低下により介助を要する対象者の介助には，実習生が行えるものもあります．介助を要する原因と介助内容を鑑み，CEが適宜判断しましょう．実習では多くの経験をすることが大切なので，意図的に経験の機会をつくるようにしましょう．

〈段階的な展開方法の例〉

歩行機能は自立だが認知機能低下のため移動に介助を要す場合を考えます．

準備：対象者の身体機能と認知機能のアセスメントを実習生に説明し，かかわりのポイントを伝えます．

見学：CEが実際に行っている場面を見学してもらいます．記憶力低下のため道順がわからずに自室に戻れない場合には，不安にならないように声かけをしながら一緒に歩きます．

模倣：対象者とのコミュニケーションのとりかたや一緒に歩くときの立ち位置など，CEが留意している点を説明し，CEの監視下で対象者とかかわります．

実施：実習生1人で対象者にかかわってもらいます．かかわりの中で，対象者の言動をアセスメントしCEに報告してもらいます．CEは実習生の思考過程を確認し，ずれを修正しながら次回のかかわりに活かせるようフィードバックを行います．

 渡邊基子

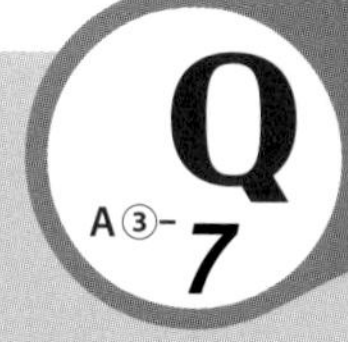

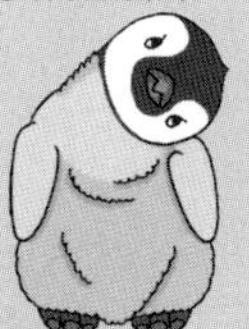

他職種への介助方法の指導場面に，どのように実習生にかかわってもらえばよいでしょうか．見学にとどめたほうがよいのでしょうか？

A 見学から始め，内容によっては実施できることもあります．見学にとどまりがちですが，部分的に，または補助としてでも実習生が参加できることがあれば，将来的に有益な経験となるでしょう．

キーワード：正統的周辺参加，認知スキル，他職種への指導

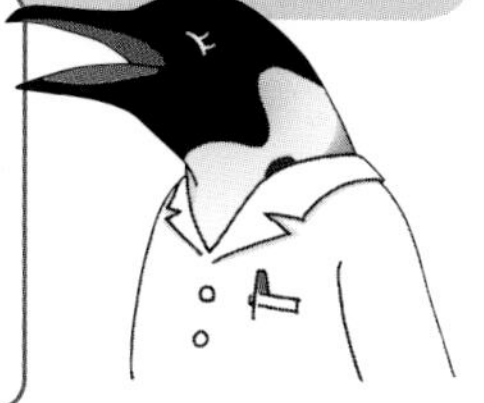

他職種への介助方法の指導は日常的に行うものなので，まずはCEが行っている場面を見学してもらいます．対象者の状態と介助方法・指導のポイントをあらかじめ実習生に説明しておきます．また，他職種へ指導するときに留意する点（専門用語を用いずわかりやすい表現にするなど）も説明しておきます．対象者の耐久性が低く頻回な介助を行うと疲労感が高まる場合には，実習生が対象者役になり，他職種に介助の練習をしてもらいCEが指導することもできます．実習生が被介助者となることで，介助される側からの介助のポイントを他職種に伝えることもできるでしょう．また他職種にとっても練習ができるメリットがあります．正統的周辺参加の視点をもち，別の対象者でCEが他職種に指導する内容の一部を実習生に説明してもらうなど，一部分からでも参加できるよう工夫しましょう．

〈段階的な展開方法の例〉

ベッドから車椅子へのトランスファー動作の介助方法を介護職に指導する場合，対象者のアセスメントと介助方法のポイントを口頭で介護職に説明するのを実習生にも聞いてもらいます．これにより，CEの思考過程を伝達します．

準備：事前に実習生に，他職種や家族への指導の場合には専門用語を用いずなるべく平易な言葉を用いて話をするなどの留意点を伝えておきます．

見学：介助方法の実演の際には，基本的にはCEが行っている様子を見学してもらいます．

模倣：CEが実演しているときに，説明の一部を実習生にしてもらうことができるよう，代行場面を事前に説明しておきます．また，介護職が介助の練習を行う際に，頻回の介助にて対象者の疲労感が増大する可能性がある場合には，実習生が対象者役になり被介助者になることもできます．CEの指導に加え，被介助者として実習生から介護職にフィードバックを行うこともできます．

 渡邊基子

Q A③-8

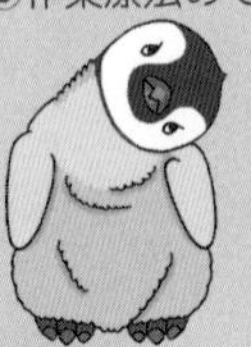

車椅子の選定や調整など福祉用具を用いる場面では，実習生は見学のみのかかわりがよいのでしょうか？

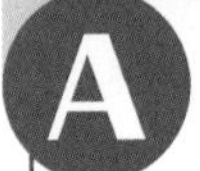

A 基本的に見学が多くなりますが，一部分を実習生が行えることもあります．実習生が経験する機会をつくっていけるとよいでしょう．

キーワード：正統的周辺参加，福祉用具

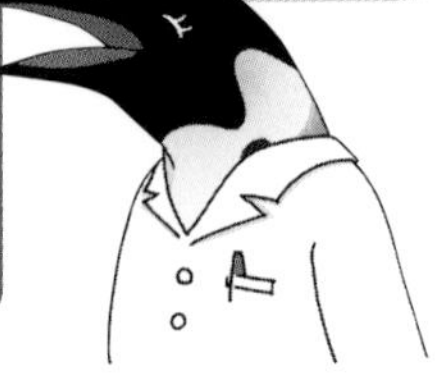

車椅子を選定する際の手順をあらかじめ説明しておきます．
福祉用具の選定にあたっては，基本的に対象者のアセスメント・生活環境・解決すべき課題を考慮することを説明します．そして対象者の状況を説明し，対象者に適した車椅子のポイントを説明します．カタログから選定することが多いと思いますので，事前学習として実習生にカタログをみておいてもらうのもよいでしょう．車椅子調整の際には，事前に車椅子フィッティングのポイントを調べ学習として学んでおいてもらうと，理解が深まります．対象者にあわせて車椅子を調整する場面を見学してもらいます．調整のポイントを説明しながら行うようにしましょう．調整前後での姿勢評価では，実習生にメモをとる係を担ってもらうのもよいでしょう．選定や調整自体を実習生が1人で行うことは難しいですが，そのプロセスの一部分でも実習生が行えるとよいでしょう．

〈段階的な展開方法の例〉

セミモジュール車椅子の調整を行う場合を考えます．

準備：あらかじめ車椅子のフィッティングのポイントについて自己学習しておいてもらうと，より理解が深まります．

見学：CEが行うフィッティングを見学してもらいます．

模倣：調整前後の車椅子座位姿勢の評価を実習生と一緒に行います．写真撮影やメモをとる係を実習生に担ってもらうことができます．口頭で対象者のアセスメントを説明しながら，車椅子の調整を行います．

実施：調整の操作の一部を実習生に手伝ってもらうこともできます．実習生が1人で行うことはできませんが，車椅子調整のプロセスの一部に参加してもらうことはできます．

 佐藤佑治

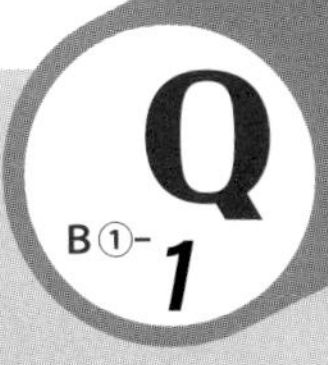

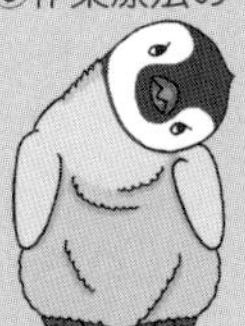

急性期統合失調症の対象者とのかかわりで，見学にとどめるものは何でしょうか？

A 疾患教育，社会認知トレーニングなどの小グループプログラム，ミーティング，自助グループなど侵襲性の高いもの，かかわりによって対象者に与える影響が大きいもの，その場で指導できない活動は見学にとどめるようにします．また個別のかかわりに関することでは，隔離室でのかかわり，対象者との1対1のかかわり，対象者の相談を受けることなどは見学にとどめます．

キーワード：見学，水準

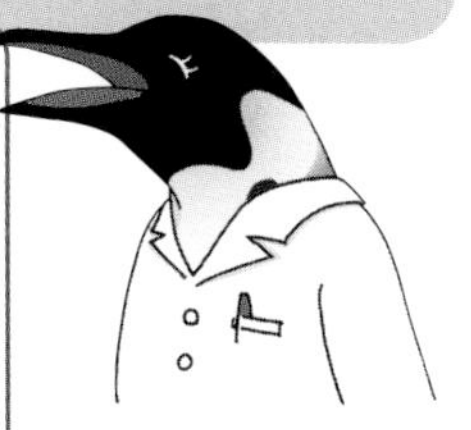

急性期統合失調症の対象者とのかかわりで水準3に該当すると考えられるものの一覧を下記に示します．

水準3——CEの監視下で見学にとどめておくべき項目および状態

視点	侵襲性の高いもの かかわりによって対象者に与える影響が大きいと考えられるもの
情報収集と記録	生活状況の具体的な聴取 作業療法の導入（入院の経緯など，心的ストレスに向き合う話を扱うことなど） 他職種・関連機関との情報共有 他施設や家族との情報共有 評価結果・検査結果などのフィードバック
リスク管理にかかる技能	状態悪化時・突発的な出来事への対応 参加同意書や疾患別診療計画書の確認
心身機能と身体構造にかかる項目	現実への移行を促す声かけ（入院の経緯の振り返り） 衝動性や易怒性のある対象者とのかかわり 症状に意識を向けるかかわり（幻聴の内容を扱う） 頓服服用の促し
活動参加にかかる項目	1対1でのかかわり 隔離室でのかかわり 作業課題の提案（段階づけの設定） 他患者とのトラブル介入 個別の相談 対象者の所持品や所有物を扱うこと（自室の整理）
環境因子にかかる項目	退院後のサービス 制度の提案 進路や今後の方向性についての話

 佐藤佑治

Q B①-2

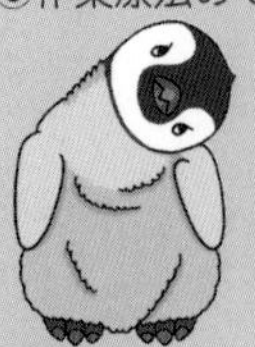

急性期統合失調症の対象者の病状の観察や理解を進めたいのですが，どのような方法が望ましいでしょうか？

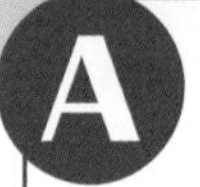

A ブリーフィングとデブリーフィングで振り返り，観察できなかった場合は次回の活動で再度観察を試みるようにします．

キーワード：ブリーフィング，デブリーフィング

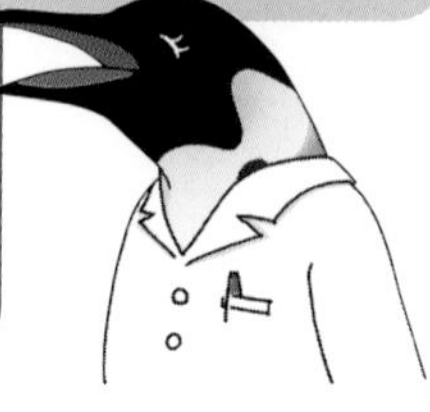

活動前のブリーフィングで，実習生に観察してほしい対象者について，病名，症状，作業療法のポイントなどの説明を行います．たとえば，「白髪の中年男性Aさんは統合失調症で妄想が強くあります．独語や実際にはしていない仕事の話を行いやすい対象者です．作業への集中が続きにくく，会話を始めると妄想的な内容が広がりやすいため，妄想的な内容に関してそれを深める質問や返答はせず，作業へ注意を向けるよう声かけをします．今回の活動では，対象者の症状とCEがどのようにして作業を促しているかを観察してください」などと実習生と話し合います．

説明は口頭だけでなく，視覚的な情報も用いて行うと，疾患理解が容易になります．たとえば各疾患の特徴をまとめた一覧表を用いて説明を行うと，より伝えやすくなります．活動参加後のデブリーフィング時に，同様の資料を用いて，観察された内容にチェックを入れます．この指導を繰り返していき，病状の観察を経験させます．

小堀牧子

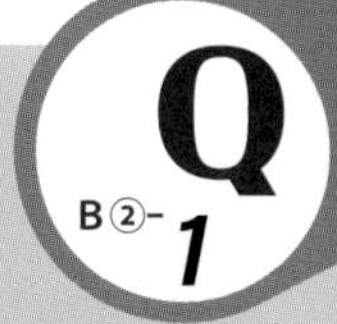

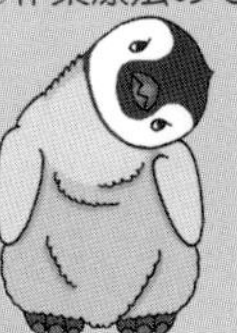

回復期統合失調症の対象者とのかかわりで，模倣が可能なものは何ですか？

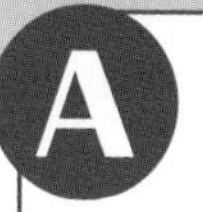

回復期になると，急性期に比べ，CEの監視下で模倣—実施できる内容が増えてきます．その場で指導が可能な集団プログラムのリーダー・サブリーダーは模倣がしやすいです．侵襲性の高いものはサブリーダーの模倣にとどめます．

キーワード：指導，リーダー，サブリーダー

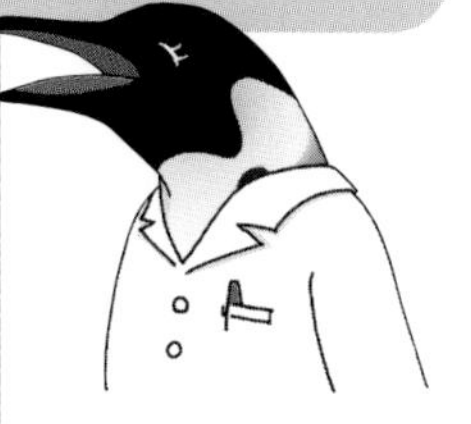

体操やレクリエーション活動などの集団プログラムは，リーダー・サブリーダーの模倣がしやすいです．心理教育やストレスマネジメントなどの病理に触れるものについては，対象者へ与える影響を考慮し，リーダーの模倣は行いません．サブリーダーの模倣にとどめます．パラレルな場での個別のかかわりでは，作業課題の提案や1対1のかかわりなどをブリーフィングで確認後，徐々に模倣させます．

※パラレルとは，他者と場を共有しながらもそれぞれが自由に自分のペースで行う活動です．

見学

〈基準〉
- 侵襲性の高いもの（実習生を守るため）
- その場で指導ができない活動

〈例〉
- 心理教育
- ストレスマネジメント
- メタ認知トレーニング
- 社会認知トレーニング
- その他ミーティング系
- 自助グループ　など

模倣

〈基準〉
- 侵襲性の低いもの
- 複雑な指示を必要としない，その場で指導ができる活動

〈例〉
- 体操
- レクリエーション
- 創作
- 運動
- 就労準備グループ
- 園芸
- 木工
- 陶芸
- 音楽，コーラス　など

実施

〈基準〉
- 状況の報告などをCEとやりとりをしながら対象者の対応ができる活動
- 実習生の特性，習熟度などをふまえて判断する

〈例〉
- 模倣まで至った活動の中から実施

 小堀牧子

Q B②-2

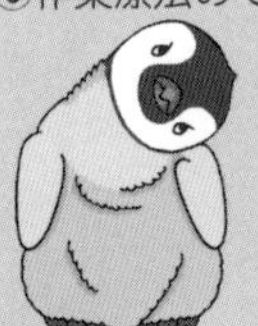

回復期統合失調症の対象者のプログラム立案を経験させたいのですが，どのような手順で行えばよいでしょうか．また，実習生が立案したプログラムの実施に CE が関与することはありますか？

A まず CE の立案したプログラムを理解すること（見学）から始めます．次に CE とともに立案し（模倣），プログラムの実施は必ず CE の監視下で行います．

キーワード：プログラム立案

CE の担当対象者の中から抽出した対象者数名に焦点をあて，さまざまな場面を見学する中で，治療の経過や問題点，プログラム内容，目的を伝えます．そして，関与できる部分から CE と一緒に診療へ加わってもらいます．実習生の習熟度によっては，新たにプログラム内容を提案してもらい，対象者に不利益とならないよう CE とともに完成させていきます．

作業療法過程での診療参加（臨床実習過程）

臨床技能	臨床思考過程	対象者1 対人関係に問題がある	対象者2 疾患理解 入退院が多い	対象者3 就労へ
情報収集 観察・面接	評価計画立案	カルテからの情報収集	カルテからの情報収集	カルテからの情報収集
検査・評価	評価結果の整理		生活能力の評価（LASMI など）	認知機能の評価（BACS-J など）
	目標設定		再発サインを知る	認知機能・体力の改善
治療	プログラム立案	ストレスマネジメント（資料作成の補助） アサーショントレーニング（サブリーダー）		体力づくりプログラム（リーダー）
再評価	介入手段の再検討			就労マナー講座（サブリーダー）

矢野智恵

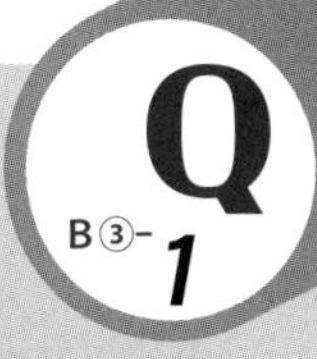

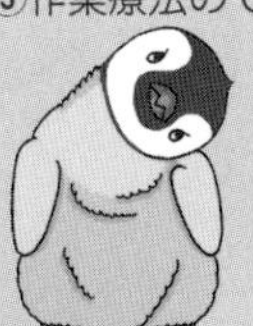

生活場面など，実習生１人では観察できない状況はどのようにして理解を深めるとよいでしょうか？

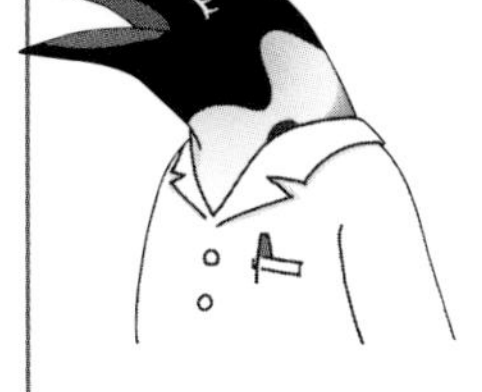

A 前提として，実習生に単独行動をさせてはいけません．生活場面などの観察はCEと一緒に行います．その際には事前にポイントを伝えるようにします．観察が難しい場合はみえる化し，図や表にして実習生に提示すると，理解を深めることができます．

キーワード：観察

〈入院中の対象者の場合〉

生活場面は病室です．病室へ誘導に行く前に観察するポイントを伝え，実際に観察してもらうとよいでしょう．その後に振り返りを行うと，より理解が深まります．また，病棟看護師に確認を行うのもよいでしょう．その場合は，どんなことを質問するとよいか一緒に考えるとポイントがわかりやすいです．

〈間もなく退院する対象者の場合〉

退院前訪問などの機会があり実習生の同行が可能であれば，一緒に参加させるとよいでしょう．難しい場合は訪問を行ったスタッフから情報収集を行います．CEが訪問した場合には実習生へ直接伝えましょう．訪問したスタッフがCE以外であれば，情報共有の場を設定したり，CEとともにカルテからポイントを絞って情報を得るなどの方法があります．CE以外のスタッフから情報を得る場合，CEは事前に実習生の質問内容を把握しておく必要があります．

〈デイケア利用している対象者の場合〉

生活場面の観察にCEと同伴が可能な場合は，一緒に行うとよいでしょう．観察が難しい場合は，CEが知っている情報や評価を伝えるほか，CEと実習生が一緒にカルテを確認し情報収集するのもよいでしょう．少しでも対象者の生活場面を思い描きやすいように援助します．

※訪問看護などの事業所や，施設やグループホームなどが生活場面となっている対象者に関しては，各施設やグループホームのスタッフへ協力依頼し，可能であれば電話などで情報収集を行う方法もあります．

〈みえる化するときのポイント〉

①簡潔であること．②観察したポイントが記載されていること．③スタッフの評価が記載されていること．④今後の課題が記載されていること．

髙木達郎

Q B③-2

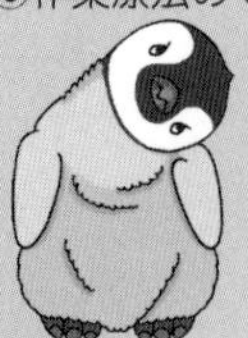

生活期またはデイケアなどでは家族や関係機関との連携をはかることが多く，実習生の見学が難しいことがあります．どのような工夫ができますか？

A

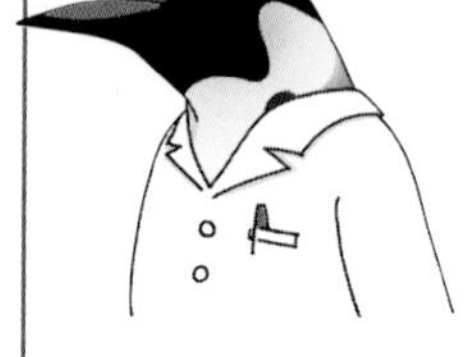

家族や関係機関との会議などでは，対象者や先方の同意を得た上で，実習生に同席してもらいます．原則として見学までにとどめておくことを推奨します．状況的に見学が難しい場合には，会議の目的・内容・決定事項などを後日実習生に伝えることで，診療チーム内での情報共有を行います．

キーワード：見学

〈見学時のポイント〉

事前に対象者の情報，会議の内容，参加者，見学の視点などを十分に説明しましょう．

見学時，実習生が座る位置を指定し，会議の妨げにならないように配慮しましょう．

会議終了後は，必ず**ブリーフィング**で内容を再確認します．

〈見学が難しい場合の工夫〉

CE が家族や関係機関と電話でやりとりする場面を見学させましょう．電話対応のしかたや相手にあわせた伝えかたなどを説明します．また，やりとりの内容について要点をまとめて説明しましょう．

イメージできるように，提供できる資料があれば提供しましょう．

精神科では，症状の影響による迷惑行為や暴力などにより，家族との関係性や地域の受け入れが良好でないことが多いです．見学が難しい理由や背景について説明することが大切です．

 矢野智恵

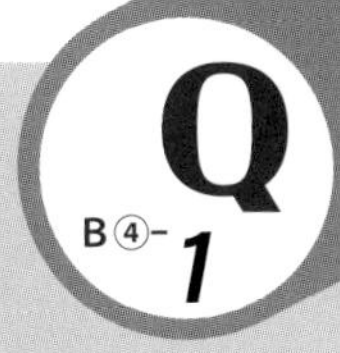

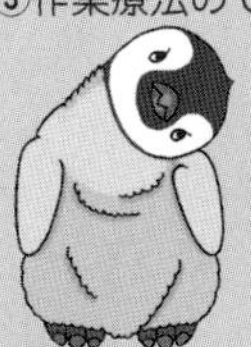

精神科の臨床実習での実習オリエンテーションはどのような内容ですか？　オリエンテーションを行うときのポイントは何でしょうか？

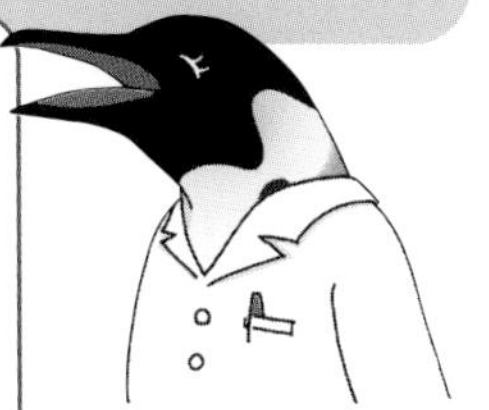

A オリエンテーションは資料を用いて行うことが望ましいです．内容は① CCS の説明，②実習中に注意すること，③施設の概要・見学などです．それに加えてコミュニケーション・ストレスタイプ診断などのツールを使用すると，実習生の特徴が把握でき，指導にも活かすことができます．オリエンテーションでは，雑談をはさむなどして和やかな雰囲気になるよう心がけましょう．

キーワード：オリエンテーション

① CCS の説明：CE の業務に終日同伴し，治療的かかわりだけでなく他部署との連携や記録，CE とともに業務を経験することなどを伝えます．また精神科では見学しながらの解説が難しいため，**ブリーフィングとデブリーフィングでディスカッションすることの重要性などを伝えます**．CE と対象者との関係性が治療に大きく影響することを説明し，かかわりかたすべてを模倣できないこと，水準についてなどを確認します．

②実習中に注意すること：**精神科領域ならではの配慮すべきポイントを伝えます**．たとえば活動中，疑問が生じたからといってすぐに CE へ質問することは避けてもらいます．対象者の前でコソコソと話してしまうと，対象者の不安を大きくすることがあるからです．疑問があれば，活動終了後のデブリーフィングを活用しましょう．対象者の個人情報の取り扱いはもちろん，自身の個人情報を対象者に教えないことを説明します．メモ帳や私物の管理方法，対象者を観察・評価する上での注意点（例；「活動中に何も取り組まない対象者」=「やる気のない人」ではない）を説明します．

③施設の概要：入院（各病棟の機能・特色），外来，デイケア，福祉施設などその施設の概要，プログラムの特色を説明します．

コミュニケーション・ストレスタイプ診断：CSI，KiSS-18，ストレスタイプ診断のツールなどを用いて，自身の特徴を客観的にとらえることの重要性を伝えます．CE は実習生のタイプを把握し，よりわかりやすい指導方法を検討できます．

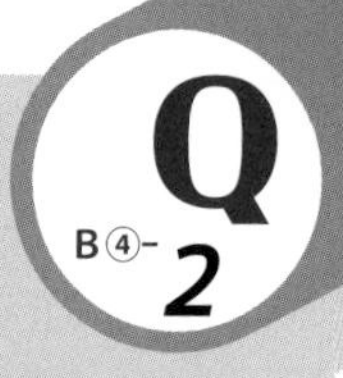

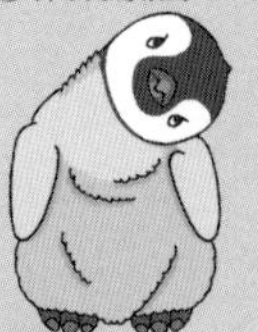

精神科領域では，活動に並行しての解説や指導は難しいです．どのように指導したらよいですか？

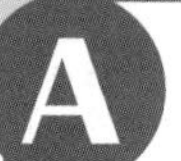

活動前に「ブリーフィング」と呼ぶミーティングと，活動終了後に「デブリーフィング」と呼ぶミーティングを行い，指導の時間とします．

キーワード：ブリーフィング，デブリーフィング，活動中の指導

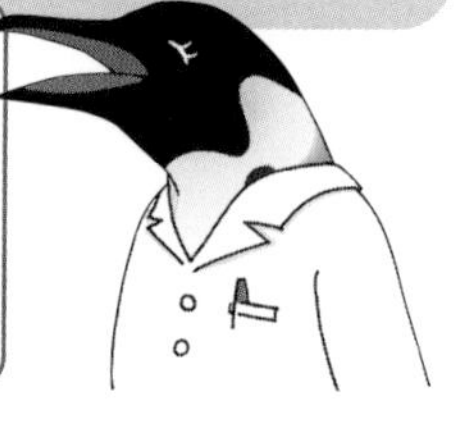

ブリーフィングでは，活動において実習生に観察したりかかわりをもってもらいたい対象者を数名ピックアップし，活動やその対象者の情報を**事前に**確実に伝えてから参加してもらいます．伝える情報は，①活動について，②観察のポイント，③活動中の動きの 3 点です．

デブリーフィングでは，実習生と**ディスカッション**を行いながら活動中の対象者の様子や発言などを**精神医学的観点**から振り返ります．その際，言語のみでやりとりするだけでなく，振り返る内容を**図示する**など，みえる化して記憶に残りやすくする工夫を行うこともあります．

〈①活動について〉

目的：何に重点を置いて行っている活動か．

内容：参加人数，オープングループかクローズドグループか，内容の確認．

対象者：どのような特性・疾患・症状があるか，どこにアプローチしているか．

〈②観察のポイント〉

表情：作業に取り組んでいるとき・他者と話をしているときなどの表情，視線．

言動：口調，落ち着きがない，声の大きさ，道具の扱いかた．

注意・集中力：注意・集中の持続時間，内容を理解できているか．

反応：話しかけられたときの対応のしかた．

〈③活動中の動き〉

見学：CE の対象者への対応（訴えへの対応，声かけなど），活動の運営．

模倣：一部対象者への声かけ，リスク管理．

実施：実習生のレベルにあわせて実施する．リスク管理．

※精神科でのフィードバックは，原則として活動直後の「デブリーフィング」で行うことが多いです．**対象者を目の前にしての情報共有は対象者の治療上適切ではない場合が多いためです．**

Q B④-3

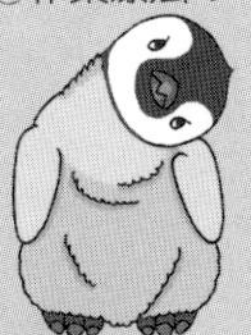

見学のイメージはつきますが，模倣と実施のイメージがつきにくいです．どのように経験してもらうとよいですか？ 見学から模倣へ移行するタイミングの目安は何でしょうか？

A 見学時のフィードバックをふまえた上で，CEの伝えた内容を理解しているかが1つの視点になります．ディスカッションや類似事例を通して実習生の理解を深め，次の段階につなげます．

キーワード：フィードバック

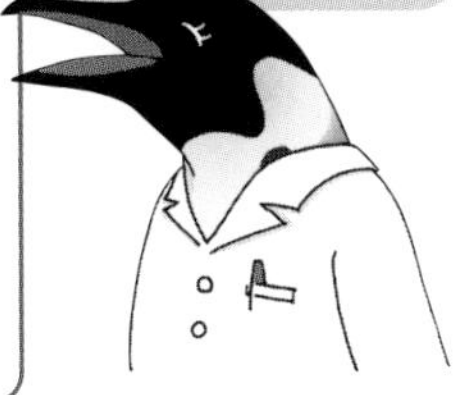

見学から模倣へ移行するタイミングの目安は，見学を2回程度行いCEと**思考過程を共有**できることです．しかし，精神科では対象者との関係性が大きく影響するため，実習生のコミュニケーション能力や判断力，対応力によって，回数だけで判断できないことがあります．例として，観察や対話，全体像・生活課題と目標の抽出などの評価場面，サブリーダーやリーダーの役割があげられます．

観察評価では，**繰り返し視点を共有**し，理解できていれば模倣へ移行します．対話での評価では，CEとの会話時に傾聴の姿勢ができているか，言葉遣いができているか確認することが重要になります．それらができて見学時に得た対象者情報を理解できていれば，模倣へ移行します．全体像・生活課題と目標の抽出の場面では，対象者を絞り，その対象者についてCEが説明し，対象者の強みや目標の理解ができていればほかのケースで模倣を行い，CEと考えをすりあわせていきます．衝動性や易怒性，操作性，極度のうつ状態や不安が強い対象者など，リスクの高い対象者とのかかわりは見学にとどめます．

サブリーダーの役割は，役割を理解できていれば模倣へ移行します．リーダーの役割は，企画（流れや必要物品の準備など）で模倣がしやすいです．計画をCEと確認し，プログラム運営の中でのリスクを理解できていれば模倣へ移行します．初めはウォーミングアップ，ストレッチなど範囲を狭め，部分的に模倣させます．作業療法導入や疾患教育プログラムなどのリーダーは見学にとどめます．

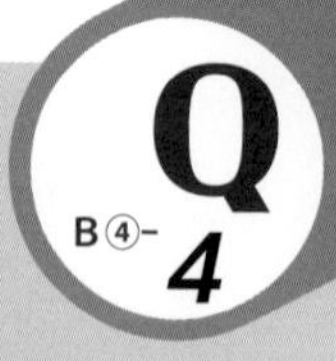

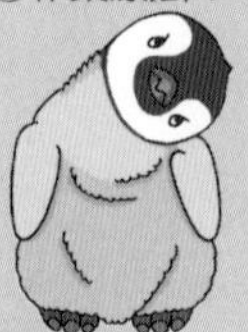

精神科のチェックリストはどのようなものを使っていますか？

A 主な項目として，基礎項目，評価・計画項目，治療技術項目があり，評価・計画項目はICFの項目に沿って作成しています．臨床実習の技能面だけでなく，対象者の症状の観察・理解を行うための疾患別リストも用意しています．内容は定期的に更新するようにしています．

キーワード：チェックリスト

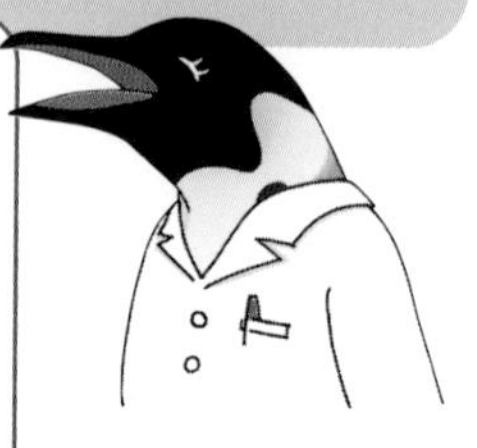

基礎項目は，対人交流，診療補助業務，医療安全（環境整備や物品管理など）の項目です．評価・計画項目はICFの情報をまとめる際に行う情報収集や観察，評価，生活課題とゴール設定についての項目を設定し，事例を深める中でチェックをつけていけるようにしています．治療技術項目では，個別での介入と集団プログラムについて項目にしています．疾患別リストでは，代表的な精神疾患をピックアップし，各疾患の評価の視点，治療的介入のポイントをのせ，病状にあわせた対応を意識的に経験できるようにしています．各チェックリストの詳細を説明したものも後半にのせており，実習生がチェックをつける際に自分の経験がどの項目に該当するのか確認ができるようにもしています．作業療法スタッフが共通の認識をもてるように，定期的に科内でチェックリストについて確認の勉強会を開くことも重要です（チェックリストについては第4章B参照）．

評価・計画項目

		見学	模倣	実施
全体（情報収集）	間接入手			
	指示通りの情報をカルテ等の記録物から収集できるか？カルテから必要な情報をとれるか？			
	直接入手			
	指示通りの情報を他職種から収集できるか（アポイント含め）？			
	面接			
	フォーマル・インフォーマルな状況で面接を通した情報収集が行えるか？			
心身機能 身体構造	対象者の観察			
	対象者の様子や直接的な関わりから、精神状態（表情、意欲、思考障害、自我障害など）の把握が出来るか？			

チェックリスト項目の一例

小堀牧子

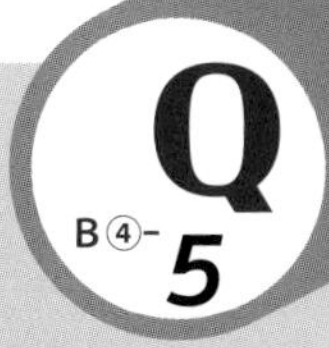

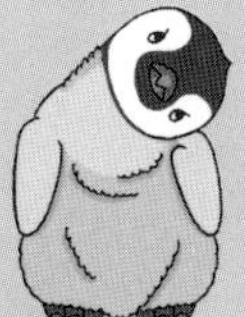

パラレルな環境の活動に実習生が初めて参加するとき，どこで見学させるとよいでしょうか？

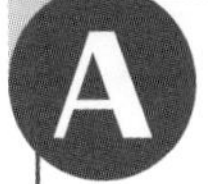

CE がすぐに対処できる場所で参加し，見学してもらいましょう．会話が聞こえる位置が望ましいです（対象者の受け入れが難しい場合を除く）．

キーワード：パラレル，見学

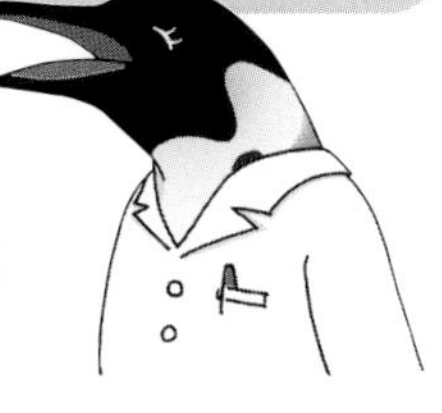

パラレルな集団活動では予測不可能なことが起きやすいため，**CE の目が届くところ**で参加させ，CE の介入が必要な際にはすぐに対処できるようにします．また，CE の対象者対応や声かけのしかたを近くで見学してもらい，見学の回数を重ねながら徐々に CE から離れた場所で見学できるようにしていきます．

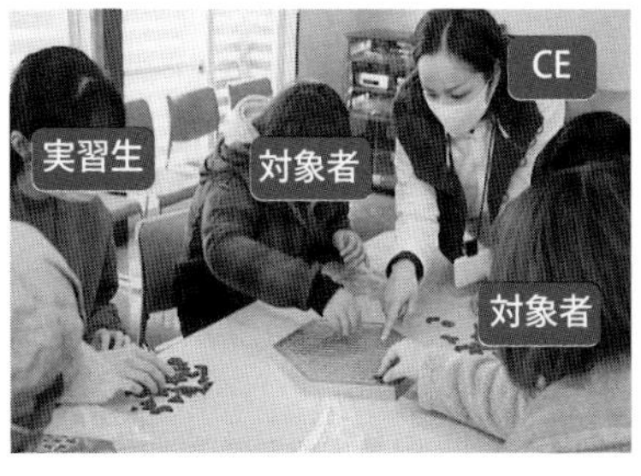

〈実習生の位置・過ごしかた〉

全体がみわたせる位置に座ってもらい，作業に取り組みながら見学することを伝えます．作業を通して実習生，対象者の緊張や不安を和らげることにもつながります．

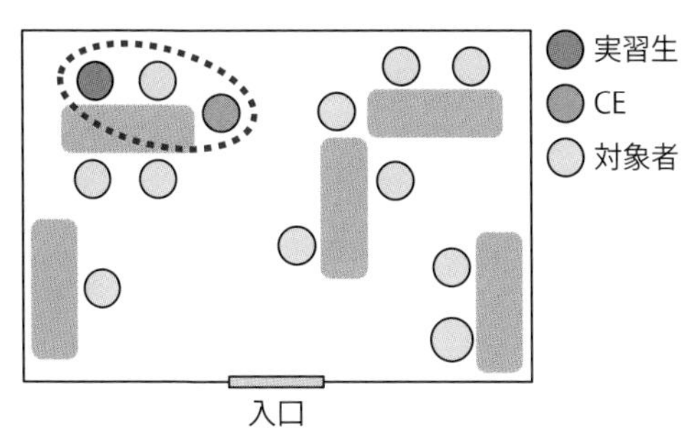

CE と実習生の位置関係の例

矢野智恵

Q B④-6

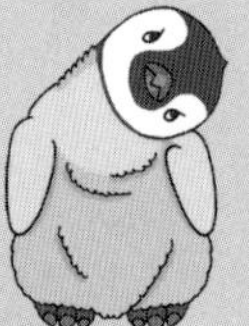

対象者とのコミュニケーションにおいて，実習生は非参与での見学参加を計画していても，対象者から話しかけられることがあります．どのような対応，指導をするとよいでしょうか？

A 活動前のブリーフィングで参加する対象者についての説明を行う際に，見学参加を予定していても話しかけられた場合の対応（傾聴など）について話しておきます．対応や指導については，「実習生だけの判断で動かない」ということを強調して伝えます．

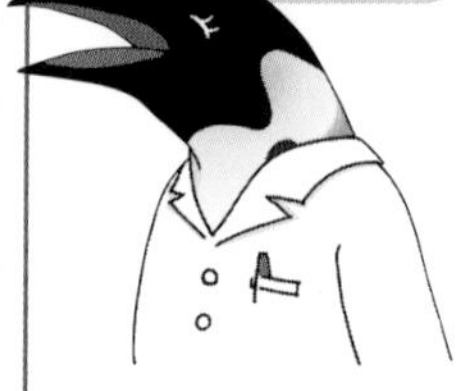

キーワード：コミュニケーション

非参与での見学参加であっても，「もしも声をかけられたら…」と想定し，困ったときの対処法を伝えておくとよいでしょう．その際には，**実習生だけの判断で即答しない・行動しないということを強調して伝えます**．声をかけられて困る場面や判断が難しい場合の対処法を提示しておくことが大切です．またその後に，CE がどのような対応を行っているかをしっかりと確認させることも大切です．たとえば，個人情報（年齢，家の住所，電話番号など）をきかれたら「すみません，学校の指導で答えることができません」などと返答する，病状について「いつ退院できますか？」，「この病気は治りますか？」などと質問されたら，「心配（不安）になりますよね．その気持ちをスタッフさんや主治医にはお話ししていますか？」などと対象者の不安や心配な気持ちに対して共感しつつも即答を避け，「一緒にスタッフさんに話しに行きませんか？」とCEのもとへ促すなどです．

活動終了後のデブリーフィングでは，非参与での見学参加中に声をかけられる経験をした実習生については，**どのような対応を行ったか確実に振り返りを行います**．CE に対応を求めることができた場合には，必ず正のフィードバックを行いましょう．もしも間違った判断や返答を行っていた場合にはしっかりと修正を行い，望ましい対処法を再確認しましょう．

実習の時期にかかわらず，ブリーフィング・デブリーフィングの際に傾聴の姿勢・ポイントについて確認するのもよいでしょう．

渡邊基子

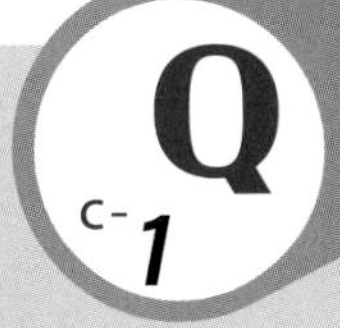

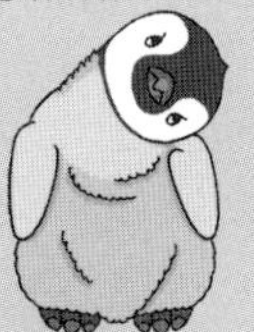

生活目標の設定は，実習生に１人で行わせてもよいのでしょうか？

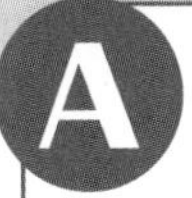

生活目標の設定に際してはさまざまな視点が必要となるため，実習生１人では行わせず，必ずCEと共同して設定しましょう．

キーワード：目標設定，認知スキル，臨床思考過程，チーム医療

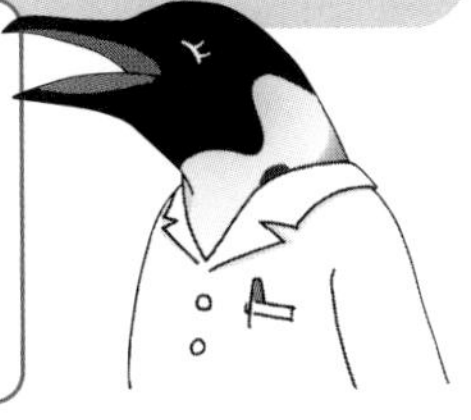

介護保険下におけるリハビリテーションでの生活目標設定の流れについて，事前に実習生に説明しておきます．CEは実習生と一緒にケアマネージャーが作成したケアプランをみながら，ケアプランにおける課題と解決の方針を確認しておきましょう．セラピストとしての評価をもとに，ケアプランの総合的な援助の方針に則った生活レベルでの目標を設定します．実習生に生活目標を考えてもらい，それを目標にした理由も一緒にCEに提示してもらいます．CEは理解と視点のずれがないかを確認します．あった場合は，CEの考える生活目標とその目標を設定した思考過程を説明し，実習生の思考過程に修正を加えます．目標設定に際しては，認知スキルの伝達が重要となります．CEがこれまでの経験で培った知識を実習生に伝えていくようにしましょう．

作業療法の目標を考える技術も，認知スキルの1つです．評価結果からCEと一緒に考えることを見学―模倣―実施の中で経験していく必要があるので，認知スキルとして実習生が身につけられるよう，意識してかかわりましょう．また，他職種との連携により目標を検討するプロセスをみせることで，チーム医療を十分に意識して進めていくことを理解させましょう．

〈段階的な展開方法の例〉デイケア利用者の生活目標の設定

CEと一緒に居宅ケアマネージャーが作成したケアプランをみます．初めてみる実習生も多いので，ケアプランの様式の説明も行います．生活課題を確認した上で総合的な援助の方針を確認します．実習生には，セラピストとしてのアセスメントをもとにした目標を考えてもらい，なぜその目標を設定したか説明してもらいます．目標を設定するには，現在の状況のアセスメントだけでなく予後予測などさまざまな要素を鑑みる必要があり，実習生が1人で行うのは難しいです．実習生の思考過程を確認し，軌道修正を行い過不足をなくして，CEの思考過程とのずれを修正します．そして実習生とCEが共同して生活目標を設定します．

④言語聴覚療法のQ＆A

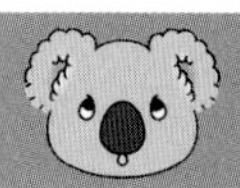

工藤絵梨果

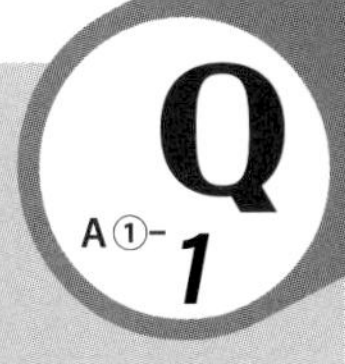

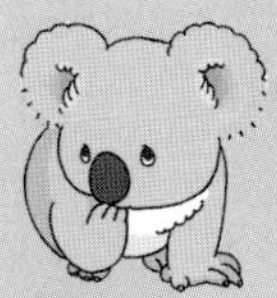

嚥下障害の評価結果に合った嚥下調整食の選択の考えかたについて，どのように指導すればよいのでしょうか？

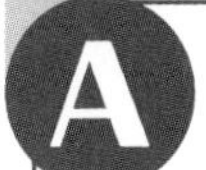

CE がその嚥下調整食を選択・変更した理由や思考過程を，ていねいに説明し理解させるのがよいでしょう．

キーワード：嚥下障害，嚥下調整食

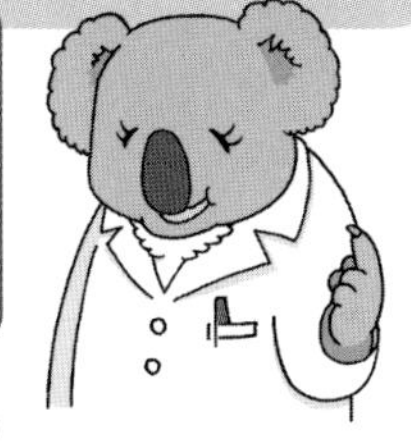

嚥下調整食の選択や変更は，対象者の評価・観察・今後のゴールなど，さまざまな内容を考慮し行われます．CE は嚥下調整食を選択・変更した理由を含め，その思考過程をそのまま実習生に説明するとよいでしょう．

可能であれば，段階的に別の症例で考えた場合など具体例を用いて指導すると，実習生はより思考過程をイメージしやすくなります．

〈段階的な展開方法の例〉

準備：CE は食形態選択・変更を考える上で必要となる情報や評価結果などについて，実習生と確認します．その際，なぜその情報が必要なのか説明します．

見学：対象者について，評価・観察場面やカルテから実際の情報収集を行い，CE の思考過程をみせることで，実習生は嚥下調整食の選択における考えかたについて学びます．

模倣：実習生に別の症例を提示し，すでに経験した症例を参考に，選択に至るまでの考えかたを述べさせることも模倣に含まれます．一部でも，学んだことを活かし対象者の食形態について自分で考えられるようになっていれば，模倣の範疇に入るでしょう．

実施：実習期間内で実施レベルまで至るのは難しいかもしれませんが，ほかの症例でも食形態の選択について応用して考えることができれば，実施レベルといえます．

実習生を導く手段として，同一対象者で 1 段階上の食形態に変更できそうか，何が可能になれば 1 段階上の食形態をめざせるのかなど発問を重ねると，実習生はイメージしやすいです．口頭のやりとりのみでは情報が整理されにくい場合は，臨床思考図などを用いて説明すると理解が促進されることがあります．さまざまなツールを用いて思考過程を学べるとよいでしょう．

 池嵜寛人

Q A①-2

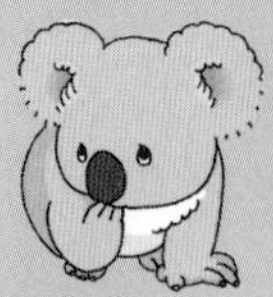

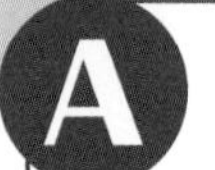

複数の高次脳機能障害の症状がみられる対象者に対して評価をさせるには，CCS ではどのような段階を踏めばよいのでしょうか？

A この場合においても，見学から診療参加を始め，見学をした検査測定や練習プログラムを提供する機会があれば，模倣—実施の順に進めていきましょう．

キーワード：高次脳機能障害，評価，検査測定

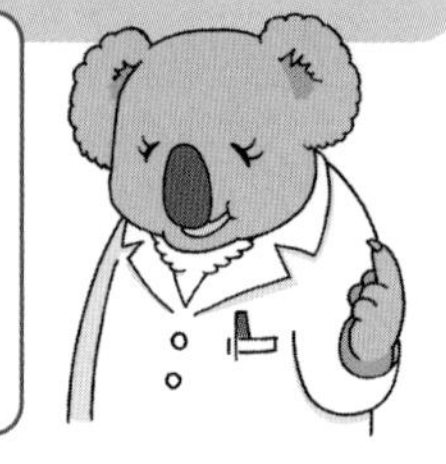

複数の高次脳機能障害の症状がみられる対象者に対する評価場面を見学させる場合，実習生は見学にあたってどこに注目したらいいのかわからず，混乱することがあります．そこで，行う予定の検査測定や練習プログラムはどの障害をターゲットにしているのか，CE のどのような教示や手技に注目してほしいのか，事前にいくつか焦点を絞って実習生に見学の指示を出すことが必要です．

実習生がすでに見学を繰り返し行っている検査測定を提供する機会があれば，まずは模倣の段階から評価の一部を実習生に担ってもらうとよいでしょう．

〈段階的な展開方法の例〉

準備・見学：どの高次脳機能障害に注目して観察をしてほしいのか，あらかじめ指示するようにしましょう．CE の教示や手技に注目してほしい場合は，その評価が複数の高次脳機能障害のうち，どの高次脳機能障害をターゲットにしているのか，あらかじめ説明をしておきましょう．

模倣：複数の高次脳機能障害の症状をきたしている対象者の場合，CE はどの評価を実習生に模倣させていいのか悩むと思います．その場合は，すでに見学をしたことのある検査や評価から行ってもらいます．たとえば，次の日に行う予定の複数の評価をすでに実習生が経験済みであれば，「明日は MMSE，TMT，FAB をやってみよう」などと複数の検査を実習生に経験させるということも可能でしょう．その場合には，前提としてすでに見学済みであることや，各実習生の能力を考慮した上で行わせてください．

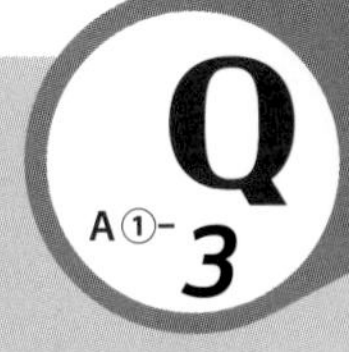

 工藤絵梨果

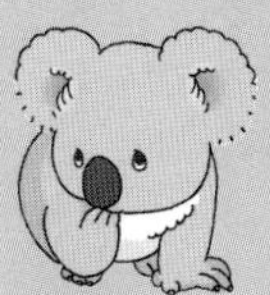

STの急性期の特徴だと思いますが，検査経験の比重が大きくなり，練習の割合がどうしても少なくなります．それでもいいですか？

A 診療参加が大切ですので，検査経験の比重が大きくなっても構いません．フィードバックなどでの伝えかたによっては，その経験内容に厚みが増します．

キーワード：急性期，検査と練習

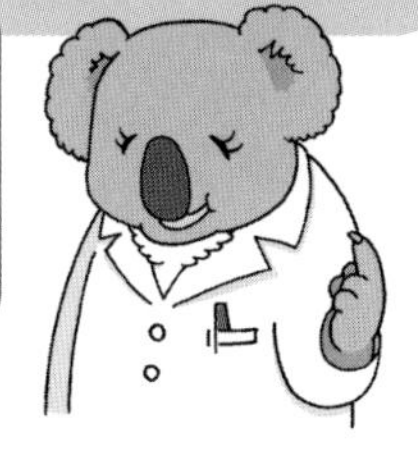

検査が多くなされる急性期であれば，そのぶん検査手技についての周辺参加が可能になります．初めは見学から始め，模倣—実施へと段階的に進めます．見学時には記録から参加させ，CEと検査時に必要な視点について話をするとよいでしょう．模倣の際には検査の数項目だけを限定して行い，徐々に項目を増やすと，実習生も参加しやすくなります．模倣レベルでは助言を必要としますが，実習生自身が気づき手技が熟達していくと，実施レベルとなります．

検査を実施しての気づきや分析から今後の練習について考えを広げ，フィードバックしていくと，検査の経験が検査のみにとどまらず，経験値に厚みが出てきます．

〈段階的な展開方法の例〉

見学：実習生に検査場面の見学をさせ，必要となる視点について伝えます．

模倣前期：見学後，数項目から検査の一部を模倣させます．初めは1，2項目から始めます．模倣前に，検査準備や対象者とのフリートークなど，可能な範囲で周辺参加をさせておくと，対象者との関係も築きやすくなるでしょう．

模倣後期：一部が実施できたらほかの検査項目についても参加させ，フィードバックを行います．その際，実習生が次に何を意識して行えばよりよくなるのか，実習生自身に気づきを与えることが重要です．

実施：模倣の経験を積み，自身の課題を解決していくと，助言を多く必要としなくなります．そこまでくると実施レベルとなり，実習生は自分の検査手技に自信をもち達成感を感じることができます．

可能であれば，検査を実施しての気づきや分析から，今後の練習プログラム立案や実施する際の留意点などについても考えを広げ，フィードバックしていくとよいでしょう．その際，CEの練習プログラム立案の思考過程について説明すると，実習生にとってはさらなる経験となるでしょう．

工藤絵梨果

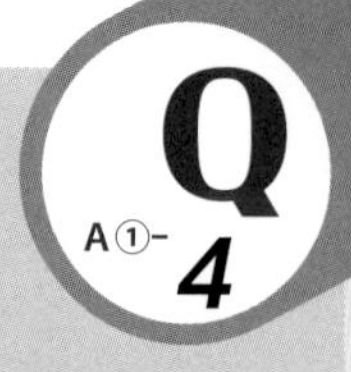

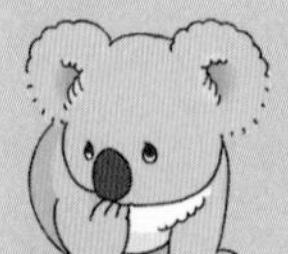

意識障害があり，介入は口腔ケアがメインですが，どのように実習生に指導しますか？

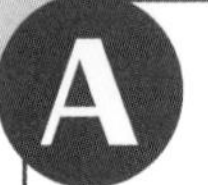

リスク管理の面から見学にとどめる場合も多くありますが，意識障害のある対象者の介入時の視点について指導しましょう．

キーワード：意識障害，口腔ケア，リスク管理

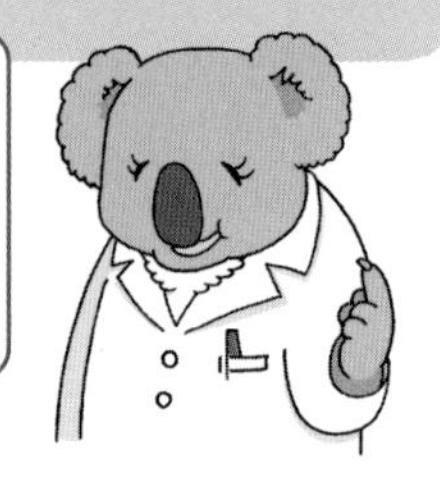

誤嚥性肺炎予防のための口腔ケアもSTの大きな役割です．リスク管理，意識状態や全身状態のみかた，口腔ケアなど，介入するにあたって重要となるポイントについて実習生に伝えます．感染やリスク管理などの水準から見学レベルにとどめることもありますが，もし一部でも実施可能ならば，実習生にとっては貴重な経験になるでしょう．口腔ケアの重要性について説明し，実習生は準備を含めた可能な範囲で周辺業務に参加していけるとよいでしょう．

〈段階的な展開方法の例〉

準備：感染対策・水準などの面から見学にとどめるべきか，実施可能レベルかは病院・施設によって異なります．その病院・施設の基準を実習生に伝えてください．

見学：実習生にとって重要な学びにつながるのは「意識障害のある対象者への介入時の視点」です．実習生は意識障害という症状をみるのも初めてということが多いでしょう．反応の乏しい対象者の観察評価や機能評価をどのように行うのか，その視点についても説明し，見学させます．

模倣：見学後，意識状態の確認（JCS，GCS），全身状態の確認（バイタル確認）など，実習生が行える項目について一部を行わせ，臨床業務に参加させます．バイタル確認から口腔ケアを含め，一部でも参加できれば模倣前期の範疇であり，実習生によかった点や今後の改善点などについてフィードバックを行ってください．どのようにすればよりよくなるのかという視点でフィードバックを行うと，実習生の手技が熟達していきます．CEは実習生にフィードバックした内容を実習生記録などに書きとめておくと，実習生自身の成長を感じることができます．

実施：施設の基準に準じてリスクを考慮しつつ一連の流れを実施できれば，実施レベルとなります．基準や水準の面から実施レベルに至らなくても問題ありません．

 半田央梨緒

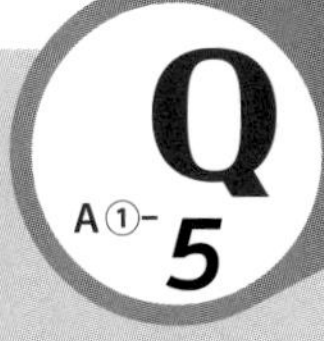

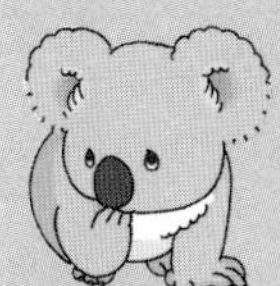

急性期での初期評価をどのように経験させたらよいでしょうか？

A リスクを十分に配慮した上で，どの項目にどこまで参加させるかを検討し，見学—模倣—実施に則り経験させましょう．安全な環境下においては，侵襲性の少ない検査項目，たとえば言語・認知や構音などの検査には積極的に参加させましょう．

キーワード：初期評価，リスク管理，社会的スキル

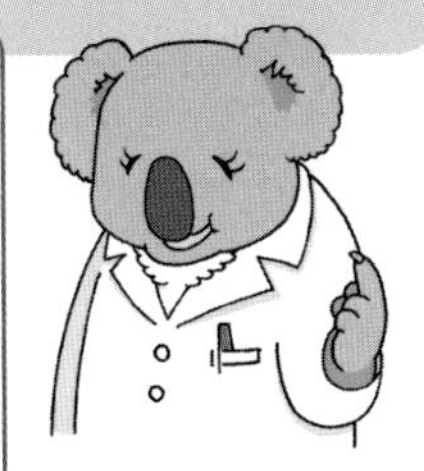

急性期の対象者はリスクが高い上に，初期評価ともなると，CE 自身初回介入であることが想定されます．初期評価は，一般情報収集からリスク管理，検査，考察，記録まで多岐にわたります．すべての対象者のすべての検査項目に参加させる必要はなく，十分な情報収集からリスクを想定し，どの項目にどこまで実習生を参加させるかを設定しましょう．またドレーンやカテーテル管理が厳重な場合など，環境的リスクが高い場合にも参加への配慮が必要です．初期評価において情報収集は重要な項目であるため，実習生に積極的に参加させ，一緒にリスクの検討を行うとよいでしょう．しかし，安全な環境設定下での侵襲性の少ないスクリーニング検査，たとえば言語・認知・高次脳機能・構音機能などの項目においては，見学—模倣—実施に基づき積極的に参加させましょう．また，入院して間もない対象者においては，CE もラポール形成ができていない状態での介入が想定されます．心理的側面への配慮を最大限に行わなければならず，実習生の介入にあたっては，社会的スキルの指導を十分に行うことが必要です．

〈段階的な展開方法の例〉

見学：情報収集の段階で何がリスクであるのかを十分に指導・共有しましょう．リスクを伴う水飲みテストなどは，見学（正統的周辺参加まで）にとどめるほうがよいでしょう．

模倣：初期評価すべてを行おうとせず，すでに経験したことのある項目などに絞って参加させるとよいでしょう．

実施：介入の前には，対象者の心理面などに十分配慮した介入ができるように社会的スキルの指導を行いましょう．

 半田央梨緒

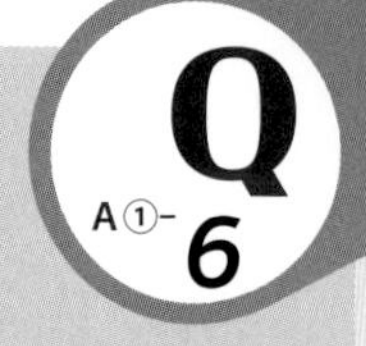

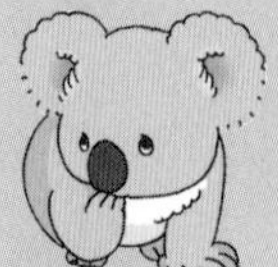

食事評価の際には，機能評価のみならず，全身状態や血液データなどのさまざまな視点がありますが，どのように指導したらよいでしょうか？

A 食事評価や設定の際にはさまざまな視点が必要です．認知スキルの指導を中心に，CEの思考過程を伝えましょう．嚥下機能評価とは分けて指導することで，実習生の混乱を回避しましょう．

キーワード：急性期，嚥下機能，評価

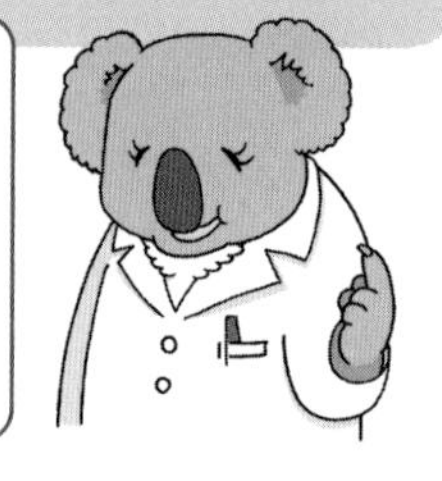

食形態や食事量，環境設定の決定においては，嚥下機能の評価のみならず，さまざまな評価視点が必要です．たとえば，覚醒や耐久性によっては食事開始のタイミングや摂取量を検討しなければなりませんし，疾患の内容や血液データの状態によっては，栄養士や医師と協働して，食形態のみならず栄養内容を考慮した設定が必要です．しかし実習生は嚥下機能の評価に注力することが予測され，その他の項目の評価に関しては不得手な可能性があります．さらにそれらの評価内容に優先順位をつけて食事評価に反映させていくのは難しいでしょう．

まずは嚥下機能評価のみに視点を絞り，一緒に評価を行っていきます．食事設定の際には一緒に情報収集などを行いますが，その考察や，設定にどのように反映させるかについては，CEの考えをわかりやすく共有しましょう．

STの専門分野である認知機能や高次脳機能障害の影響に関しては，別の機会に認知検査などの場面に参加させ，嚥下機能にどのような影響が出そうか予測を立てさせるとよいでしょう．

その日はどの項目を評価しているのかを明確にし，実習生の混乱を回避しながら進めていきましょう．

〈段階的な展開方法の例〉

見学：評価ポイントを絞り，実習生に漫然と見学や参加をさせないようにしましょう．

模倣：まずは嚥下機能に特化して評価をさせてみましょう．

実施：別の機会に，その他の評価項目について指導しましょう．STの専門分野以外の項目については，CEの思考過程を共有することにとどめましょう．

 半田央梨緒

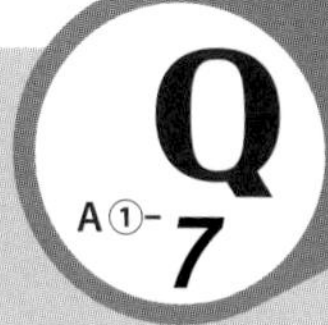

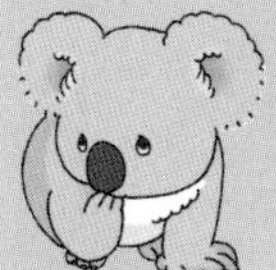

直接訓練を行う機会が多い急性期には，実習生にどこまで介入させたらよいのでしょうか？

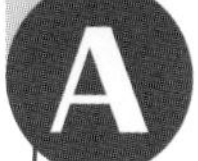

リスクを伴う場合，特に急性期の不安定な状態では，侵襲性のある直接訓練においては正統的周辺参加にとどめる配慮が必要です．

キーワード：急性期，リスク管理，直接訓練

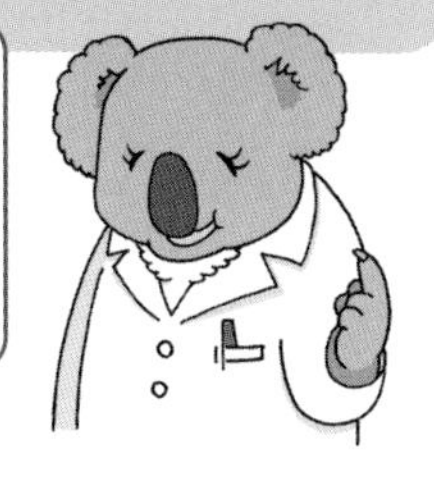

急性期には，意識レベルが不安定だったり，全身状態がよくない対象者も多くいます．直接訓練の開始基準はJCS I桁ですが，意識レベルが不安定である場合，実習生介入時に常にその状態が保持できているとは限りません．そのような中ではリスク回避が最優先事項であることを念頭に，実習生は正統的周辺参加にとどめるほうがよいでしょう．直接訓練を実際に行わなくても，情報収集やバイタルの評価，意識レベルの評価やポジショニングなどに関して可能な範囲で参加したり，口腔機能の評価や食物を用いない嚥下スクリーニング検査などに参加すること，また直接訓練に関してもできるかぎり正統的周辺参加を促すことで，たくさんの経験が得られます．また，CEが直接訓練を実施した際の考察に関しては，経験できない実習生が理解できるよう配慮した指導が望ましいです．

急性期であっても意識レベルが十分に保持され，全身状態が安定し，身体的にも嚥下機能的にも大きな低下を呈していない対象者の場合であれば，十分に配慮した上で，一部模倣前期まで経験してもらうことが可能かもしれません．

〈段階的な展開方法の例〉

見学：特に急性期でのリスクが高い場合には，正統的周辺参加にとどめ，認知スキルの指導を中心に行いましょう．その際に，CEの考察については具体的に伝え，実習生の理解を促しましょう．

模倣：リスク管理について指導をしましょう．

実施：その他の侵襲性の低い検査や練習に関しては，積極的に参加させましょう．

 内藤佐季

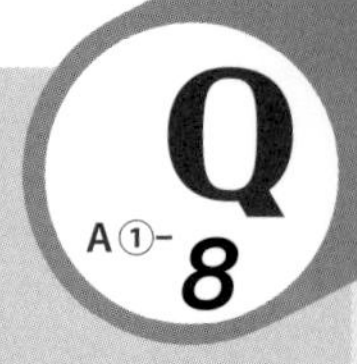

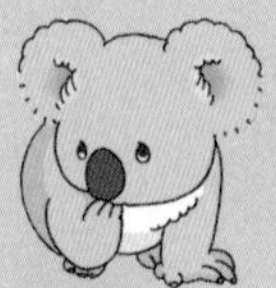

意識障害で覚醒に波があり，プログラムが計画的に進められない場合，どのように実習を進めたらよいのでしょうか？

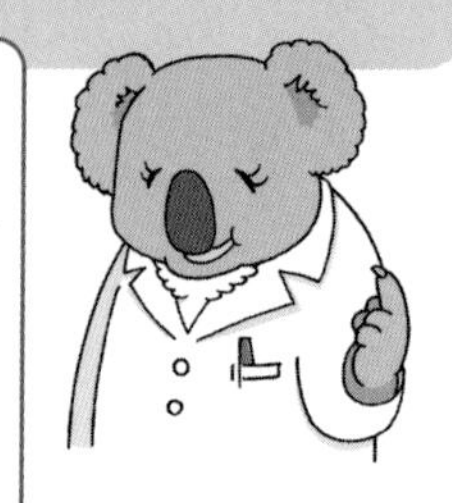

A

意識障害の要因や，覚醒にどのような波があるのか，疾患や生活リズムなど，不安定の要因，それによるリスクを知ることから始め，プログラムの目的や内容を検討する過程を説明します．チームの一員として他職種との情報共有に参加する，リスクの高い嚥下障害の直接訓練においては周辺参加にとどめるなどの配慮も必要です．

キーワード：意識障害，嚥下障害，高次脳機能障害

意識障害の要因を知るため，まず疾患の基礎知識を学び，評価・練習を進めながら，CEの思考過程や他職種との情報共有の過程，リスク管理についても説明します．特に嚥下障害については，原疾患のリスクだけでなく介入によって生じるリスクもあり，分けて学べると混乱が少ないでしょう．また，刺激に対するわずかな反応については，あらかじめ想定できることを伝えておくと，とらえやすくなります．意識障害のレベルによっては嚥下機能や高次脳機能に変化がみられることもあるため，変化に応じた評価・練習内容の検討が必要なことも説明すると，覚醒の波に応じた対応を理解できるでしょう．

〈段階的な展開方法の例〉

準備：疾患の特性・治療方法について，実習生の保有能力の不足を補い，実際の治療方針・リスク管理なども確認します．

見学：介入内容だけでなく，リスクやそれに対する配慮も説明しながら見学させましょう．JCSやGCSを用いた評価についても説明し一緒に実施できれば，共通認識をもちやすく，日による差もとらえやすいでしょう．

模倣：見学の記録，道具の準備といった周辺業務，ポジショニング，コミュニケーションなどから実施していくと，安全性を保ちながらもCEの視点を具体的に理解できるでしょう．日々の状態に応じた周辺参加が可能であれば，意識レベルによっては，高次脳機能障害へのかかわり，口腔ケアや嚥下の間接訓練などをリスクに配慮しながら導入していくのもよいでしょう．

長福佑佳

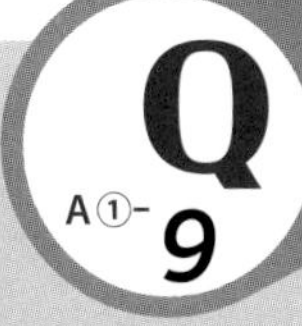

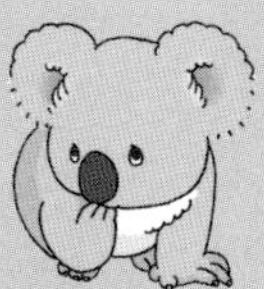

意識障害がある対象者への介入は口腔ケアが中心となりますが，リスク管理とのかかわりで，どのように見学—模倣—実施と進めたらよいでしょうか？

A 基本的に，リスクを伴う場合は見学にとどめるなどの配慮が必要です．その際に，実習生に対してなぜ見学にとどめるのかを説明しましょう．しかし，対象者個別の口腔ケアが必要な理由（認知スキル）などについては，見学—模倣—実施のプロセスで経験を積ませましょう．

キーワード：リスク管理，周辺業務，認知スキル

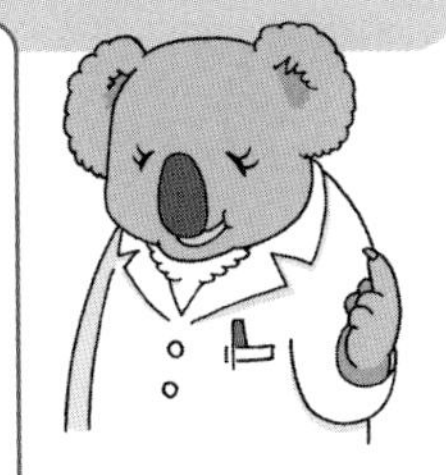

意識障害を伴う対象者や全身状態が不安的な対象者に，STが口腔ケアで介入する場面は多くあります．このような場面では，リスク管理を最優先に考え，見学を中心に行ってもらいます．しかし，リスクを伴わない事前準備や頸部聴診，バイタル測定などの周辺業務には参加をさせましょう．

意識障害を伴う対象者と意識障害を伴わない対象者の口腔ケアの違いなどの認知スキルに関しては，見学—模倣—実施のプロセスを積むことは可能です．

〈段階的な展開方法の例〉

見学：意識障害を伴う対象者には，基本的に実習生を介入させませんが，観察学習を促す「見学」が重要となります．なぜ見学にとどめるのか，対象者の反応をどうみているのか，CEと実習生のフォーカスが合っているか確認します．また，口腔ケアの手技（どういった手順で実施するのか，どのような点について注意しながら実施するのか）や口腔ケアの目的，口腔ケアのプログラムを立案した理由を説明することは，認知スキルの修得につながります．

模倣：周辺業務である口腔ケアの事前準備やバイタル測定などは，実習生が「できること」に該当するため，CEの補助として参加をさせましょう．

実施：対象者を通して経験したデータをもとに，別の対象者で応用できるか，実習生とのディスカッションで確認します．

長福佑佳

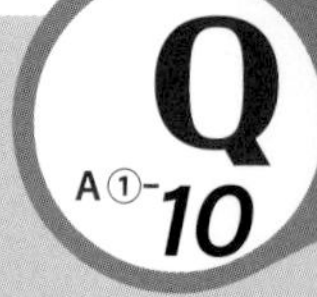

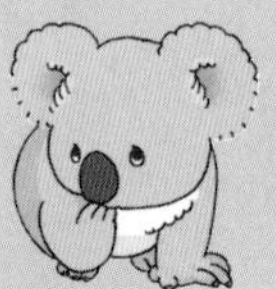

口腔器官への介入を行う上での感染対策を講じた実習（見学─模倣）は，どのように進めればよいのでしょうか？

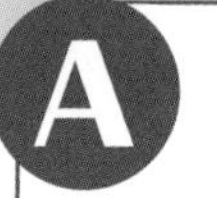

リスク管理や感染対策を考慮して，見学レベルにとどまる内容もあるでしょう．必ず実習生が中心業務に参加しなければならないと考えるのではなく，実習生が参加可能な周辺業務から始め，水準を意識した参加を考えましょう．

キーワード：感染対策，水準，リスク管理

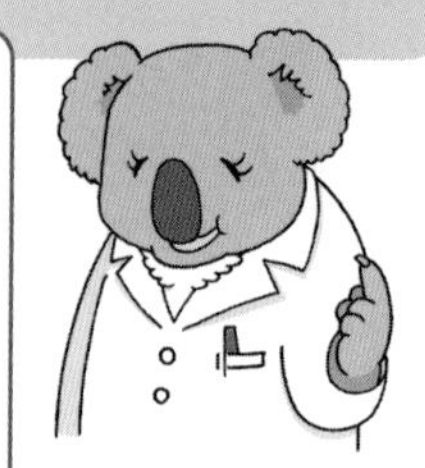

口腔器官への介入では，疾患や障害に応じてさまざまな対応をとります．介入する際は必ず手袋・マスク・フェイスシールドを着用するので，実習生も同様の感染対策をとります．ここで注意することとして，接触予防策を講じている対象者に関しては，見学もさせないほうがよい場合があるかもしれません．

見学にとどめておくべき例である意識障害を伴う対象者，重度の嚥下障害の対象者，人工呼吸器を使用している対象者においては，口腔ケアなどの事前準備やバイタル測定などの周辺業務に実習生を参加させましょう．一方で，CE の補助として実施すべきは意識障害を伴わない対象者や軽度の嚥下障害の対象者（当院の基準例；嚥下反射が保たれている，呼吸状態が安定しているなど）であり，口腔器官への介入を見学─模倣の手順で行い，経験を積ませていきます．

〈段階的な展開方法の例〉意識障害を伴う脳梗塞の対象者の場合

見学：リスクが高いため，事前準備などの周辺業務にとどめます．CE は，リスクについてどのような点を考慮して口腔器官への介入をしているかを説明しながら，実習生に見学をさせましょう．

〈段階的な展開方法の例〉意識障害を伴わない脳梗塞の対象者の場合

見学：口腔器官へ介入する際の注意点やリスクについて説明し，CE が介入している場面を見学させましょう．その後，実習生が参加できると判断したスキルに関してのみ，見学─模倣の手順で進めましょう．

模倣：実習生に手袋・マスク・フェイスシールドを着用してもらい，口腔ケアなどの一部を模倣させましょう．

実施：対象者の感染対策や実習生自身が被るリスクについて説明をしてもらい，実習生が実施できると判断したスキルは実施させましょう．

 長福佑佳

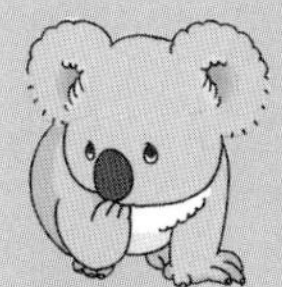

Q A①-11

発症直後でさまざまな高次脳機能の症状が混在している状態で，日常生活の様子から対象者の状態を読み取る能力を養わせるためには，どのように見学—模倣—実施と進めたらよいですか？

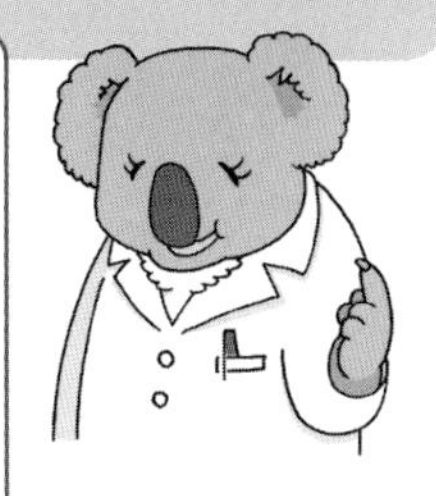

A 日常生活場面においてどのような問題が生じているか，観察視点の説明を行いましょう．観察する中で，対象者の状態からどのような高次脳機能障害を疑うか（認知スキル）もあわせて説明し，見学—模倣—実施のプロセスで経験を積ませましょう．

キーワード：高次脳機能障害，観察視点

高次脳機能障害を伴う対象者の日常生活の様子を観察することは，評価選択などにもつながるため，とても重要です．まずは対象者の症状のどこに注目して観察しているか（観察視点）の説明を行い，観察した症状を記録させると，スムーズな指導が行えます．また，観察された症状からどのような高次脳機能障害を疑うのか，CEの思考過程を指導することが重要です．

〈段階的な展開方法の例〉

見学：日常生活場面の観察において，観察するポイントを説明し，CEが対象者を観察している場面を実習生に見学させましょう．

模倣：CEと実習生が一緒に対象者を観察し，観察した内容を実習生に記録してもらいます．CEは観察された症状から疑われる高次脳機能障害についての説明を行いましょう．次に行う必要な評価についても指導を行います．

実施：対象者を通して経験したデータをもとに，別の対象者に応用できるか実習生とのディスカッションで確認します．

 竹谷剛生

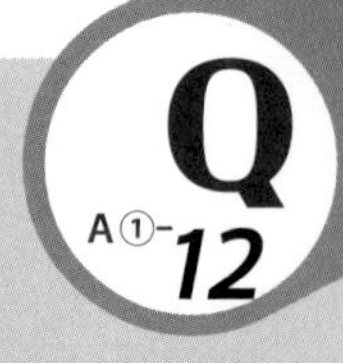

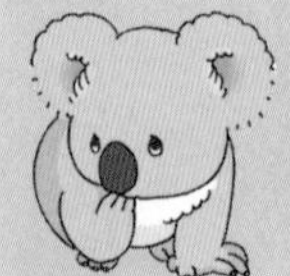

STが実施する標準化された検査では，その場で実習生に説明するのが難しいのですが，どのような工夫をして説明したらよいでしょうか？

A 検査を実施するためには一定の習熟を要し，そのすべてを実習生に伝えることは難しいでしょう．まず何から学べばよいのか，必要な技術や知識，思考過程を絞って段階的に学習を展開しましょう．

キーワード：評価，検査，認知スキル，運動スキル

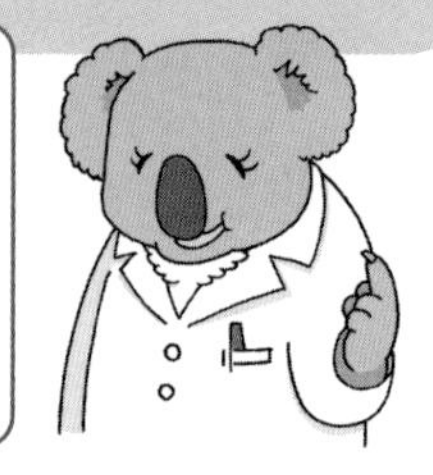

STが行う検査は，神経心理学的検査や知能検査，発達検査，構音検査，聴力検査に至るまで多岐にわたります．中でも，標準化された検査の多くはその実施方法や教示内容，分析方法などが厳密に規定されており，一定の習熟を求められます．説明では，検査に必要な運動スキルと認知スキルに分けて整理すると伝えやすいでしょう．ここでの運動スキルとは適切に実施する技術，認知スキルとは解釈に必要な知識や臨床思考をさします．さらに，実習生の学習の到達度にあわせスキルを細分化して伝えることで，段階的な学習が可能になります．

急性期の場合，対象者がまだ検査を行える状態でない，初期評価のみで転院するなどの理由から，学習機会が少ないという課題があります．しかし，検査や対象者が異なっても要点は共通することが多く，応用することができます．また，実習中にすべて習熟できるわけではありません．ポイントを絞り，着実に進めていきましょう．

〈段階的な展開方法の例〉

SLTAを例にして考えます．

見学：優先的に何を学ぶのか焦点をあてます．たとえば「学内のOSCEによりマニュアルは把握できているが，実際の対象者への検査は経験したことがない」場合，「CEの検査場面を見学し，失語症の対象者への教示の注意点，注意障害や半側視空間失認などの併存症がある場合の対応を学ぶ」などです．このように，実習生にあわせて学習目的を明確にしましょう．

模倣：教示やヒント提示はCEが行い，検査物品の操作や反応の記録は実習生に担わせ，次の段階では役割を入れ替わるなど，何を学ばせるかによって細分化すると，効率よく学習することができます．

実施：実習生が一定の到達度に達したら，次は対象者の反応をどう解釈するかなど，段階的に展開していきます．

竹谷剛生

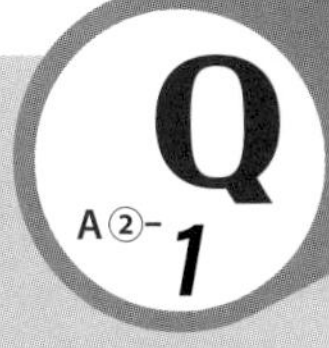

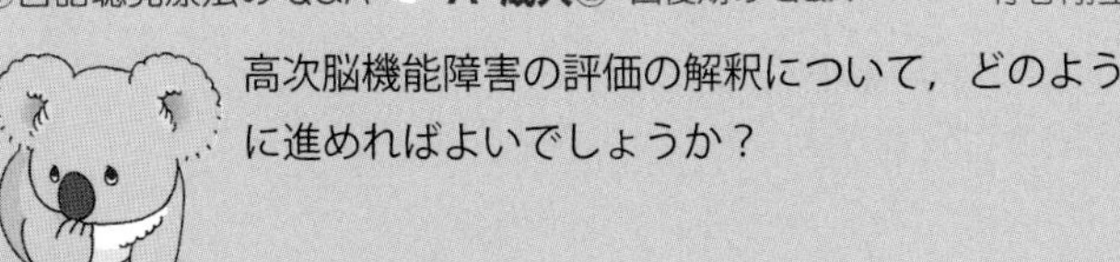

高次脳機能障害の評価の解釈について，どのように進めればよいでしょうか？

A

1つひとつの要素的な症状に焦点をあてるのか，総合的な解釈を考えるのかなど，学習の目的を明確にして進めましょう．評価の解釈などの認知スキルについては，臨床思考図を用いるなど，いかにみえる化して伝えるかがポイントです．

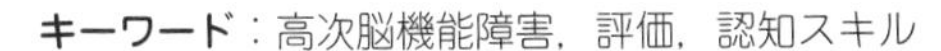
キーワード：高次脳機能障害，評価，認知スキル

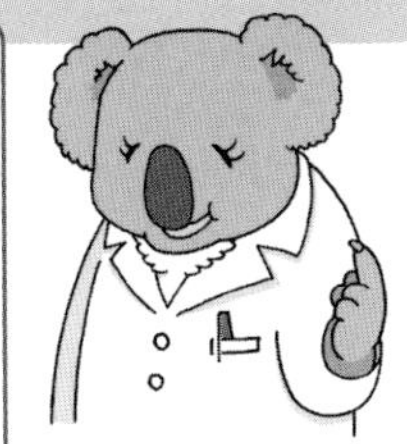

高次脳機能障害は要素的な症状が重なり合って影響することが多いため，総合的に考える必要があります．回復期では，検査の解釈だけではなく，日常場面の評価も重要です．CEが評価する際に何をどの順で考えているのか，焦点を絞って段階的にわかりやすく実習生に伝えましょう．

〈段階的な展開方法の例〉

半側視空間失認の評価を考えます．

見学：検査場面ではあらかじめ，「視線や，左右どちらからどんな順番で反応するか」など見学ポイントを絞っておくとよいでしょう．検査後には，結果を含めて観察した反応をどう解釈するのか，CEの考えをていねいに伝えましょう．また，考えられる日常の場面をあげ，一緒に観察評価すると理解しやすいでしょう．

模倣：検査場面では，検査の施行はCEが行い，実習生は反応の記録や解釈に集中させるなど，運動スキルと認知スキルを分けて学習する方法もあります．模倣では，あらかじめポイントを伝えた上で，実習生に反応の記載や内省の確認の質問などを行わせるとよいでしょう．また，日常での影響を考えさせ，CEとディスカッションすることで解釈の統合へと導きましょう．

実施：実施の段階であっても，独力で考えられるわけではありません．視野障害や注意障害などの影響が考えられないか，日常場面との整合性はどうか，症状が顕在化する場面とそうでない場合はどのような要因があるのかなど，考えを補足し，アドバイスを行って導きましょう．

 竹谷剛生

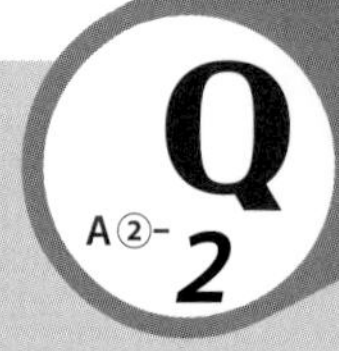

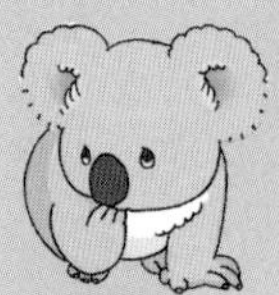

嚥下障害の対象者の評価を実習生に実施してもらう場合，CCSではどのような段階を踏めばよいのでしょうか？

A 水分や食物を用いた嚥下障害の評価は高度なリスク管理を伴います．まずは情報収集，観察などの間接的な評価から段階的に進めていきましょう．そして，リスクを伴う評価では，診療補助など可能な範囲での参加を工夫しましょう．

キーワード：嚥下障害，リスク管理，スクリーニング検査

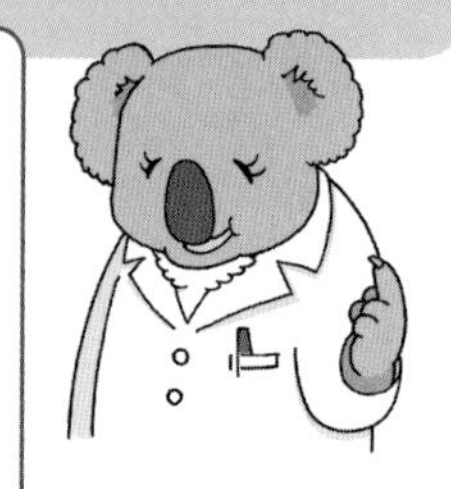

嚥下障害の評価としては，スクリーニング，関連器官の運動機能評価，食事場面の観察評価，VFやVEによる精査などがあげられます．中でもCEが悩むのは，水分や食事を用いた高度なリスク管理を伴う評価への実習生の参加のさせかたではないでしょうか．

まずは，見学を通して基本的な知識の整理やCEが考える評価のポイントを説明しましょう．次に正統的周辺参加として，CEが行っているリハビリテーション場面から，必要な情報収集や観察評価についてともに考え，整理しましょう．水や食物を用いた評価では，物品の準備や手順の確認などから参加を促すとよいでしょう．基本的に，CEの評価にできるだけ実習生を参加させる方法を検討します．

〈段階的な展開方法の例〉

準備：実習生は初期評価時にタイミングよく立ち会えるわけではありません．現状行っているリハビリテーション場面から参加させ，CEが説明することで，情報収集や観察から一緒に評価を考えていきましょう．

見学：水飲みテストやフードテストなどの評価場面ではリスクを伴うため，まずは見学から始め，物品の準備や手順の確認，ポジショニングなどから段階的に参加させましょう．

模倣：検査自体はCEが行い，一緒に頸部聴診させるなどして評価に参加させ，実習生がリスクを負わないように工夫します．

実施：回数を重ね，十分に可能と判断した場合には，CEの見守りのもとで実施することも可能でしょう．ただし，あくまでも対象者の状態を十分把握していることが前提であり，初見の対象者には実施させないなど細心の注意を払います．施設や病期によっては見学までといった判断も必要です．

 長福佑佳

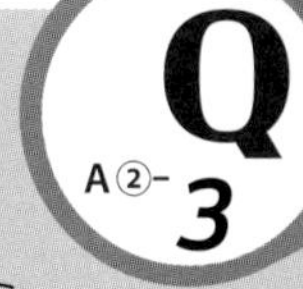

失語症を含めた高次脳機能障害の対象者に評価や練習を実施する場合，練習プログラム立案まではCCSではどのような段階を踏めばよいのでしょうか？

A 見学―模倣―実施の原則は変わりません．まずは見学から始め，見学をした評価・練習は少しずつ模倣―実施の順で進めていきます．練習プログラム立案に関しても，まずはCEの思考過程を説明し，段階的に模倣―実施と進めていきましょう．

キーワード：高次脳機能障害，評価，プログラム立案

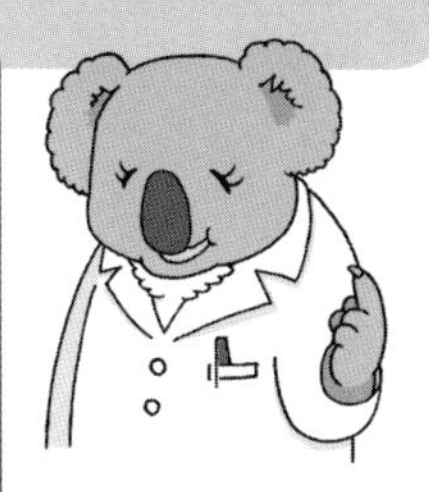

実習期間中に，失語症を含めた高次脳機能障害の対象者の評価を繰り返し経験することは難しいでしょう．まずは評価の目的や注意点，その検査をすることで何が評価できるのかの説明を行い，周辺業務の1つである記録から参加させ，見学の段階に入ると，よりスムーズな指導が行えます．また，その日行う検査測定や練習プログラムはどの障害に対して行うもので，CEの教示内容や手技内容のどこに注目してほしいのか，対象者のどのような症状や反応に注目してほしいのか，複数の症状の中から具体的に絞って実習生に指導をすることが重要です．また，CEは得られた結果をさまざまな視点から分析した過程，問題点，練習プログラムを可能なかぎりみえる形（図式化など）で解説し，それらを理解する経験を積ませることが必要です．

〈段階的な展開方法の例〉

準備：事前に会話場面などを見学させ，対象者の大まかな反応の特徴について知ってもらいます．

見学：CEが対象者に必要な評価について説明を行い，評価場面を見学させます．また評価結果から考えられる問題点，練習プログラム立案についてCEの思考過程を説明し，考えかたを共有します．

模倣：実習生が周辺参加可能な評価項目や練習については，一部模倣を促します．しかし，刺激の難しい課題やヒントの判断はCEが援助するなど，模倣のさせかたを工夫しましょう．

実施：対象者を通して経験した評価や練習を別の対象者で応用できるか，実習生とのディスカッションで確認します．

長福佑佳

Q A②-4

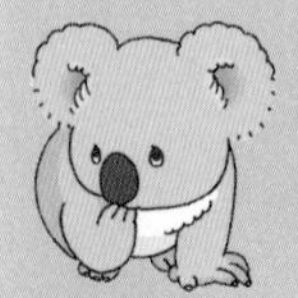

運動障害性構音障害を呈する対象者の練習は模倣可能となった実習生を，状態の変化に応じた練習内容の変更ができるよう成長させるためには，どのような段階を踏めばよいのでしょうか？

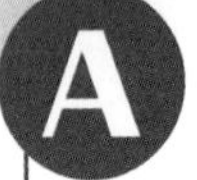

A 実習生を診療へ積極的に参加させることで，対象者の日々の状態変化に気づく（観察視点・評価）能力を育成させましょう．

キーワード：運動障害性構音障害，状態変化，練習内容変更

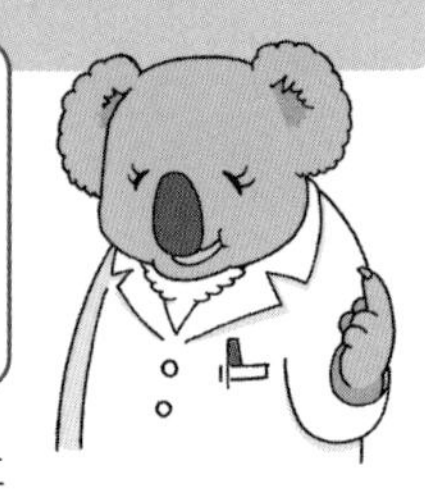

運動障害性構音障害を呈する対象者の練習は模倣可能になっても，対象者の状態は日々変化するため，状況に応じた練習内容の変更が必要です．そこで，まず練習中の対象者の反応から考えられる CE の思考過程（病態と障害，評価，統合と解釈，問題点，それに対する変更プログラム）を実習生と共有する必要があります．対象者によって必要な情報や練習のポイント，練習内容変更のタイミングなどが異なり，練習のありかたが変わります．1 人の対象者だけでなく運動障害性構音障害を呈するほかの対象者の練習の見学―模倣を経験させることで，実習生が対象者の状態変化に気づけるように指導しましょう．

〈段階的な展開方法の例〉

見学：CE が運動障害性構音障害を呈する対象者の練習を実施する中で，観察する視点や反応から得られる状況，再評価，プログラムの修正など，CE の思考過程を説明し，実習生と共有します．

模倣：実習生が練習を行い，対象者の障害の程度や状態の変化など気づいた内容を報告してもらい，必要な練習プログラムの修正を助言しましょう．

実施：対象者を通して得た状態変化への気づきの能力と対応（プログラム変更）能力を別の対象者で応用できるか，実習生とのディスカッションで確認します．

 長福佑佳

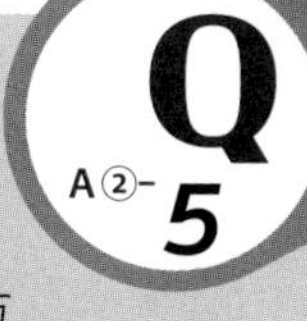

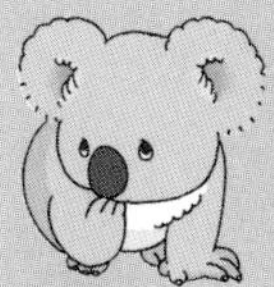

標準化された心理検査を実施するとき，一般的には項目ごとに区切って実施はしませんが，実習生に区切って模倣—実施と進めさせたい場合によい方法がありますか？

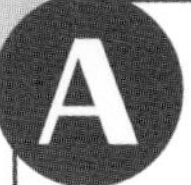

A まずは，全体的な流れを見学させましょう．その後，実習生が参加可能な周辺業務から教示し，見学—模倣—実施による参加を進めていきましょう．

キーワード：心理検査

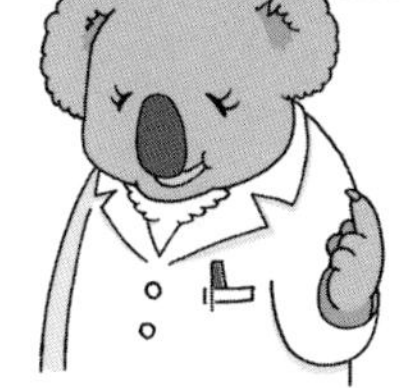

検査の目的や注意点，検査をすることで何が評価できるのかの説明を行い，周辺業務の1つである記録から参加させ，見学の段階に入ると，スムーズな指導が行えます．またCEの教示内容や手技内容のどこに注目してほしいのか，対象者のどのような症状や反応に注目してほしいのか，複数の症状の中から具体的に絞って実習生に指導をすることが重要です．

心理検査を行う中で，検査の進めかたについて見学させます．見学させた項目は，模倣による参加へとつなげていきます．一方，対象者の反応から得られる情報や結果の解釈についても，実習生が理解できるように指導する必要があります．

またCEは，得られた結果をさまざまな視点から分析した過程，問題点，練習プログラムを，可能なかぎりみえる形（図式化など）で解説し，それらを理解する経験を積ませることが必要です．

〈段階的な展開方法の例〉

準備：事前に会話場面を見学させるなど，対象者の性格や反応の特徴について知ってもらいます．また，会話場面に参加させて対象者の対応に慣れさせておくなどの工夫をしましょう．

見学：CEが検査を行い，実習生には検査用紙の記述から参加させ，周辺業務にとどめます．検査後はCEの思考過程を説明し，考えかたを共有します．

模倣：比較的教示が簡単で，かつ検者が変わっても検査に影響が出ない項目より実習生が一部参加していきます．難易度の高い項目やヒントの判断は実施に至る前段階と位置づけし，CEが援助するなど参加のさせかたを工夫しましょう．

実施：対象者を通して経験した評価や練習を別の対象者へ応用できるか，実習生とのディスカッションで確認します．

 竹谷剛生

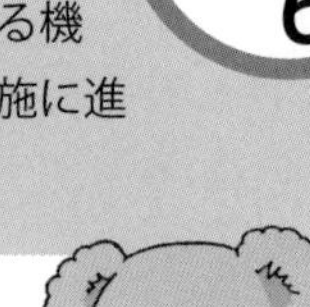

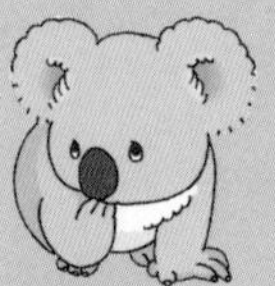

コミュニケーションの伝達方法，復職や社会生活での役割をスタッフで検討するなど，遭遇する機会があまりない実習内容に対して，模倣―実施に進めるよい方法はありますか？

A 回復期では，多職種連携の機会が多いことが特徴の1つといえます．臨床場面だけではなく，カンファレンスなどでの間接的な働きも貴重な実習機会です．STとして実際にどのように連携するのか，実習生に積極的に参加してもらうとよいでしょう．

キーワード：カンファレンス，多職種連携協業，チームアプローチ，STの役割

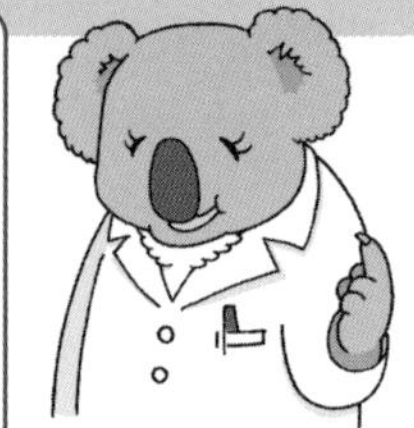

多職種連携の機会として，日々開催される各種カンファレンス，診療の合間などに他職種と交わされるウォーキングカンファレンス，診療時間以外の対象者・家族へのかかわりなどがあげられます．STの役割として，何を目的に，どの機会に，誰と，どのような内容について協働するかなど，CEの考えや工夫も含めて実習生に説明し，見学させましょう．また可能であれば，CEが発言する内容の一部を代わりに発言してもらうなど，徐々に参加させましょう．

〈段階的な展開方法の例〉

入院時カンファレンスで失語症の対象者のコミュニケーション手段について情報共有する場合を考えます．

準備：事前に，カンファレンスの流れやSTの役割，情報提供や検討の具体的な内容，工夫についてなどを実習生に説明します．

他職種へ以下の内容を伝達するとします．①と②は評価に基づくコミュニケーション手段の情報提供，③は対象者・スタッフ双方の課題を把握・解決するためにCEが考えた工夫であることを伝えます．

①実物やジェスチャーの使用など，非言語コミュニケーションを駆使する．②「体調はいいですか，悪いですか？」といった2文節程度の長さで，選択肢があると答えやすい．③コミュニケーションで困ったことがあれば，その場にSTを呼んでもらうか報告してもらう．

見学：実際のカンファレンスを見学させます．

模倣～実施：実習が進んだら，できる役割を担ってもらいます．①②の情報提供の部分のみを実習生に伝達させ，③の説明や他職種との意見交換はCEが行うなど役割分担すれば，実習生も参加しやすいでしょう．

 池嵜寛人

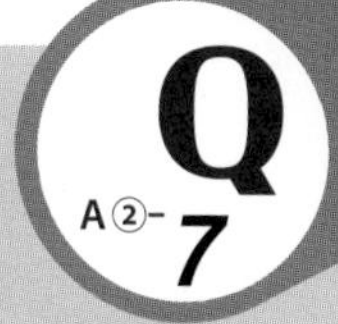

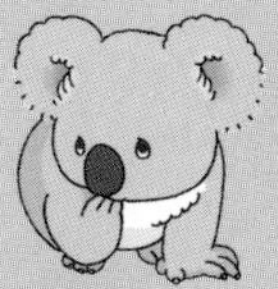

個々の日常生活に即した会話練習を行う場合，模倣―実施をどのように進めたらよいでしょうか？

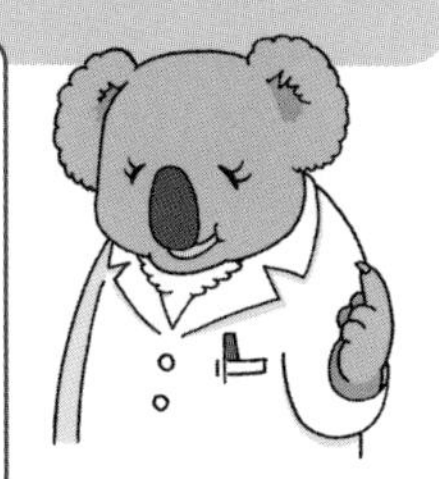

A 何かしらのコミュニケーション障害をきたしている対象者と実習生に，いきなり 1 対 1 で会話練習させるシチュエーションをつくることはやめましょう．会話練習は，ただ会話をすることではなく，いくつかの診療行為が組み合わさって成立しています．まずは CE が会話練習を行っているところを見学させ，段階的に模倣―実施と進めてください．

キーワード：会話練習，コミュニケーション指導，PACE

〈段階的な展開方法の例〉

PACE（失語症の対象者のための実用コミュニケーション能力促進法）を例にあげます．

見学：まずは CE と失語症をきたした対象者が 1 対 1 で PACE を行う場面を見学させましょう．その際，CE がどのようなタイミングでヒントを提示しているのか，ヒントとしてどのような声かけをしているのかなど，CE の言動に注目させましょう．

模倣：PACE による会話練習を 2 回以上見学したところで，実習生にも PACE に参加してもらいましょう．その際は，CE が主導的に会話練習を進行する中で，CE，対象者，実習生の 3 人で PACE を行い，実習生にもお題の提示や回答をしてもらいます．

実施：PACE を行うことに慣れ，失語症をきたした対象者の反応を引き出せるようになってきたところで，PACE の主導的な役割を実習生に任せましょう．このように見学―模倣―実施の段階的なプロセスを経て，会話練習に実習生を介入させることがよいでしょう．

長福佑佳

Q A②-8

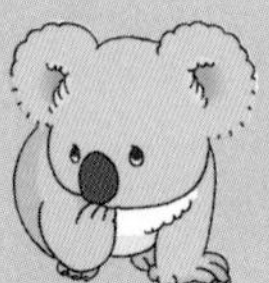

訓練教材（絵カード，文字カード，対象者にあわせたプリント課題など）を作成することがよくありますが，実習生にその経験をさせたい場合，見学―模倣―実施をどのように進めたらよいでしょうか？

A 基本的に見学―模倣―実施の原則は変わりませんが，訓練教材作成では，実習生にも積極的に参加を促します．ここで重要なことは，実習生が対象者の訓練を見学―模倣する中で，対象者に必要な訓練教材が何かを理解していることです．CEの思考過程を説明し，考えかたを共有しましょう．

キーワード：訓練教材，言語聴覚療法

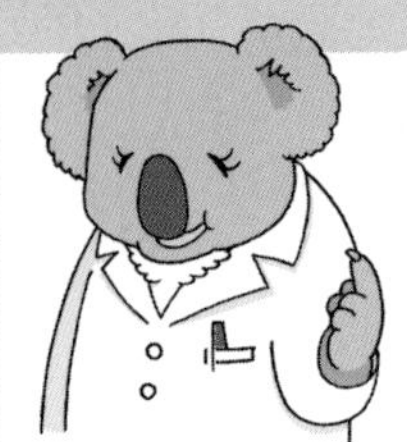

言語聴覚療法が対象とするのは，言語障害，言語発達遅滞，発音・発声にかかわる障害などさまざまですが，評価をもとに言語聴覚療法の計画を立てる中で，対象者にあわせた訓練教材を作成することはよく経験します．訓練教材作成では実習生にも積極的に参加を促しますが，まず作成する目的や対象者に必要な訓練教材の説明を行い，CEの思考過程を実習生と共有します．また1人の対象者だけでなくほかの対象者を経験することで，必要な教材の選択，難易度の調整を考えた教材作成が可能となっていきます．

〈段階的な展開方法の例〉

見学：CEが対象者に必要な訓練教材の説明を行います．CEの思考過程を説明し，考えかたを共有します．

模倣：CEと実習生が一緒に訓練教材を作成していきます．教材の難易度の調整はCEが援助するなど，模倣のさせかたを工夫しましょう．

実施：対象者を通して経験したことが，別の対象者で応用できるか（必要な訓練教材の選択，説明など），実習生とのディスカッションで確認します．

 光内梨佐

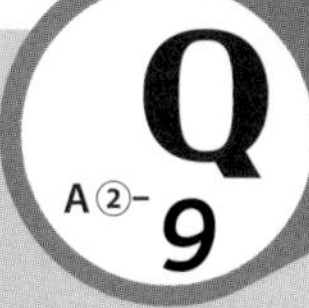

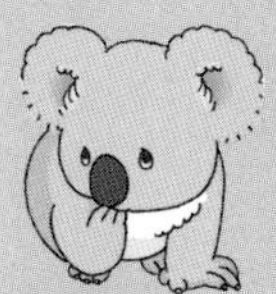

回復期では日常生活場面を想定しているため，起居動作やトランスファーの介助なども当然できないといけませんが，実習生の診療参加をどのように進めればよいでしょうか？

A CEが担当PT・OTから介助方法の情報を得ている場面に，実習生も参加させましょう．介助量が多い対象者でこそ，起居動作やトランスファーの一部を担ってもらいましょう．

キーワード：回復期，起居動作，トランスファー

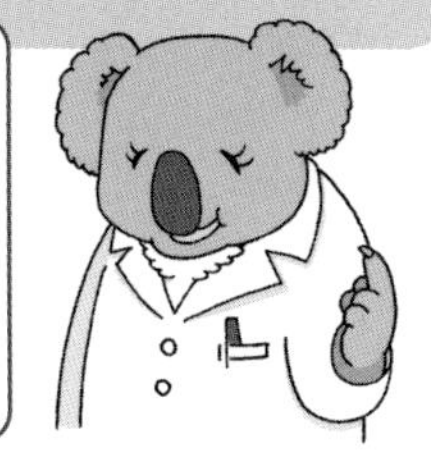

STの介助動作の学内教育には養成校によって違いがあり，学習していたとしても学生同士での練習のみで，実際の対象者に実施したことはほとんどないでしょう．そのため，いきなり起居動作やトランスファーの介助を実習生にさせないようにします．事前に説明を行い，見学—模倣と進めます．事前の説明では介助方法の基本的な流れだけでなく，言語聴覚障害をもつ対象者に適した声かけなどを含めた方法があることも伝えましょう．また，CEが担当PT・OTと介助方法の情報を共有する場面や実際にPT・OTの介助場面を見学する際には，実習生も同席させます．

見学前には「臨床場面では，STもトランスファー動作を実施します．自分でできるように，ということをイメージしながら見学してください」などと，介助動作の見学の必要性を伝えます．その上で，行動を1つひとつていねいに解説します．また，CEが今まで介助する中で感じたこと，経験したことも実習生に伝えましょう．STの実習生にとって介助は大きな不安材料なので，体験談を聞くことで不安を軽減できるでしょう．

〈段階的な展開方法の例〉

見学：CEが担当PT・OTから対象者の介助方法について情報を得ている場面に参加させましょう．対象者のリスクや注意点について，CEと実習生が再確認を行います．CEがトランスファーを実施している場面を見学します．

模倣：数回の見学後，学内教育の基本的スキルを確認した上で，起居動作やトランスファーへの参加を促します．この参加により，CEが1人のときはリスクを考慮してベットサイドでの練習にとどめていた対象者も離床しての練習が可能となり，実施内容も拡がるでしょう．また，トランスファー時に手助けをしてもらうスタッフを探しに行く時間も削減できます．

 光内梨佐

Q A②-10

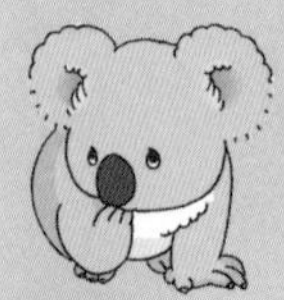
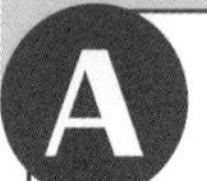

回復期で在宅復帰をめざすにあたって，失語症の予後についてどのように指導すればよいでしょうか？

A CEがどのように予後予測をしたのか，思考過程をまとめて図式化する，わかりやすく言語化するなど，実習生がイメージして理解できるように説明しましょう．

キーワード：失語症，在宅復帰，予後説明

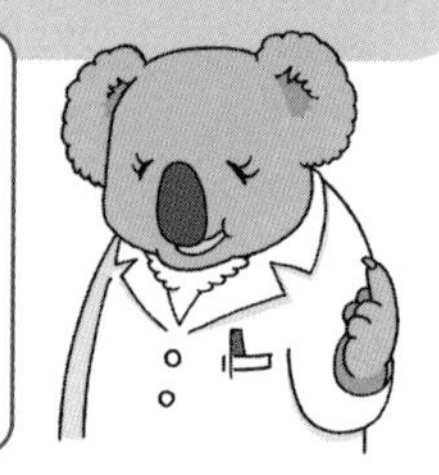

実習生は教科書での学習を通じて在宅復帰，職場復帰などの言葉を知っていますが，個々の対象者によって条件が異なることまではイメージしにくいと思います．その点をふまえた上で，CEがどのように考えたのか，検査の解釈，今の問題点，在宅復帰を考えた練習プログラム立案方法などを実習生にできるかぎり伝えます．CEの思考過程を口頭説明だけでなく臨床思考図に描いて示す，診療記録の経過を示しながら説明するなど，さまざまな資料を用いて実習生が理解できるように説明しましょう．

失語症の予後について，同じような症状をもつ対象者が実習期間中に何人もいるとは限りません．CEの思考過程については，ほかの対象者のデータももとにていねいに説明し，どのように考えるのか，実習生と考えかたを共有できるようにしましょう．

記録しないと消えていく口頭言語のみの説明では，情報量が多く，理解している部分とできていない部分の確認をCEと共有できません．目にみえる形の資料を用いて説明しましょう．

〈段階的な展開方法の例〉

見学：CEの思考過程をみえる化して伝えてあげましょう．CEがていねいに説明した後に，どのように感じたか実習生の感想を聞いてみましょう．その感想をもとに追加説明をします．

模倣：2症例以上の説明を実施した後に，同じ症例で実習生自身に自分の言葉でどのように考えるのかを説明してもらいましょう．実習生の能力に応じて，二者択一方式で実習生が考えた対象症例の失語症の予後について回答を促し，徐々に多くの選択肢の中から選択する多肢選択方式の段階へとステップアップさせます．

実施：自由発想で適切な臨床推論を提示できる段階まで導きましょう．

 竹谷剛生

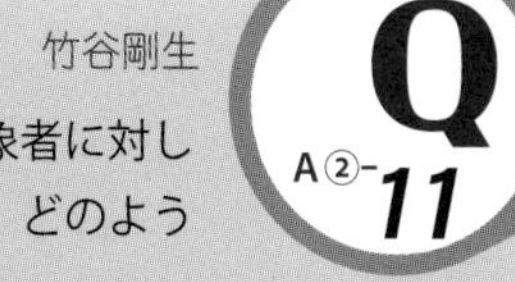

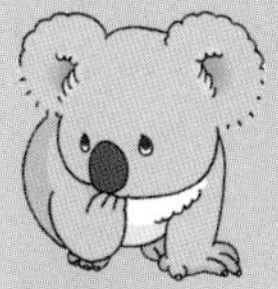
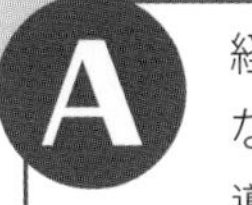

急性期から経管栄養で転院してきた対象者に対して，経口移行への判断や予後について，どのように指導すればよいでしょうか？

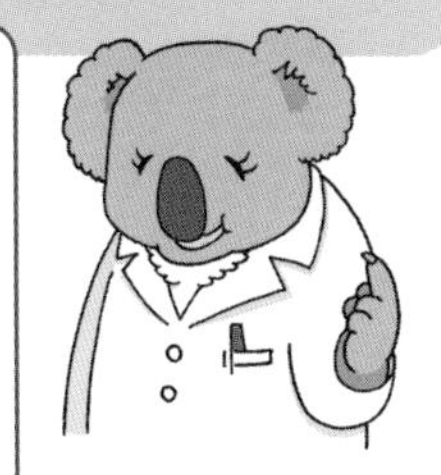

A 経管栄養などの重症患者では，嚥下機能だけでなく，課題が多岐にわたります．実習生への指導はすべてを一度に行うのではなく，全体の枠組みを説明し，要素ごとに深めていくなど，段階的に進めるとよいでしょう．

キーワード：嚥下障害，経管栄養，経口摂取の判断，予後予測

まずは，経口移行への判断や予後予測に必要な全体像を説明しましょう．嚥下機能だけでなく，原疾患や併存症の治療状況，覚醒をはじめとした全身状態，食事に必要な姿勢の維持・耐久性や呼吸などの身体機能，栄養状態，高次脳機能など，さまざまな要素について総合的に判断する必要があります．

次に，各要素をSTとして専門的に評価すべき内容，他職種からの情報収集が必要な内容に分け，要素ごとに理解を深めていくとよいでしょう．前者ではCEの臨床の中で説明が完結しますが，後者では他職種に協力を仰いで理解を深める工夫を行うとよいでしょう．実習生の進捗状況にあわせ，テーマを絞って段階的に学習を進めましょう．

〈段階的な展開方法の例〉

見学：CEの臨床を見学させ，経口移行への判断や予後予測に必要な全体像を説明します．初めはリスク管理とポジショニング，次に口腔機能とケア，その次にベッドサイドスクリーニングなど，焦点を変えて理解を深めていくとよいでしょう．CEは，日々の評価や判断に沿って，根拠をもって説明しましょう．他職種との協働が必要な要素については，日々の情報収集や検討時に実習生も立ち合わせ，話し合いの内容を見学させましょう．場合によっては他職種の臨床場面を見学させてもらうなどの工夫も可能です．

模倣〜実施：見学で概要が伝われば，できる部分から参加させましょう．要素ごとに進捗状況が変わっても構いません．ポジショニングではCEの補助，口腔ケアでは模倣，ベッドサイドスクリーニングでは物品の準備や評価の記録といった助手的かかわりなど，参加のしかたや段階づけを工夫することで，修得するスキルを増やすことができます．

 吉村亜樹

Q A③-1

維持期では，周囲の理解，コミュニケーション方法の伝達，復職や役割の検討について，回復期とは異なり QOL の面を重視した対応が増えてきます．限られた実習期間の中，見学や模倣にとどまることがあってもよいのでしょうか．もし実施を考えるなら，どのような方法がありますか？

A 維持期には回復期とは異なった対応が多くあります．限られた実習期間の中では，すべての項目が実施にまで至らなくても問題はありません．むしろ，焦らず臨床実習の水準や実習生の能力にあわせて見学―模倣―実施と進めていくようにしてください．

キーワード：維持期，QOL，実習期間内でのかかわり

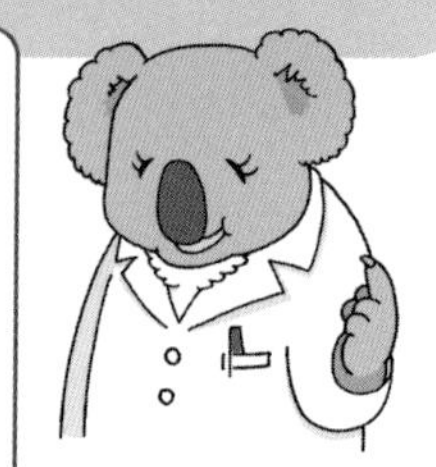

維持期には，対象者の復職も視野に入れたさまざまな退院後を想定し，多様な対応が求められます．限られた実習期間の中で，CE の経験知とともに現在進行形の内容を時系列でわかりやすく実習生に伝えることが重要です．その際，CE は練習内容のみならず，対象者の QOL についても実習生とともに考えていくことが重要です．また実習生も CE が担当している多くの対象者に介入することで，QOL を念頭に置いたさまざまなアプローチ方法を学ぶことができます．その上で見学―模倣―実施と進めていきます．施設側の水準も基準にし，内容によっては見学や模倣のみにとどまる項目があっても問題はありません．重要なのは，CE の思考を実習生に伝え，実習生の能力にあわせて正統的周辺参加を促し，チームの一員として参加させることです．

〈段階的な展開方法の例〉

準備：臨床実習の水準を確認します．対象者についての現状や退院後について CE の考えを実習生と共有し，ST 介入を実施する上でのポイントも伝えていきます．臨床思考図などのツールを活用し，経過や症状を整理します．

見学：カンファレンスや症例検討会など，当該対象者にかかわる院内行事があれば見学させ，ST に求められている内容について理解させます．

模倣：CE 主導にて ST 介入を行い，実習生の能力にあわせて部分的に模倣させます．将来のことを考えれば，模倣経験はとても有意義です．

実施：模倣を十分に行い，安全に実施可能と判断した内容から実習生主体で始めていきます．

吉村亜樹

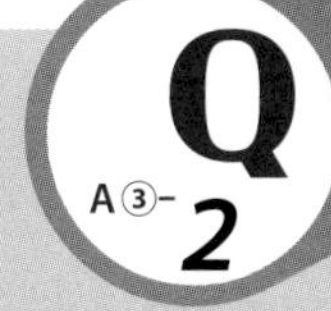

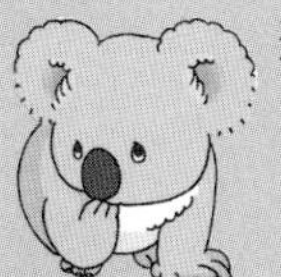

退院直前の対象者への在宅支援に実習生をどのように参加させればよいでしょうか？

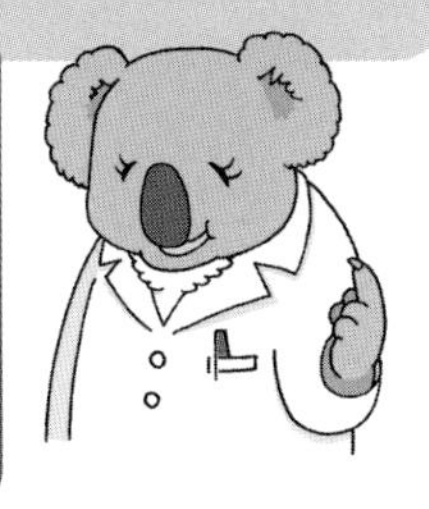

A 退院前には在宅支援のためにカンファレンスが行われるので，実習生も積極的に参加させてください．退院前に他職種とともに家屋調査に行く機会があれば，同行させ，自宅の環境を考慮した上でSTとしての支援方法を実習生に検討させるのもよいでしょう．

キーワード：退院時支援，在宅支援，介入

在宅復帰に向けて退院が決まると，STだけでなくチーム全体で支援や役割について再確認するカンファレンスが行われます．対象者にかかわる他職種も多く参加するので，対象者の生活背景とともに他職種があげる問題や目標を理解させましょう．特に嚥下障害のある対象者の支援にはリスクが伴うため，CEのさまざまな経験を伝えていくことが重要です．カンファレンス時にはCEの考えている支援方法を具体的に実習生に伝え，対象者とともに退院後の生活をイメージさせましょう．カンファレンス後は他職種を含めたSTの役割を再確認し，具体的に支援できるよう準備を進めていきます．その際，コミュニケーション方法に関するアプローチについて実習生にも考える機会を与え，退院後を意識したリハビリテーションを行います．また退院後も継続して外来受診がある場合は，その支援方法についてもCEの考えを実習生に伝えましょう．

〈段階的な展開方法の例〉

準備：対象者の生活背景や現在に至るまでの経過を理解させましょう．その上で，臨床思考図などのツールを用い，現在の問題点と目標を整理しましょう．実習生には安全面を考慮した内容で自宅でもできる課題を考えさせましょう．

見学：カンファレンスには積極的に見学させ，他職種の目標や役割を理解させましょう．退院に向けての具体的な練習なので，実習生に目的や退院後の生活をイメージさせます．

模倣：CEが主導で練習を行い，退院後のコミュニケーション方法などについて実習生に説明させましょう．

実施：模倣を十分に行った上で，退院後をイメージさせながら練習を実施させましょう．物品の準備や姿勢調整など，実習生が介入できる面は実施させ，嚥下練習などリスクがある内容については臨床実習の水準にあわせましょう．

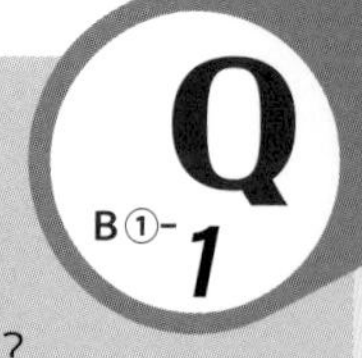

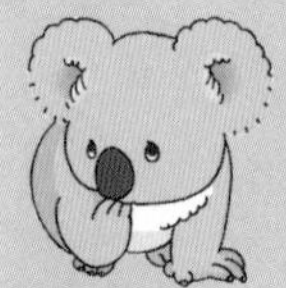
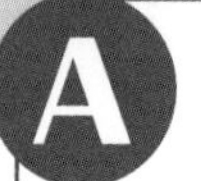

外来のみの施設での実習は見学が多いです．実習生に CCS における模倣や実施を経験させるためには，どのように実習を進めたらよいでしょうか？

A 外来での介入前の事前準備，介入後に CE が保護者にフィードバックを行っている間に対象児とやりとりするなど，チームの一員として助手的なかかわりから始めてもらいましょう．

キーワード：小児，発達，外来，正統的周辺参加

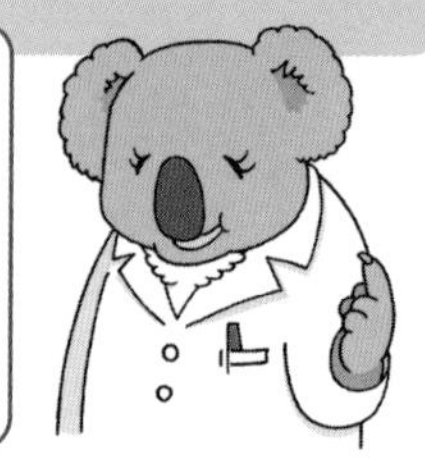

〈段階的な展開方法の例〉

確かに，実習生にとって臨床実習の醍醐味は，対象児や保護者とのかかわりを経験することでしょう．しかし臨床現場での業務はそれだけではありません．実習生に対象児や保護者とのかかわり以外の業務も担ってもらい，チームの一員としてかかわってもらうことができます．

〈周辺業務〉

準備：外来で対象児を迎えるにあたり，必要となる言語発達検査などの検査器具の事前準備，訓練教材の作成や事前準備があります．そういった役割に見学―模倣―実施と段階的に参加させるとよいでしょう．

〈評価場面・練習場面〉

小児における言語聴覚療法では，対象児への練習時間とは別に，対象児へのアプローチ後に保護者へのフィードバックや相談に応じる時間が必要です．その時間に対象児とのやりとりを担ってもらうなど，実習生がいるからこそ対象児や保護者にとってプラスになる場面はいくらでもあります．実習生をチームの一員として，そういった場面で活躍してもらいましょう．

模倣～実施：外来にて 2 回以上の見学ができた対象児の練習プログラムについては，実習生の能力を考慮した上で，その一部に関して模倣や実施の経験をさせるとよいでしょう．「実習生がいるから」，「実習生のために」という理由で検査測定や練習プログラムを行うのではなく，その対象児に必要なアプローチを実習生が担える項目から代行させるという観点で，実習を進めることが重要です．

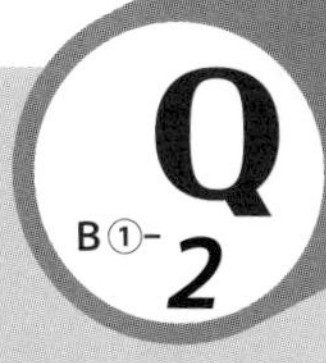

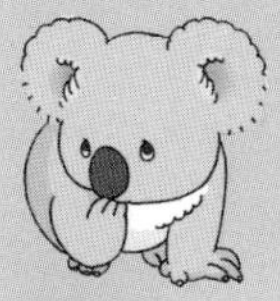

保護者からの情報収集や保護者に練習直後のフィードバックをする場面で，実習生をどのように参加させればよいでしょうか？

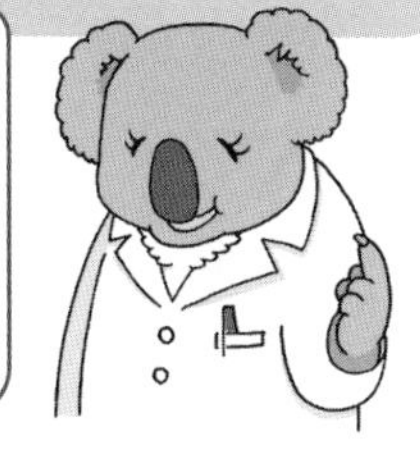

A 収集する情報の項目，傾聴態度などを事前に実習生に伝え，家族と CE のやりとりを見学させます．もしくは対象児と一緒に遊ぶ，絵本を読むなど，その子とのやりとりを通して特性を実体験させましょう．

キーワード：小児，家族，説明

家族と CE の 1 対 1 の情報収集の場面なら，CE も見学対象であることを伝え，表情，傾聴態度などを見学させましょう．特に初回は家族も不安だと思われるので，CE がすべて対応したほうがよいでしょう．情報収集する前に質問項目について，なぜその質問をするのか，どのような態度で聞くのかなどをできるだけていねいにわかりやすい言葉で説明します．また，CE が情報収集時に経験したこと，気をつけていることも，失敗談を交えながら伝えましょう．

臨床場面では，対象児も同じ場にいながら情報を収集することがよくあります．対象児が待てる子の場合は，上記同様の参加方法でよいでしょう．それ以外の場合は実習生に対象児とやりとりをしてもらうことで，家族からゆっくりと話を聞けるのではないでしょうか．この場合も，事前に対象児とかかわる際のポイントを伝えておくことで，症状の理解が深まります．また，やりとり中の対象児の様子について実習生から聞くことができ，互いに情報を共有できます．

CE から保護者に対する練習後のフィードバックでは，短時間で今までの様子と比較しながら話をします．さらに家族が気にしている点も考慮をして話を進める必要性があるため，CE の説明場面を何度も見学することが大切です．

〈段階的な展開方法の例〉

見学：数回の見学後，情報収集の内容を記載させてください．

模倣：毎回の練習時に確認する事項や前回との変化を伝えることがあれば，その一部分を実習生に代行させることも可能です．その場合は，事前にどのように伝えるかを確認してください．

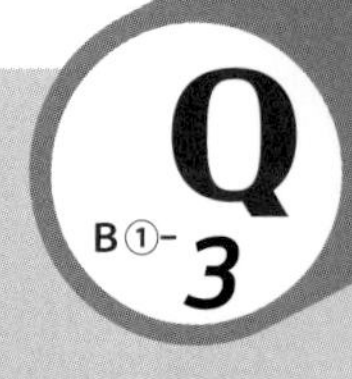

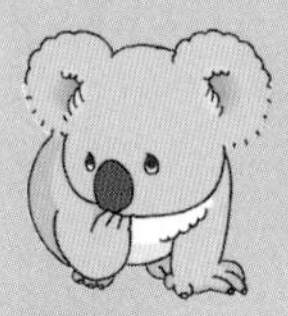

対象児の関連施設（園や学校，放課後デイサービスなど）との連携を実習生に経験させるには，どのような工夫が必要でしょうか？

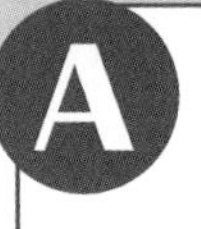

関連施設との連携場面も見学—模倣の順に進めましょう．実習生が情報交換の場で発言する際には，発言内容を事前にCEと打ち合わせておくとよいでしょう．

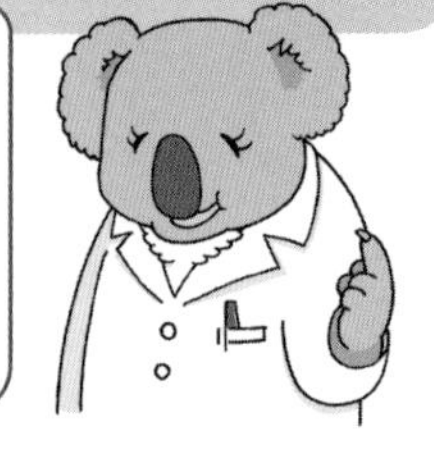

キーワード：小児，発達，関連施設との連携

対象児の関連施設との連携場面に実習生が参加できるようであれば，参加させましょう．しかしながら，いきなり実習生に何かしらの役割を担わせることはやめましょう．まずは対象児の関連施設との連携場面の見学から始めてください．その後，実習生が担っていることに関して，あらかじめCEと打ち合わせをした内容について発言を求めるなど，実習生の能力を見定めた上でかかわってもらってください．

〈段階的な展開方法の例〉

見学：まずは，関連施設との情報交換の場に参加してもらい，CEに求められている役割や発言について知ってもらいます．

模倣：関連施設との情報交換の場において，実習生が一部担当している練習プログラム場面での対象児の様子など，実習生が回答しやすいものを選び，CEから実習生に発言を促すなど，段階的に模倣に進めます．

準備：なお，関連施設との情報交換の場で実習生に発言を促す場合は，あらかじめ実習生にそのことを伝え，発言してもらう内容について事前にCEと実習生の間で打ち合わせをしておくことがよいでしょう．

長福佑佳

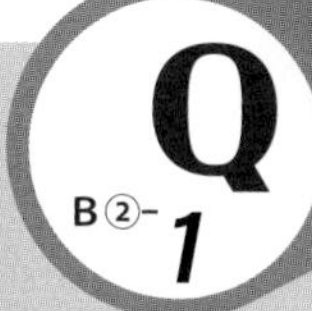

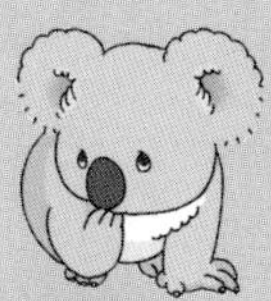

STの実習は目にみえない症状を対象にするため，特に対象者に応じて考えるという行為が多いと感じています．CCSではどのように指導すればよいのでしょうか？

A 頻繁なディスカッションを行い，みえる形（図式化，言語化）に落とし込んで，実習生の考えていることを自身の言葉で説明できるようにさせましょう．対象者に対する思考過程についてCEと実習生の共通理解が可能となるように指導します．

キーワード：認知スキル，みえる化，ディスカッション

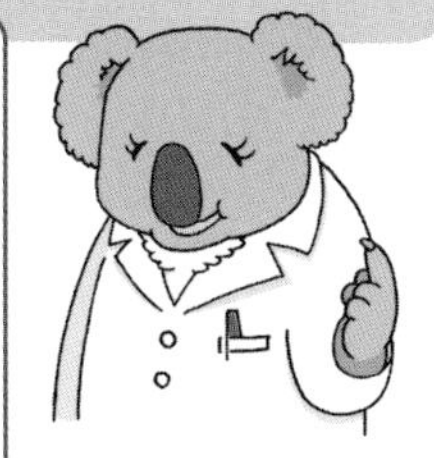

ST分野においては，運動スキルより認知スキルの指導の比重が大きくなります．対象者に応じて反応の引き出しかたは変わるため，検査によって得られた結果だけではなく，検査の過程も重要です．つまり，検査の手技だけでなく対象者の反応をみながら臨床推論を展開していきます．実体がないことを実習生が見学するのは困難なため，CEの頭の中を言語化，または図式化しながら「みえる化」していくことがポイントです．

具体的には，どこに着眼しているかを明確にします．CEと実習生がみているポイントにずれがないか，常に確認しながら進めていきます．確認する方法として，ディスカッションが有効です．CEから実習生に説明を聞かせてわかったつもりにさせるのではなく，CEが実習生に対して説明した内容を，実習生に自分の言葉で説明させます．「考えかた」がわかり，「考える」ことができます．まず「考えかた」である認知スキルを開示し，一部分でも実習生が自分の言葉で説明できるよう促していきます．

このようなやりとりを経て，実習生が自分の言葉で説明でき自分の考えを表現できるように，図を用いて臨床推論をまとめることができるように支援をします．CEの思考過程と同じように実習生も考えられるように，さまざまな場面や症例で経験を増やしていきます．

　光内梨佐

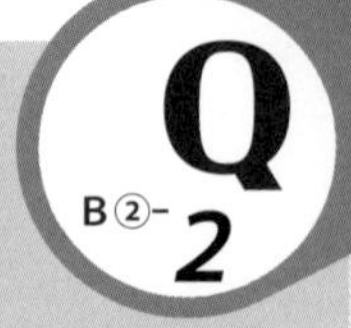

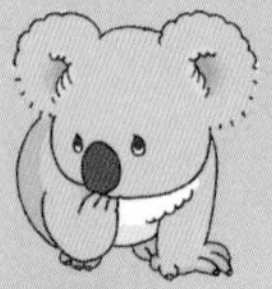

小児領域はどうしても見学がメインとなってしまいますが，その中でも診療補助や正統的周辺参加で工夫できることはありますか？

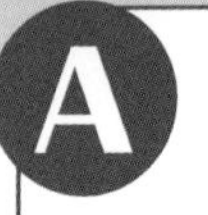

特に外来の場合は，実習期間中に2回以上見学することができない対象児もいるでしょう．その場合，その対象児に使用する訓練教材の作成や準備，検査道具の準備などの実習生が実施可能な周辺業務に参加してもらいましょう．

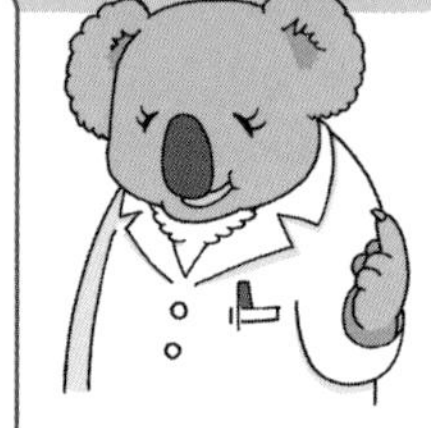

キーワード：小児，見学，正統的周辺参加

小児の言語聴覚療法においても見学—模倣—実施の流れは同じです．しかし，医学的管理が必要でない対象児の場合は病院の外来などによる言語聴覚療法になるため，練習の頻度が週に1回や月に1回などになることもあります．そのような場合，CEは前回の対象児の状況と比較しながら，練習内容などを適宜変更しながら実施します．そのため実習生が見学する回数が多くなり，見学のみではいけないのではないかと悩むCEがいるかもしれませんが，見学を通じて学ぶことも多くあります．見学する場合には，今からどのような対象児に何を実施するのか，なぜそれをするのかなどの見学内容を教えてください．さらに，対象児だけではなくCEも見学対象であることを伝えます．その説明により，実習生は見学するポイントがわかり，意欲的に見学ができるようになります．また，外来で対象児に会う回数が限られている場合は，実施予定の検査道具の事前準備，CEが検査実施中に対象児の反応を記録する，訓練教材の作成，準備などの周辺業務に参加させましょう．

入院している対象児は，医学的管理が必要な児です．数回の見学後，酸素飽和度や機器の数値をみてもらうなどの正統的周辺参加から開始してもよいでしょう．数回の見学後は，実習生の能力に応じて，今まで見学したことのある練習の一部分のみを模倣させてもよいでしょう．

〈段階的な展開方法の例〉

見学：まずは見学を数回繰り返してもらい，訓練教材を準備するなどの周辺業務に参加させましょう．

模倣：実習生の能力に応じて，実施できそうな練習プログラムの一部を実施させましょう．

参考文献

1）Sherbino J, Frank JR, Snell L：Defining the key roles and competencies of the clinician-educator of the 21st century：a national mixed-methods study. *Acad Med* **89**（5）：783-789, 2014

2）向後千春：インストラクショナルデザイン――教えることの科学と技術，2012年版，p. 47-67, http://kogolab.chillout.jp/textbook/2012_ID_text.pdf

3）Knowles MS：Self-Directed Learning；A Guide for Learners and Teachers, Cambridge Adult Education, 1975（マルカム・S. ノールズ：学習者と教育者のための自己主導型学習ガイド――ともに創る学習のすすめ（渡邊洋子監訳），明石書店，2005）

4）渡邊洋子：成人教育学の基本原理と提起――職業人教育への示唆．医学教育 **38**（3）：151-160, 2007

5）広田茂雄：経営Q & Aコーチングの基礎知識，2008，https://warp.da.ndl.go.jp/info：ndljp/pid/283597/k.jfc.go.jp/pfcj/pdf/kei_qa_0802.pdf

6）中川法一（編）：セラピスト教育のためのクリニカル・クラークシップのすすめ，第3版，三輪書店，2019

7）一般社団法人日本作業療法士協会：作業療法臨床実習指針（2018）・作業療法臨床実習の手引き（2022），2022

8）公益社団法人日本理学療法士協会：臨床実習教育の手引き，第6版，2020

9）Fitzgerald GK：Focus and Value Added：The New Case Report. *Phys Ther* **87**（5）：494-495, 2007

10）熊谷頼佳，南雲晃彦：誰でもわかる熊谷式3段階認知症治療介護ガイドBOOK，国際商業出版，p. 138，2012

索　引

色文字は Q&A のキーワードとなっているページを示す．

アウトカム評価　168
アンドラゴジー　47
暗黙知　9, 139

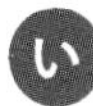

維持期　**224**, 226-228
意識障害　116, **127**, **204**, **208**, 209, 210
意識レベルの低下　116, 127
一挙手一投足　12
意図的　53, 119, 121
　——な見学　11
　——な見学場面の設定　**166**
違法性の阻却　2, **156**
医療事故　24
インテーク　**93**

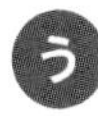

運動器障害　160
運動指導　155
運動障害性構音障害　**216**
運動スキル　5, 8, 16, 37, **120**, **136**, 142, **144**, **148**, **182**, **212**
　——の見学　15
　——の指導方法と細分化　37
　——の段階的模倣　18
　——のフィードバック　20
　——の模倣　17
運動麻痺　140

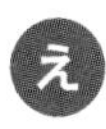

絵カード　15, 220
嚥下機能　**206**
　——向上練習　79
　——の検査　78
　——評価　206
嚥下障害　**201**, **208**, **214**, **223**
嚥下調整食　**201**
嚥下能力評価　23

オウム返し　18, 19
応用動作練習　136
屋外歩行練習　136, 147, 156
遅番業務　**169**
オリエンテーション　7, 165, **191**

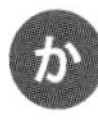

介護保険施設･福祉施設　110, **111**
外出練習　**147**, 174
介助技術　**182**
介助方法　**135**, 183, 221
回復期　109, 135-143, 162-176, 187, 188, 213-220, **221**, 222, 223
外来　**146**, **148**, **226**
会話練習　**219**
学習目標　**136**
覚醒　208
学生指導ノート　66, 71
学生版診療記録　25, 53, 61, 67
学生評定　**102**
学生メモ　64
家事動作　**170**
家族指導　98, 148, 155
課題　**122**
課題消化型実習　56
がん　132
環境整備　148, 155
環境調査　**155**
環境調整　**180**
観察　11, 13, **129**, 137, **189**
観察眼　11
観察視点　**211**

患者担当制 1, 55
感触（手ごたえ） 18
関節可動域測定 8, 40, 76
関節可動域練習 42
——の必要性や意義 112
間接的摂食嚥下練習 42
感染対策 210
カンファレンス 109, 218, 224, 225
関連施設との連携 228

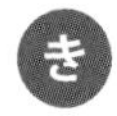

記憶定着 23
起居動作 221
疑似体験 133
技術的水準 82
技術練習 17
機能維持 112
基盤的スキル 37, 40
基本的スキル 37, 40-42
基本動作能力 76, 141
急性期 94, 95, 96, 100, 125-134, 159-161, 185, 186, 201, 202, 203, 204, 205, 206, 207, 208-212
教育学習理論 4
記録係 132

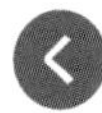

クリニカル・クラークシップ 1
グループダイナミクス 181
車椅子 184
——生活 145
——での移動 164
訓練教材 220

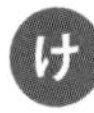

経過記録 66
計画的 53, 119, 121
経管栄養 223
経験学習 44
経験知 9, 44, 45, 51
経験のチェック 105
経口摂取の判断 223
形式知 9, 138, 139, 140
経時的変化 114
形成的評価
7-9, 17, 53, 58, 66, 69, 71, 73, 105
継続的 53, 119
見学
7, 11, 115, 140, 175, 185, 190, 195, 230
——から模倣へ 17
——実習 13
——対象 12
——の視点 190
——のレベル感 11, 13
——ポイント 14, 95
見学型臨床実習 11
見学—模倣—実施
4, 7, 11, 27, 39, 56-58, 163, 181
言語化 15, 50, 106
検査測定 80-82, 84, 202

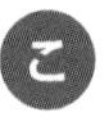

構音練習 79
公共交通機関 147, 174
口腔器官への介入 210
口腔ケア 204, 209
高次脳機能検査 76
高次脳機能障害
116, 129, 202, 208, 211, 213, 215
呼吸介助 130
呼吸器疾患 130
呼吸リハ 130
コーチングスキル 50
個別性 12
コミュニケーション 196
——指導 219
——障害 34, 219
——スキル 179
——能力 46
コンプライアンス 23

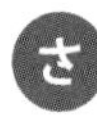

在宅支援 173, 225
在宅復帰 143, 175, 222

細分化 8, 22, 37, 40, 134, 142, 143, 144, 148, 162, 168
座位・立位バランスの獲得 151
座位練習 125
サブスキル 18, 22, 37-40, 120, 142, 143, 144
サブリーダー 187, 193
三方よし 119, 167

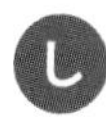

時間の制約 96, 146
刺激強度 92
刺激の加えかた 91
自己評価 74
自主トレーニング指導 134
自主プログラム 97
自助具 163
姿勢制御 140
施設外練習 147, 174
事前準備 110, 174, 226
事前説明 125, 145
自宅訪問 173
失語症 34, 215, 219, 222
実施 22, 159
――に至る能力確認 25
実習経過 105
実習成績 102
実習モデル 75
実用的スキル 37, 40-42
自転車エルゴメーター 131
指導計画 106
指導順序 28
指導ツール 53
指導展開 7, 120
指導法概論 75
シミュレーション 178
社会的スキル 173, 205
社会復帰 147
シャドーイング 15, 17, 28
重症対象者 167
集団活動 181, 195
集団練習 110
自由発想 19
周辺業務 4, 93, 109, 152, 209, 230
周辺参加 39
周辺的役割 136
従来型（患者担当型）実習 107
主観的感覚 12, 15, 91, 92
術後早期 126
術直後 35, 119
省察 11, 13
上肢機能訓練 162
小児 226-228, 230
情報共有 3, 116, 190
情報収集 178, 227
症例理解 3
症例レポート 53, 103
初期評価 205
食事評価 206
職場復帰 147
助手的参加 119, 155
自立支援 175
事例報告書 122
心疾患 131
侵襲性 27
心電図 131
深部感覚 140
身辺処理動作 164
信頼関係 150
心理検査 217
診療参加型臨床実習 1, 97, 107, 127, 149, 154, 156, 162, 168
診療チーム 3, 7, 81, 82
診療補助 132

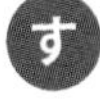

遂行可能業務 45
水準 27, 39, 128, 130, 132, 182, 185, 210
――1 27
――2 27, 131, 146
――3 28, 146, 185
――に応じた指導法 28
スキル指導順 38
スキル選定 132
スクリーニング検査 214
スケジュール管理 177
図式化 114
スプリント 159

スポーツ障害 133
スモールステップ 48

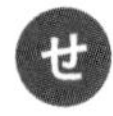

生活期 111, 144-148, 177-184, 189, 190, 224-228
生活行為 40, 42
——向上 160
生活指導 145
生活目標設定 178, 197
成功体験 20, 22
成人学習理論 47
精神科領域 192
正統的周辺参加 4, 81, 82, 94, 97-99, 110, 118, 129, 136, 140, 142, 164, 165, 167, 170, 171, 173, 175, 180, 183, 184, 226, 230
摂食嚥下障害スクリーニング検査 41
説明 101, 227
全身状態 100
全体像の把握 103
専門的スキル 37

早期離床 94, 125
早期臨床体験実習 13
装具 128, 135, 153
創作活動 172
即時フィードバック 177
卒後教育 74

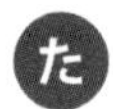

退院時支援 225
退院前訪問指導 155
代行指導 154
代行担当者 108
対象者介入 113
対象者情報 113
対象者の不安 126
対象者理解 127
多肢選択方式 19
他職種 117, 164, 178
——への指導 183
多職種連携協業 14, 117, 118, 218
ターミナル 99
段階的移行 91
段階的教育 11, 128
担当者会議 98, 109, 118

チェックアウト 159
チェックが停滞したときの対応 60
チェック項目 57
チェックの数 102
チェックのタイミング 59
チェックの方法 58
チェックリスト 7, 8, 53, 57, 67, 71, 98, 102, 137, 144, 148, 172, 177, 194
チェンジトーク 26
チーム医療 93, 109, 153, 197
中心（十全）参加 39
中心的役割 136
中枢神経系障害 161
長期休暇 108
調理練習 171
直接監視下 156
直接訓練 86, 207, 208
治療技術 41

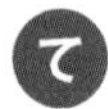

ディスカッション 192, 229
デイリーノート 25, 104
適合判定 153
手ごたえ 15, 18
手取り足取りの指導 18
デブリーフィング 104, 186, 191, 192
転倒リスク 151, 161

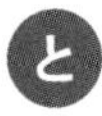

問いかけ 19
トイレ動作 161, 164, 165, 167
同意 101, 115, 116, 154
統合失調症 185-188
動作分析 149, 151

到達目標　13, 22, 29
疼痛　150, **160**
疼痛軽減　146
トータルペイン　99
トップダウン的視点　**141**
トランスファー　78, 79, 83, **142**, 164, **221**

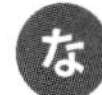

内発的動機づけ　47
難易度　27, 39

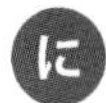

二者択一方式　19
入浴動作　**165**
認知機能検査　111
認知症　**176**, 179
認知スキル　5, 8, 16, 44, 51, **106**, **107**, **115**, **118**, **120**, **133**, **135-137**, **139**, **143**, **155**, **179**, **181-183**, **197**, **209**, **212**, **213**, **229**
　——指導の概念　45
　——の見学　15, 48, 114
　——の段階的変化　19
　——のフィードバック　20
　——の模倣　18, 49
認知的徒弟制
　4, 47, 53, **97**, **98**, **135**, 138-141

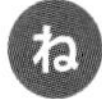

ネガティブフィードバック　26
寝たきり患者　112

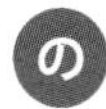

脳血管疾患　125, 127-129
脳梗塞左片麻痺　75
脳卒中片麻痺　75, 135, 139, **145**, 162

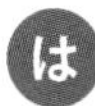

バイタルサイン　**91**
排痰練習　130
ハイリスク　35, 126
発声発語器官の検査　78
発声発語機能向上練習　79
発達　**226**, **228**
バディシステム　4, 5, **94**, **108**
早番業務　**169**
パラダイムシフト　**119**
パラレル　187, **195**
半側視空間失認　129, 213
ハンドリング　15
反応強度　**92**

必須項目　27
ビデオ動画　149
評価　81, 83, 85, 111, 120, 121, **139**, 141, **202**, **206**, **212**, **213**, 214, **215**
評価技術　40, 120
評価基準の明確化　139
評価計画　**101**
評価プロセス　**121**
病期別　**117**

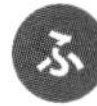

ファイリング　72
フィードバック
　19, 26, 59, 80, 133, 192, **193**
フェイディング　22, 23
福祉施設　110, **111**
福祉用具　**184**
物理療法　**146**, **152**
振り返り　25, 65
ブリーフィング
　104, 125, **186**, 190, 191, **192**
フレームワークの活用　25
プログラムの実施　82, 83, 85
プログラム立案　81, 83, 85, **188**, **215**

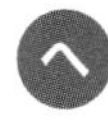

ベッドサイド　96, 127, 130, 132

ほ

傍観　11, 13
訪問　**148**, 155, 173, 189
訪問リハビリテーション　35, **98**
歩行介助　119
ポジション　17
ポジティブフィードバック　26
補装具　**135**
ポートフォリオ　70, 92
ボトムアップ的視点　141

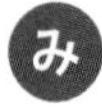

みえる化　15, 23, 51, 71, **106**, **140**, 189, **229**
見本動作　133

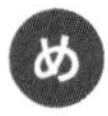

メタ認知　26
面接　40

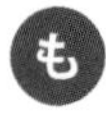

目標設定　13, 112, **197**
目標レベルの設定　143
モデリング　**138**
模倣　17, **139**, **140**
　——から実施への移行　22
　——段階でのフィードバック　19
　——の繰り返し　**134**
　——の段階的指導　18

役割分担　**110**

よ

余暇活動　**172**
予後説明　**222**
予後予測　**223**

リスク管理　**95**, 96, 100, **112**, **125**, **126**, **130**, **144**, **150**, **151**, **161**, **204**, **205**, **207**, **209**, **210**, **214**
リスクヘッジ　4, 5
リーダー　181, **187**, 193
リフレクション　25, **141**
臨床教育計画　66
臨床教育者　2, 11
臨床思考過程　25, 44, 46, 105, **179**, **180**, **197**
　——の説明と理解　**99**, **114**
臨床思考図　50, 53, 61, 85
臨床症状の多様性　12
臨床推論　3, 15, 18, 19, 44, 50, 98, **106**, 120, 136, **137**
臨床スキル　8, 80, **149**

ルーブリック評価表　74

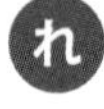

レクリエーション　181
レディネス　**47**
レポート作成　55, 103
練習内容変更　**216**

A

ADL 77
ADL 動作 164
ADL 練習 79, 164, 167, 168
andragogy 47
articulation 5, 16, 47, 143

B

behavioral and psychological symptoms of dementia（BPSD） 176
Brunnstrom stage 139, 162

C

CE の観察 110
CE の休日 108
clinical educator（CE） 2, 11
coaching 5, 138-140
cognitive skill 8
COPD 154

E

entrustable professional activity（EPA） 45
exploration 5, 47, 141, 143

F

fading 5
functional independence measure（FIM） 9, 77, 141, 168

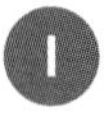

ICU 35, 94, 96
inter-professional work（IPW） 14

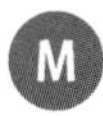

modeling 5, 138-140, 143
motor skill 8

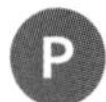

PACE 219
PDCA サイクル 54
PDCA シート 54, 64

QOL 224

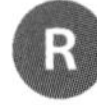

reflection 5, 47, 141, 143

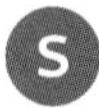

scaffolding 5, 140
SOAP 25, 68

PT・OT・ST クリニカル・クラークシップ
かんたんな解説と Q&A でお悩み解決！きっとうまくいく診療参加型臨床実習

2023 年 4 月 10 日　発行

編集者 中川法一
発行者 小立健太
発行所 株式会社 南 江 堂
〒113-8410 東京都文京区本郷三丁目 42 番 6 号
☎(出版)03-3811-7236 (営業)03-3811-7239
ホームページ https://www.nankodo.co.jp/
印刷・製本 真興社
装丁 アメイジングクラウド

Clinical Clerkship（CCS）for PT, OT and ST

定価は表紙に表示してあります.
落丁･乱丁の場合はお取り替えいたします.
ご意見･お問い合わせはホームページまでお寄せ下さい.

Printed and Bound in Japan
ISBN 978-4-524-23119-5